Toni Faltermaier, Irene Kühnlein,
Martina Burda-Viering
Gesundheit im Alltag

W0061834

Toni Faltermaier, Irene Kühnlein,
Martina Burda-Viering

Gesundheit im Alltag

Laienkompetenz in Gesundheitshandeln
und Gesundheitsförderung

Juventa Verlag Weinheim und München 1998

Die Autorinnen, der Autor

Toni Faltermaier, Dr. phil., Jg. 1952, ist Privatdozent am Lehrstuhl für Psychologie der Universität Augsburg. Seine Arbeitsschwerpunkte sind Gesundheitspsychologie/Public Health, Entwicklungspsychologie der Lebensspanne und Angewandte Sozialpsychologie/Gemeindepsychologie.

Irene Kühnlein, Dr. phil., Dipl.-Psychologin, Psychotherapeutin, Jg. 1954, ist wissenschaftliche Mitarbeiterin am Lehrstuhl für Psychologie der Universität Augsburg, Forschungsstelle für Pädagogische Psychologie und Entwicklungspsychologie. Ihre Arbeitsschwerpunkte sind Qualitative Psychotherapie- und Gesundheitsforschung, sowie Biographieforschung.

Martina Burda-Viering, Dipl.-Psychologin, Jg. 1961, ist wissenschaftliche Mitarbeiterin am Lehrstuhl für Psychologie der Universität Augsburg, Forschungsstelle für Pädagogische Psychologie und Entwicklungspsychologie. Ihre Arbeitsschwerpunkte sind Familiale Bewältigungs- und Gesundheitsforschung.

Die Deutsche Bibliothek - CIP-Einheitsaufnahme

Faltermaier, Toni:
Gesundheit im Alltag : Laienkompetenz in Gesundheitshandeln und Gesundheitsförderung / Toni Faltermaier ; Irene Kühnlein ; Martina Burda-Viering. - Weinheim ; München : Juventa Verlag, 1998
  (Juventa-Materialien)
  ISBN 3-7799-1388-7

Das Werk einschließlich aller seiner Teile ist urheberrechtlich geschützt. Jede Verwertung außerhalb der engen Grenzen des Urheberrechtsgesetzes ist ohne Zustimmung des Verlags unzulässig und strafbar. Das gilt insbesondere für Vervielfältigungen, Übersetzungen, Mikroverfilmungen und die Einspeicherung und Verarbeitung in elektronischen Systemen.

© 1998 Juventa Verlag Weinheim und München
Umschlaggestaltung: Atelier Warminski, 63654 Büdingen
Umschlagabbildung: Henry Moore, Helmkopf Nr. 2, 1950
Printed in Germany

ISBN 3-7799-1388-7

Vorwort

"Gesundheit im Alltag" und "Laienkompetenz" als Thema einer gesundheits-wissenschaftlichen Untersuchung mag zunächst Erstaunen hervorrufen. Von der Gesundheitsforschung erwartet man sich üblicherweise eher die Untersuchung schwerer Krankheiten, ihrer biochemischen Grundlagen oder neuer Behand-lungsmethoden. Wenn wir uns hier explizit auf die Gesundheit konzentrieren, diese bei gesunden Menschen und auch noch aus deren subjektiver Sicht unter-suchen, dann wollen wir damit keinesfalls das mit Krankheiten verbundene menschliche Leid ignorieren und die notwendige Hilfe für kranke Menschen ver-gessen. Wir setzen diesen Schwerpunkt vielmehr aus der Überzeugung heraus, daß eine Verminderung schwerwiegender Erkrankungen in der Bevölkerung, damit die zentrale Aufgabe der Prävention, nur gelingen kann, wenn sich die Gesundheitsforscher/innen und -praktiker/innen auch mit den gesunden Men-schen, ihren Kompetenzen und ihrem Lebensalltag beschäftigen.
Nicht die Pathogenese, sondern die Frage der Salutogenese, nämlich warum Menschen gesund bleiben, sei das eigentliche Geheimnis, meint Aaron Anto-novsky, der Begründer dieser neuen Perspektive in den Gesundheitswissenschaf-ten. Die Beschäftigung mit dieser Frage könne uns mehr über die gesund-erhaltenden Kräfte verraten, über die wir bislang noch sehr wenig wissen. Wir gehen davon aus, daß gesunderhaltende Kräfte und Ressourcen in jedem Men-schen stecken und daß es verfehlt ist, Menschen lediglich als Bündel von Risiko-faktoren zu behandeln. Der Großteil der Bevölkerung besteht aus medizinischen Laien und diesen wurden im Vergleich zu den Gesundheitsexperten bislang vor-wiegend Defizite in ihrem Wissen und Handeln unterstellt. Dieser Eindruck ist jedoch falsch, sobald damit nicht ein krankheitsbezogenes Spezialwissen, son-dern die Gesundheit im Alltag gemeint ist. Dieses Buch soll genau das zeigen und den spezifischen Beitrag von Laien zu ihrer Gesunderhaltung dokumentie-ren.

Wir stellen uns die Frage, wie sich Laien ihre Gesundheit erhalten können, wel-ches Wissen sie dafür haben, welche gesundheitsbezogenen Aktivitäten sie unternehmen und wie sie dazu ihren Alltag organisieren. Die in diesem Buch dargestellte empirische Studie untersucht die Gesundheitsvorstellungen von ge-sunden Menschen und ihr Gesundheitshandeln im Alltag. Wir haben dazu quali-tative Interviews mit berufstätigen Erwachsenen aus Handwerks- und Verwal-tungsberufen durchgeführt. Die Thematisierung von Gesundheit im Alltag wirft ganz wesentlich psychologische Fragen auf, weil dabei kognitive Vorstellungen, die Motivation zum Handeln und soziale Interaktionenen im Mittelpunkt stehen. Unsere gesundheitspsychologische Arbeit versteht sich jedoch in einer sozial-wissenschaftlichen Tradition und ordnet sich in den Kontext der interdisziplären Gesundheitswissenschaften ein.
Das Ziel dieser Studie besteht darin, durch die Rekonstruktion der subjektiven und sozialen Konstruktion von Gesundheit wesentliche Grundlagen für eine

angemessenere Gesundheitsförderung zu schaffen. Wir werden auf der Basis unserer Ergebnisse die Perspektive einer Gesundheitsförderung entwerfen, die salutogenetisch fundiert und subjektorientiert ist, sowie wesentlich auf die Partizipation und die Kompetenz von Laien setzt. In einer Gesundheitsforschung, die wissenschaftliche Grundlagen für Innovationen in der Praxis schafft, sehen wir uns einem wesentlichen Anliegen von Public Health verpflichtet. Die dargestellte empirische Untersuchung wurde im Rahmen des "Münchner Forschungsverbunds Public Health - Öffentliche Gesundheit" am Lehrstuhl für Psychologie der Universität Augsburg durchgeführt und für die Zeitdauer von zweieinhalb Jahren vom Bundesministerium für Bildung, Wissenschaft, Forschung und Technologie finanziell gefördert.

Unsere Untersuchung wäre nicht zustande gekommen ohne die Unterstützung vieler Menschen, die wir - auch aus Gründen des Datenschutzes - nicht alle namentlich nennen können. Zuallererst gilt unser ganz besonderer Dank den Interviewpartnern und -partnerinnen, die durch ihre keineswegs selbstverständliche Gesprächsbereitschaft, durch ihre Offenheit und ihr Interesse an unseren Fragen wesentlich zu der Intensität und Reichweite der hier berichteten Untersuchungsergebnisse beigetragen haben. Der Handwerkskammer Schwaben und den Stadtverwaltungen München und Augsburg möchten wir dafür danken, daß sie uns den Zugang zu Beschäftigten in ihren Bereichen und damit diese Untersuchung ermöglicht haben. Unser Dank gilt insbesondere dem Referat für Öffentlichkeitarbeit der Handwerkskammer Schwaben, den Innungsmeistern der untersuchten Berufsgruppen, den Leitern der verschiedenen Betriebe und den Abteilungsleitern der beteiligten Verwaltungsreferate, die uns alle mit kompetenter Hilfe und viel Engagement unterstützt haben; durch ihre Kooperationsbereitschaft und Offenheit für unsere Anliegen haben sie uns sehr geholfen und es wohlwollend toleriert, wenn durch unsere Interviews der Arbeitsablauf behindert wurde.
Wir danken weiter den verschiedenen Projekten im "Münchner Forschungsverbund Public Health" und den Kolleginnen und Kollegen, mit denen wir gut zusammengearbeitet haben. In die Ergebnisse des Projekts gingen auch Anregungen aus projektübergreifenden Sitzungen innerhalb des Public-Health-Verbundes ein. Besonders produktiv waren dabei die Interpretationstreffen mit Angie Bachl und Dr. Britta Büchner. Herrn Professor Dr. Dieter Ulich möchten wir dafür danken, daß er durch seine Unterstützung am Lehrstuhl für Psychologie der Universität Augsburg diese Untersuchung mit ermöglichte und sehr gute Rahmenbedingungen dafür bereitgestellt hat. Die Studentinnen und Studenten an der Universität Augsburg, die in verschiedenen Phasen an diesem Projekt mitgearbeitet haben, insbesondere bei der Transkription der Interviews und den Literaturarbeiten, haben sehr gute Arbeit geleistet und wesentlich zum Erfolg des Projekts beigetragen.
Frau Hannelore Graf möchten wir herzlich dafür danken, daß sie das Projekt mit viel Engagement, Sympathie und Übersicht begleitet, die Projektverwaltung zuverlässig erledigt und die Druckvorlage mit viel Kompetenz und Geduld erstellt hat.

Die Arbeit beginnt mit einer Darstellung unserer salutogenetischen Perspektive. Dabei werden die Ziele der Untersuchung entwickelt, der theoretische Rahmen skizziert und der Forschungsstand dargelegt. In Kapitel 2 wird das methodische Vorgehen der empirischen Studie in Rahmen eines qualitativen Forschungsansatzes beschrieben. Die Kapitel 3 bis 6 stellen zentrale Ergebnisse unserer Untersuchung dar. Sie behandeln zunächst die Frage, wie sich überhaupt über Gesundheit reden läßt und was der Gesprächseinstieg in das Thema Gesundheit aussagt (Kap. 3). Anschließend werden wir (in Kap. 4) die Gesundheitsvorstellungen von berufstätigen Laien ausführlich beschreiben und dabei insbesondere die Dynamik von Gesundheitskonzepten und die Komplexität von Gesundheitstheorien hervorheben. Das Gesundheitshandeln im Alltag baut auf diesen Vorstellungen auf; es wird in dem breiten Spektrum ihrer in die Lebensweise integrierten Formen dargestellt und nach den zentralen motivationalen Bedingungen analysiert (Kap. 5). In Kapitel 6 werden die komplexen Zusammenhänge zwischen Gesundheitsvorstellungen, Gesundheitshandeln und Lebenskonzepten am Beispiel von vier Fallanalysen verdeutlicht. Im Abschlußkapitel 7 werden die Ergebnisse nochmal resümiert und Schlußfolgerungen für die Praxis gezogen. Dabei entwerfen wir die Perspektive einer salutogenetisch fundierten und subjektorientierten Gesundheitsförderung, die ganzheitlich und auf der Grundlage der aufgezeigten Kompetenzen von Laien ansetzt.

Wenn im folgenden von weiblichen Personen nicht immer explizit in einer entsprechenden grammatikalischen Form die Rede ist, so geschah dies ausschließlich aus Gründen der Lesbarkeit.

Inhaltsverzeichnis

1. Die subjektive und soziale Konstruktion von Gesundheit im Alltag: Eine salutogenetische Perspektive

1.1 Problemstellungen und Zielsetzungen einer subjektorientierten Gesundheitsforschung

1.1.1 Gesundheitswissenschaften als Grundlagen für Reformen im Gesundheitssystem

Die Probleme unseres Gesundheitssystems liegen nicht allein in den wachsenden Kosten und in den Schwierigkeiten, die Finanzierung auch in Zukunft zu sichern, wie es die öffentliche Diskussion schon seit vielen Jahren, in jüngster Zeit aber mit steigender Dringlichkeit, suggeriert. So setzen die gesundheitspolitischen "Reform"-Versuche auch fast ausschließlich bei der Finanzierung an und ignorieren beharrlich die inhaltliche Seite der Kostenfrage: Die Funktion eines professionellen Gesundheitssystems ist es, die Gesundheit der Bevölkerung soweit wie möglich zu erhalten und sie wiederherzustellen, wenn Krankheiten entstanden sind. Die Probleme der Gesundheitsversorgung in den modernen Industriegesellschaften liegen in großem Maße darin, daß bei dem vorherrschenden Spektrum an Erkrankungen, die überwiegend chronisch-degenerativ verlaufen, ein ausschließlich auf die medizinische Behandlung von Krankheiten ausgerichtetes System diese Aufgabe der Gesunderhaltung nicht mehr aus-reichend erfüllen kann. Damit wären Korrekturen an der Ausrichtung des Systems selbst notwendig. Seit seiner Entstehung im 19. Jahrhundert ist unser Gesundheitssystem jedoch kurativ ausgerichtet und medizinisch-naturwissenschaftlich dominiert. Modernisierungen betrafen überwiegend die Umsetzungen eines medizinisch-technologischen Fortschritts, der durch eine Forschung erreicht wurde, die ihre Analysen immer mehr in den biochemischen Mikrobereich des Organismus (Organ; Zellen, Moleküle; Gene) vorangetrieben hat (Maschewsky, 1984). Die empirisch seit längerer Zeit verfügbaren Belege für die Krankheitsrelevanz von Lebensstilen oder von psychosozialen Prozessen bei den heute vorherrschenden "Zivilisationskrankheiten" hatten dagegen keine wesentlichen Auswirkungen auf die Gestaltung des Gesundheitssystems.

Bis heute dominiert in der Gesundheitsforschung der medizinisch-klinische Bereich, somit die Krankheits-, Grundlagen- und Versorgungsforschung. Die konzeptionelle Grundlage der Forschung ist nach wie vor das biomedizinische Modell von Krankheit und ein naturwissenschaftliches Paradigma der Sicht auf den kranken Organismus. Die Kritik an dieser Verengung des Blickwinkels auf Gesundheit und Krankheit, auf den gesunden und kranken Menschen ist umfangreich, schwerwiegend und bei weitem nicht neu. Ein zentraler Einwand betrifft

etwa die Vernachlässigung psychischer und sozialer Prozesse bei der Ent-
stehung, dem Verlauf und der Behandlung von Krankheiten. Nun fehlt es in der
Tat nicht an umfangreichen empirischen Belegen für den Einfluß psychischer,
sozialer, ökologischer oder politischer Faktoren auf Gesundheit und Krankheit
(Adler & Matthews, 1994; Hurrelmann & Laaser, 1993). Sie legen als Alternative zum biomedizinischen Modell zumindest ein biopsychosoziales Modell von
Krankheit (Engel, 1979) als Grundlage für die Gesundheitsforschung nahe. Die
Gesundheitsforschung müßte damit notwendigerweise einen interdisziplinären
Charakter haben, in der Medizin, Sozialwissenschaften, Psychologie, Pflegewis-
senschaften, Politologie, Ökonomie, Pädagogik und andere Disziplinen gleich-
berechtigt zusammenarbeiten. Die Perspektive einer auf die gesamte Bevölkerung bezogenen Public-Health-Forschung bietet potentiell diesen interdisziplinären Rahmen und bezieht sich auf einen breiteren und stärker gesundheitsbezogenen Gegenstandsbereich (Deppe, Friedrich & Müller, 1991; Hurrelmann &
Laaser, 1993; Schwartz et al., 1991); sie könnte damit bessere Voraussetzungen
schaffen, um innovative Erkenntnisse für die Praxis und das Gesundheitssystem
zu ermöglichen. Die traditionell enge Verbindung zwischen den Erkenntnissen
der Gesundheitsforschung und der Praxis im Gesundheitsversorgungssystem legt
nahe, daß dem Entwicklungsstand und der Grundorientierung der Gesundheitswissenschaften eine besondere Bedeutung für die Praxis zukommt, auch oder
gerade für Anstrengungen zu einer Reformierung des Systems. Insofern ist das
Innovationspotential der Gesundheitswissenschaften eine kritische Größe für alle
Veränderungen in der Praxis.

Seit etwa den 80er Jahren zeigen sich in den sozialwissenschaftlich orientierten
Gesundheitswissenschaften (vgl. Hurrelmann & Laaser, 1993) nicht nur erstaun-
liche Aufschwünge (z.B. das Entstehen einer Gesundheitspsychologie, vgl.
Schwarzer, 1990/1997; Schwenkmezger & Schmidt, 1994; Stone et al., 1979),
sondern auch deutliche Anzeichen für einen Wandel der Gegenstandsbereiche:
Standen lange Zeit die Folgen von somatischen Krankheitsprozessen, die Menschen als Patienten und die Strukturen innerhalb des Gesundheitssystems im
Mittelpunkt, so werden nun zunehmend auch Forschungsfragen über gesunde
und kranke Menschen im ganzheitlicheren Sinn und über gesundheitsrelevante
Prozesse und Strukturen außerhalb des professionellen Systems einbezogen
(Levin & Idler, 1981; Levine, 1987; Olesen, 1989; Pearlin, 1992). In der bevöl-
kerungsbezogenen Gesundheitsforschung zeichnet sich eine Entwicklung ab, in
der die epidemiologischen Zusammenhänge zwischen Krankheitsraten und sozialen bzw. ökologischen Faktoren und Strukturen allmählich ausdifferenziert
werden und damit Raum geben für die Einbeziehung von mikrosozialen und psychologischen Prozessen sowie subjektiven Bedeutungen (Faltermaier, 1997;
Pearlin, 1992). Eine Erweiterung und Differenzierung des Gegenstandsbereichs
der Gesundheitswissenschaften verbessert tendenziell die Chancen, Erkenntnisse
für eine Erneuerung der Gesundheitspraxis insgesamt und vor allem für eine
Umorientierung zu einer stärker präventiven Ausrichtung zu finden.

So erfreulich diese Tendenzen sind, so können sie doch in der Gesamteinschätzung nicht verdecken, daß die heute vorherrschenden Schwerpunkte der Gesundheitsforschung nach wie vor wesentliche Defizite aufweisen: Sie vernachlässigen den gesunden Menschen in seinem Lebensalltag, sie ignorieren das sogenannte "Laiengesundheitssystem" und damit insgesamt den Bezug zu einer präventiven Praxis im Gesundheitssystem. Die hier vorgestellte Arbeit setzt ihre Akzente gerade und bewußt in diesen vernachlässigten Bereichen und thematisiert Gesundheit im Alltag, das heißt das Erleben und Verhalten von gesunden oder kranken Menschen in ihren alltäglichen Lebenszusammenhängen (vgl. Faltermaier, 1994). Sie möchte damit einen Beitrag zur Behebung der angesprochenen Forschungslücken leisten und über neue Erkenntnisse in diesen Fragen Anregungen für eine innovative Praxis und für eine an inhaltlichen Reformen interessierte Gesundheitspolitik erbringen.

1.1.2 Gesundheit im Alltag: Grundannahmen und Fragen

Die Konzentration auf Gesundheit im Alltag basiert auf einer Reihe von Vorannahmen, die innerhalb der Gesundheitsforschung keineswegs selbstverständlich sind. Unser Forschungsansatz orientiert sich als Rahmentheorie am Modell der Salutogenese (Antonovsky, 1979, 1987), das im Gegensatz zum vorherrschenden Modell der Pathogenese nicht die Entstehung von spezifischen Krankheitseinheiten, sondern die Frage nach der Genese von Gesundheit in den Mittelpunkt stellt.

Die Zentrierung auf Gesundheit ist zunächst auch in der Gesundheitsforschung eher die Ausnahme als die Regel. Gegenstand der Gesundheitswissenschaften ist zumeist eine Form von Krankheit; Gesundheit wird selten positiv definiert, sondern sie wird meist implizit als die Abwesenheit von Krankheit verstanden. Erst in einer salutogenetischen Perspektive stellt sich die grundlegend andere Frage, unter welchen Bedingungen Gesundheit entsteht und aufrechterhalten wird. Das Modell der Salutogenese stellt vor allem deshalb einen geeigneten theoretischen Rahmen dar, weil es zum einen ein positives Konzept von Gesundheit im Sinne eines Gesundheitskontinuums formuliert und zum anderen die Frage nach den Bedingungen der Entstehung von Gesundheit in den Mittelpunkt stellt. Das Modell wird im folgenden Abschnitt (Kapitel 1.2) in Zusammenhang mit anderen theoretischen Grundlagen dieser Untersuchung ausführlich dargestellt.

Weiterhin ist davon auszugehen, daß Gesundheit nicht nur mehr ist als die Abwesenheit von Krankheit, sondern auch über das aus medizinischer Sicht "objektive" Phänomen hinausgeht, das sich an der "normalen" Funktionsweise der Organe und des Organismus (bzw. dem Fehlen von definierbaren Störungen und Abweichungen) ablesen läßt. Gesundheit ist vielmehr ganz wesentlich ein soziales und ein subjektives Phänomen. Jede Verständigung über gesundheitliche Angelegenheiten bedarf einer sozialen Kommunikation und sozial geteilter Begriffe, die sich erst einmal entwickelt haben müssen. Schon die zentralen Begriffe von "Gesundheit" und von "Normalität" sind soziale Konstruktionen, wie sich auch aus dem historischen Wandel im gesellschaftlichen Verständnis von Gesundheit und Krankheit ablesen läßt (Fischer-Harriehausen, 1988; Herzlich & Pierret, 1991). Dies relativiert unsere heutigen medizinisch-naturwissenschaftlich geprägten Vorstellungen von Gesundheit und Krankheit. Die Wahrnehmung und das Erleben körperlicher Phänomene und Beschwerden umfaßt einen komplexen psychischen und sozialen Prozeß (vgl. Sanders, 1982; Skelton & Pennebaker, 1982), der deutlich macht, daß etwa das Stellen einer ärztlichen Diagnose keineswegs ein objektiver Vorgang ist, sondern eine Fülle subjektiver Voraussetzungen (auf Seiten des Arztes und des Patienten) hat, sowie komplexer psychischer Verarbeitungen, Interpretationen und sozialer Verständigungen bedarf. Das bedeutet, daß es für die Gesundheitsforchung *auch* notwendig ist, Gesundheit als subjektive und soziale Konstruktion zu verstehen und aus der Sicht des Subjekts zu erfassen.

Die Aufrechterhaltung von Gesundheit und der Umgang mit Krankheit erfolgt zu einem wesentlichen Teil im Alltag und nicht im professionellen Versorgungssystem. Medizinisch-anthropologische Untersuchungen in verschiedenen Kulturen verweisen auf die große Bedeutung des nicht-professionellen Sektors der Gesundheitsversorgung, des "popular sectors" (Chrisman & Kleinman, 1983); Medizinsoziologen sprechen in Analogie zum professionellen Gesundheitssystem von einem "Laiengesundheitssystem" (Levin & Idler, 1981). Empirische Untersuchungen in Industriegesellschaften zeigen den beträchtlichen Umfang einer Gesundheitsselbsthilfe im Alltag (Breitkopf et al., 1980; Grunow et al., 1983): Zwei Drittel bis drei Viertel aller Gesundheitsprobleme werden in der Familie behandelt; über 90 Prozent der Bevölkerung praktiziert eine Form von Gesundheitsselbsthilfe, die vor allem im präventiven Bereich konkurrenzlos ist. Die Selbstmedikation bei Beschwerden und Erkrankungen ist ein verbreitetes Phänomen und umfaßt etwa 37 Prozent aller verkauften Arzneimittel (Glaeske, 1996). Dennoch ist dieses Laiengesundheitssystem bisher kaum wahrgenommen und untersucht worden, weil es unspektakulär funktioniert und versteckt in Alltagshandlungen stattfindet, vermutlich aber auch, weil seine zentrale Bedeutung noch nicht erkannt worden ist. Aus der bisherigen Gesundheitsforschung liegen nur wenige Erkenntnisse über die Wirkungsweise dieses Systems vor. Eine Ausnahme stellt der in den 80er Jahren in Deutschland durchgeführte Forschungsverbund "Laienpotential, Patientenaktivierung und Gesundheitsselbsthilfe" dar, der eine wichtige erste empirische Basis zum Verständnis des Laiensystems und des Laienhandelns erstellt hat (von Ferber & Badura 1983; Forschungsverbund 1987; Grunow et al. 1983). Über quantitative Befunde hinaus wissen wir jedoch immer noch wenig über die subjektive Logik und die Motive, mit der Menschen im Alltag etwas für ihre Gesundheit unternehmen oder unterlassen; ebensowenig haben wir ausreichend verstanden, wie die Aktivitäten zur Erhaltung und Förderung von Gesundheit im Alltag sozial organisiert und normiert sind und wie sie unterstützt und gefördert werden können.

Wir interessieren uns in der hier vorgestellten Arbeit für das besondere Wissen, das Alltagsmenschen über Gesundheit und Krankheit haben und das sie in ihren gesundheitsbezogenen Aktivitäten leitet. Die zentrale Fragestellung dieser Untersuchung lautet in ganz allgemeiner Form: Was machen relativ gesunde Menschen im Alltag, um ihre Gesundheit zu erhalten, und welche subjektiven Vorstellungen liegen ihrem Handeln zugrunde?

1.1.3 Public-Health-Forschung, das Subjekt und die Psychologie

Die interdisziplinäre Gesundheits- und Public-Health-Forschung hat sich bisher überwiegend auf bevölkerungsweite Fragen und auf große Populationen bezogen. Wie wir oben ausgeführt haben, lassen sich jedoch die wesentlichen Fragen einer Public-Health-Forschung nach der Verteilung von Gesundheit und Krankheit in der Bevölkerung, nach Einflußfaktoren darauf und nach sinnvollen Interventionsmöglichkeiten nicht klären, wenn das betroffene Subjekt nicht einbezogen wird. Gesundheit und Krankheit machen sich letztlich immer an Individuen fest; wir halten es für eine fatale Fehleinschätzung, wenn - auch in wohlgemeintem Sinn - Gesundheit gefördert oder Versorgungsstrukturen geplant werden sollen, ohne die davon betroffenen Menschen aktiv zu beteiligen. Die Gesundheitswissenschaften brauchen nicht nur bessere Erkenntnisse über die Verteilung von Krankheiten, über die Einflußfaktoren auf Gesundheit und Krankheit, über die gesundheitlichen Auswirkungen von sozialen Strukturen, von Risikofaktoren oder von Versorgungsinstitutionen; sie brauchen auch Wissen über die gesundheitsbezogenen Motive, Handlungsmöglichkeiten und -beschränkungen oder die Verarbeitung von Krankheitserfahrungen von Menschen in unterschiedlichen sozialen Lagen, d.h. sie müssen auch psychologische und mikrosoziale Fragen einbeziehen. Daher ist auch in der Public-Health-Forschung eine Berücksichtigung der Menschen, die eine Bevölkerung konstituieren, notwendig. Jede gesundheitliche Aufklärungskampagne und alle Appelle an die Bevölkerung, Risikofaktoren zu reduzieren, sind sinnlos, wenn die Mitglieder einer Gesellschaft nicht als potentiell bewußte und aktive Subjekte verstanden werden. Als mündige Bürger und Bürgerinnen sind sie sehr wohl in der Lage, einen erheblichen Beitrag zu ihrer eigenen gesundheitlichen Versorgung zu leisten und tun dies auch tagtäglich.

Public-Health-Forschung enthält unterschiedliche Zugänge der verschiedenen gesundheits-wissenschaftlichen Disziplinen zu Gesundheit und Krankheit in der Bevölkerung und sie impliziert - wenn sie erfolgreich sein will - notwendigerweise eine Zusammenschau und Integration dieser Zugangswege durch interdisziplinäre Kooperation. Epidemiologie, Medizin, Sozialwissenschaften, Ökonomie etc. tragen aufgrund ihrer jeweiligen Fragerichtungen und methodischen Zugangsmöglichkeiten unterschiedliche Wissenssysteme zusammen. Ein notwendiger Beitrag muß dazu auch von einer psychologischen Disziplin als Teil der Gesundheitswissenschaften kommen, weil sie als Wissenschaft vom Erleben und Verhalten genau jene gesundheitsbezogenen Motive und Verhaltensmuster untersuchen kann, die zum Verständnis des Individuums notwendig sind. Gesundheit und Krankheit in der Bevölkerung und die Fragen nach den subjektiven

Begründungen, Voraussetzungen und Leistungen des Laiengesundheitssystems sind aus unserer Sicht nicht zu verstehen ohne die Einbeziehung des Subjekts und ohne die Beiträge von Sozialwissenschaften und Psychologie (vgl. Badura, 1993; Schmidt, 1994; Weitkunat, Haisch & Kessler, 1997; Winett et al., 1989).

1.1.4 Prävention und Gesundheitsförderung

Die Gesundheitsforschung kann - wie oben ausgeführt wurde - als Grundlage dienen, um die Gesundheitspraxis und das Gesundheitsversorgungssystem zu verbessern, um gesundheitspolitische Entscheidungen zu fundieren und um angemessene Strategien zur Gesundheitsförderung zu finden. Gerade die Stärkung des präventiven Bereichs des Gesundheitssystems und die Verbesserung und Effektivierung präventiver Maßnahmen wäre eine der wesentlichen Aufgaben, die Public Health zu erfüllen hätte, wenn sie innovative Impulse geben will. Die wissenschaftliche Fundierung einer an Gesundheit und dem Subjekt orientierten Gesundheitsförderung ist eine der wesentlichen Zielsetzungen dieser Untersuchung.

Die Notwendigkeit einer stärker an Prävention ausgerichteten Gesundheitsversorgung wird heute kaum mehr bestritten; sie spielt jedoch aus unterschiedlichen Gründen in der Praxis kaum eine Rolle (Rosenbrock, 1990). Die im Gesundheitssystem bisher nicht sehr verbreiteten Erfahrungen mit einer präventiven Arbeit und die eher bescheidenen Erfolge einer Gesundheitserziehung weisen zudem darauf hin, daß es immer noch weitgehend offen ist, welche Ansätze der Prävention und der Gesundheitsförderung sinnvoll, praktikabel und erfolgversprechend sind. Eine gesundheitswissenschaftliche Sondierung und Fundierung neuer Wege der Gesundheitsförderung ist daher dringend geboten (Hurrelmann & Laaser, 1993). Der gesundheitspsychologische Beitrag zu einem derartigen interdisziplinären Unternehmen ist von der Themenstellung her notwendig und vom Stand der Disziplin her möglich (vgl. Faltermaier, 1994; Schwarzer, 1997; Schwenkmezger & Schmidt, 1994).

Die bis heute dominierenden Vorstellungen von Prävention orientieren sich an der Verhinderung von spezifischen Krankheiten, am Abbau der bekannten Risikofaktoren für diese Krankheiten und an der Veränderung von Risikoverhaltensweisen in der Bevölkerung. Ein Hauptproblem von präventiven Interventionen dieser Art liegt darin, daß dabei medizinisches und epidemiologisches Wissen relativ mechanistisch in den Alltag übertragen werden soll, ohne das schon vorhandene Wissen, die Lebensumstände und Lebensweisen der betroffenen Menschen angemessen zu berücksichtigen und ohne die psychologischen und sozialen Bedingungen in Rechnung zu stellen, die einem Abbau riskanter Verhaltensweisen im Wege stehen. Kurz gesagt, es wird ein Modell von einem in gesundheitlichen Belangen relativ unwissenden und untätigen Laien vertreten, der nach einer entsprechenden medizinischen Aufklärung das Wissen in sein alltägliches Verhalten übersetzen soll; nach allen bisherigen Erkenntnissen funktioniert ein derartiges Praxismodell nicht.

Ergebnisse aus der soziologischen Verwendungsforschung weisen daraufhin, daß das Verhältnis zwischen Theorie und Praxis "nicht *hierarchisch*, sondern *qualitativ* zu denken (sei). Wissenschaft liefert nicht notwendig ein besseres, sondern zunächst einmal ein anderes Wissen" (Beck & Bonß, 1989, S. 9; Herv. i.O.). Aufgrund der unterschiedlichen Erzeugungs- und Anwendungsbedingungen ist eine unveränderte Übernahme von wissenschaftlichen Erkenntnissen in den Alltag überhaupt nicht denkbar. Wissenschaftliches Wissen wird im Alltag aktiv konsumiert und dabei verändert, weil es an die spezifischen Anwendungsbedingungen anschlußfähig gemacht werden muß. Daß Laien das medizinische und psychosoziale Wissen um gesunde und riskante Verhaltensweisen ihren Vorstellungen und Lebenssituationen anpassen, ist deshalb kein Hinweis auf mangelnde Aufklärung oder gar Unwillen der Laien, sondern ein zentrales Merkmal jeder Wissensanwendung im Alltag (vgl. Kühnlein & Mutz, 1996, 1997).

Im Jahr 1986 verabschiedete die Weltgesundheitsorganisation die Ottawa-Charta zur Gesundheitsförderung (WHO, 1987); sie hat wesentlich dazu beigetragen, daß eine präventive Gesundheitspolitik neue Impulse erhielt. Sie löste eine breite öffentliche Diskussion über Gesundheitsförderung aus und motivierte Professionelle und Politiker zu vermehrten Anstrengungen in der Prävention (vgl. Trojan & Stumm, 1992). Gesundheitspolitische Initiativen wie die gesetzliche Verankerung von Prävention und Gesundheitsförderung im § 20 SGB (Sozialgesetzbuch) V taten ein Übriges, um der Gesundheitsförderung Rückenwind zu geben: Sie ermöglichten den Krankenkassen zum ersten Mal im größeren Umfang, die überfälligen präventiven Akzente zu setzen, und schufen damit zudem neue Arbeitsfelder für psychosoziale, ernährungswissenschaftliche, pädagogische und andere Berufsgruppen. So wurden große Hoffnungen geweckt und eine bescheidene, aber lange nicht mehr vorhandene Aufbruchbewegung zu Reformen im Gesundheitssystem wurde sichtbar.
Politik und Praxis der Gesundheitsförderung zeigen sich 10 Jahre nach der Ottawa-Charta eher desillusioniert und von herben Rückschlägen gezeichnet. Die weitgehende Rücknahme des § 20 SGB V im Jahr 1996 zerstörte mühsam geschaffene Strukturen und erste Ansätze einer Gesundheitsförderung und Prävention. Zudem wurden die Schwierigkeiten der Umsetzungen von Gesundheitsförderung in die Praxis zunehmend offensichtlicher. Sieht man sich nämlich genauer an, welche Inhalte in der Praxis als gesundheitsförderliche Aktivitäten verstanden werden, so verbergen sich dahinter zum einen oft eher traditionelle Ansätze einer an Risikofaktoren orientierten Prävention, die sich nun aber im "neuen Kleid" einer Gesundheitsrhetorik präsentieren. Wie Untersuchungen zeigen, beschränkt sich ein Großteil der von den Krankenkassen angebotenen Kurse auf die Bereiche Ernährung, Bewegung, Entspannung und Raucherentwöhnung, hinter denen sich unschwer klassische Risikoverhaltensweisen verbergen (Kirschner et al., 1995). Zum anderen stützten sich manche Ansätze der Gesundheitsförderung auf einen sehr vagen und problematischen Gesundheitsbegriff, der unterstellt, daß alles, was Menschen gut tut oder zu ihrem Wohlbe-

finden beiträgt, auch förderlich für ihre Gesundheit sei; diese Ansätze wurden in der Öffentlichkeit zum Teil heftig kritisiert (wenn auch häufig mit dem durchsichtigen Motiv, damit die gesamte Idee der Gesundheitsförderung zu desavouieren). Bis heute fehlen gesundheitswissenschaftlich fundierte Konzepte zur praktischen Umsetzung der Idee einer Förderung von Gesundheit. Die Ottawa-Charta selbst ist ein politisches Konsenspapier und hat als solches eindeutig programmatischen Charakter; sie stellt kein Konzept dar, das handlungsleitend für die Praxis sein kann. Sollen ihre zentralen Botschaften einer Orientierung an der Gesundheit, der Partizipation der Bevölkerung, der Förderung gesundheitsförderlicher Lebensverhältnisse und Lebensweisen umgesetzt werden, so bedarf es einer stärkeren salutogenetischen Fundierung der Gesundheitsförderung und vermehrter Erkenntnisse über die Wirkungsmechanismen des Laiensystems und über die Motivierungsmöglichkeiten von Menschen, die an einer gesundheitsbewußten Lebensweise interessiert sind.

Unsere Untersuchung setzt genau an dieser Stelle an; sie möchte durch Einsicht in die Gesundheitsselbsthilfe im Alltag und ihre subjektiven und sozialen Bedingungen dazu beitragen, bessere Voraussetzungen, sinnvolle Ansatzpunkte und partizipative Strategien für die Praxis der Gesundheitsförderung zu erkennen und zu schaffen. Kurz gesagt: Die Studie möchte Möglichkeiten zur Förderung von Gesundheit auf der Grundlage der in der Bevölkerung vorliegenden Potentiale an Wissen, Handlungskompetenzen und sozialen Rahmenbedingungen sichtbar machen.

1.2 Die subjektive und soziale Konstruktion von Gesundheit im Kontext der Salutogenese: Der theoretische Rahmen

Die Themenstellung dieser Arbeit zielt auf die subjektiven und sozialen Bedingungen von Gesundheit im Alltag und orientiert sich damit explizit an Gesundheit. Dies ist in den Gesundheitswissenschaften keineswegs selbstverständlich, weil sich bis heute hinter einer Begrifflichkeit von Gesundheit in der Regel die Thematisierung und Untersuchung von (medizinisch definierten) Krankheiten verbirgt. Gesundheit wird damit implizit als einfacher Gegensatz zu Krankheit verstanden, nämlich als Abwesenheit von Krankheit. In vielen theoretischen Arbeiten und gesundheitspolitischen Erklärungen wird zwar die Unhaltbarkeit dieses ausschließlich negativ definierten Gesundheitsbegriffs immer wieder konstatiert; aber die Schwierigkeiten, sich über eine Definition von Gesundheit zu einigen (vgl. die kontroverse Diskussion um den Versuch einer positiven Gesundheitsdefinition durch die WHO), und die Dominanz des medizinischen Modells haben bisher verhindert, daß sich eine Gesundheitsforschung auch an einer positiv bestimmten Gesundheit ausrichtet. Eine derartige Änderung in der Grundorientierung des Gesundheitssystems hätte zudem einschneidende Konsequenzen für die Praxis und muß somit auf mannigfache und massive Widerstände stoßen.

Mit unserer explizit gesundheitsbezogenen Perspektive stehen wir daher im Kontrast zu einem Großteil der medizinischen, aber auch der sozialwissenschaftlichen Gesundheitsforschung. Es ist daher notwendig, vorab zumindest einen Arbeitsbegriff von einer positiv bestimmten Gesundheit zu entwickeln und eine Rahmentheorie zu formulieren, die die Salutogenese, also die Frage nach den Bedingungen von Gesundheit, in den Mittelpunkt stellt. Im folgenden werden wir die drei zentralen Bestandteile unserer Rahmentheorie darstellen: Wir beginnen (1) mit der Frage nach dem Gesundheitsbegriff, stützen uns (2) auf die Theorie der Salutogenese von Antonovsky (1979, 1987) und ergänzen diese schließlich (3) durch die Formulierung einer subjektiven und sozialen Konstruktion von Gesundheit im Kontext eines Laiengesundheitssystems.

1.2.1 Gesundheit als Kontinuum

In einem biomedizinischen Denkansatz wird Gesundheit lediglich als die Abwesenheit von Krankheit verstanden; damit wird eine Dichotomie konstruiert, die nur die beiden alternativen Kategorien "Krankheit" und "Gesundheit" kennt. In der medizinischen Diagnostik werden folglich Menschen als "Fälle" einer spezifischen Krankheit zugeordnet; befinden sich Menschen im angenommenen Normalzustand einer Nicht-Krankheit, so wird ohne weitere Differenzierung Gesundheit konstatiert. Aus dem Feststellen einer Krankheit wird eine Behandlungsbedürftigkeit der Person abgeleitet und ihr ein Patientenstatus zugeschrieben; ist keine Krankheit zu erkennen, dann wird eine Person als "gesund" klassifiziert und daraus abgeleitet, daß kein Interventionsbedarf besteht. Die Schwierigkeiten einer zuverlässigen diagnostischen Zuordnung zu einer Krankheit stellen eine ernste Herausforderung für diese dichotome Kategorisierung dar. Die Unterscheidung in gesund oder krank ist vielfach nur durch eine äußerst vereinfachende und verzerrende Konstruktion der Wirklichkeit zu leisten. Aus der Störung der Funktionsweise eines Organs oder aus der Abweichung eines meßbaren somatischen Parameters von der statistischen Normalität wird auf die Krankheit der gesamten Person geschlossen. Menschen lassen sich jedoch nicht auf ihre Krankheit reduzieren; neben einem möglicherweise kranken Organsystem kann der Organismus ansonsten gesund sein. Zudem fühlen sich Menschen oft gesund, auch wenn sie medizinisch als krank eingestuft werden, und umgekehrt. Die Gesundheitsforschung hat lange Zeit kranke Menschen mit behandelten Patienten gleichgesetzt und sich in ihren Untersuchungen nicht nur selektiv auf Patientengruppen konzentriert, sondern die daraus gewonnenen Ergebnisse auch noch unzulässigerweise auf alle erkrankten Menschen generalisiert (Herschbach, 1995). Eine genauso unzulässige Vereinfachung ist es, die nicht als Patienten in einer Behandlung auftauchende Bevölkerung uniform als gesund zu betrachten und aus der Feststellung eines Normalzustands abzuleiten, daß sie keiner professionellen Aufmerksamkeit bedürftig sind.

Die Annahme eines qualitativen Unterschieds zwischen einem Zustand von Gesundheit und einem Zustand von Krankheit baut somit eine fragwürdige Trennlinie innerhalb des Individuums auf. Sie ignoriert damit die personale Kontinuität im Übergang von Gesundheit zu Krankheit und die Möglichkeit der Gleichzeitigkeit von Gesundheit und Krankheit. Die einfache dichotome Trennung zwischen gesund und krank erfüllt möglicherweise mehr die Funktion, eindeutige und quantitativ meßbare Kategorien für eine Intervention in der Praxis abzugeben und damit das Handeln des Professionellen zu erleichtern, als die komplexe Wirklichkeit des betroffenen Menschen wiederzugeben. Gesundheit und Krankheit lassen sich somit angemessener auf einem Kontinuum konzeptualisieren als in einer Dichotomie.

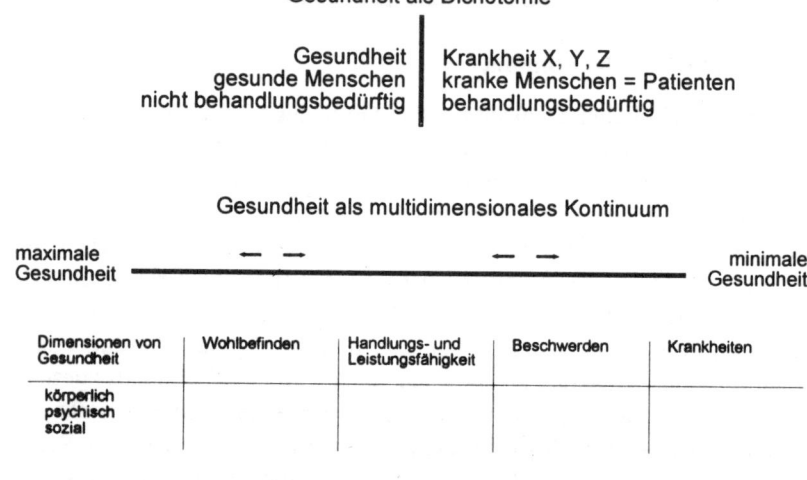

Abb. 1.1: Gesundheit als Dichotomie und als multidimensionales Kontinuum

Antonovsky (1979) verortet in seinem Modell Gesundheit auf einem *multidimensionalen Kontinuum* mit den beiden (gedachten) extremen Polen einer vollkommenen Gesundheit (health-ease) und einer vollständig fehlenden Gesundheit bzw. extremer Krankheit (dis-ease). Eine salutogenetische Fragestellung beschäftigt sich deshalb mit der Bewegung auf dem Gesundheitskontinuum und nicht mit den Ursachen von Krankheit. Die Vorteile einer derartigen Fassung des Gesundheitsbegriffs liegen in der ganzheitlicheren Konzeption des Individuums und in einer breiteren, mehr Phänomene integrierenden Konzeption des Gegenstandsbereichs Gesundheit. Im aktuellen Stand der Diskussion ist davon auszugehen, daß Gesundheit zum einen auf einer körperlichen, psychischen und sozialen Dimension verortet werden muß, zum anderen sich in positiver Richtung auf der Ebene des Wohlbefindens und der Handlungs- oder Leistungsfähigkeit und in negativer Richtung auf der Ebene von Beschwerden und Krankheit ausdrücken kann. Die Abbildung 1.1 faßt die Unterschiede zwischen einem dichotomen Begriff von Gesundheit (oben) und einem multidimensionalen Gesundheitskontinuum (unten) zusammen.

1.2.2 Das Modell der Salutogenese

Das Modell von Antonovsky (1979, 1987) liegt bisher in deutscher Sprache leider nicht in einer umfassenden Darstellung vor (vgl. aber Antonovsky, 1993a, für eine Kurzdarstellung; für zusammenfassende Darstellungen, vgl. Becker, 1982; Faltermaier, 1994; Noack, 1996). Dies ist wohl einer der Gründe für die vielen Probleme und Mißverständnisse in der Rezeption des salutogenetischen Modells. Eine breitere Darstellung dieses theoretischen Modells ist deshalb erforderlich, um einen wesentlichen Ausgangspunkt und eine entscheidende Grundlage unseres Ansatzes kenntlich zu machen. Gleichzeitig werden wir jedoch auch jene Punkte hervorheben, an denen wir über das ursprüngliche Modell hinausgehen und neue Elemente hinzufügen.

Aaron Antonovsky, ein amerikanisch-israelischer Medizinsoziologe, geht aus von den Erkenntnissen, die in der pathogenetisch orientierten Forschung über die Entstehung von verschiedenen Erkrankungen in den letzten Jahrzehnten erlangt wurden. Er bezweifelt jedoch, daß auf diesem Weg, nämlich immer mehr der spezifischen ätiologischen Faktoren bei einer Vielzahl verschiedener Krankheiten aufzuklären, jemals das für eine Prävention notwendige Wissen erhalten werden kann; zudem macht er aufmerksam auf die erstaunlichen Konvergenzen, die zwischen den Entstehungsfaktoren von verschiedenen Krankheiten bestehen und die für die Existenz allgemeinerer Einflüsse sprechen. Die Frage der Pathogenese nach den Ursachen einer spezifischen Krankheit greife somit zu kurz. Die relevantere Frage sei vielmehr, warum Menschen trotz massiver pathogener Einflüsse gesund bleiben. Diese Frage nach der Salutogenese, wie er sie in Gegenüberstellung zur Pathogenese nennt, nämlich nach den Kräften, die Menschen gesund erhalten, sei das eigentliche Geheimnis, das es aufzudecken gelte. In der Salutogenese wird nach den Bedingungen von Gesundheit statt nach den Ursachen von Krankheit gefragt; notwendigerweise geraten damit die positiven und allgemeineren Einflüsse mehr ins Blickfeld. Antonovsky entwickelte auf der Basis unseres Wissens über die bei unterschiedlichen Krankheiten in ähnlicher Weise auftretenden ätiologischen Einflüsse ein theoretisches Modell der Salutogenese, das zum Teil schon bekannte Einflußfaktoren (wie Stressoren, Bewältigungsverhalten, Ressourcen) und zum Teil neue Faktoren integriert.

Das Modell der Salutogenese von Antonovsky hat das Ziel, die Bewegung einer Person auf dem Gesundheitskontinuum zu erklären. Es ist als heuristisches Modell zu verstehen, das die Gesundheitsforschung zu neuen Fragen und Untersuchungen anregen soll. Es gibt inzwischen für das Modell zwar eine Fülle von empirischen Einzelbelegen, es ist jedoch in seiner Gesamtheit sicher noch nicht als empirisch breit abgesichert zu verstehen und weist noch eine Reihe von offenen Fragen auf. Antonovsky geht von zentralen Ergebnissen der krankheitsbezogenen Ursachenforschung aus, erweitert diese und stellt sie unter eine neue Perspektive, nämlich die Frage, wie Gesundheit entsteht und erhalten bleibt bzw. welche Kräfte die Bewegung auf dem Gesundheitskontinuum in eine positive oder negative Richtung erklären können.

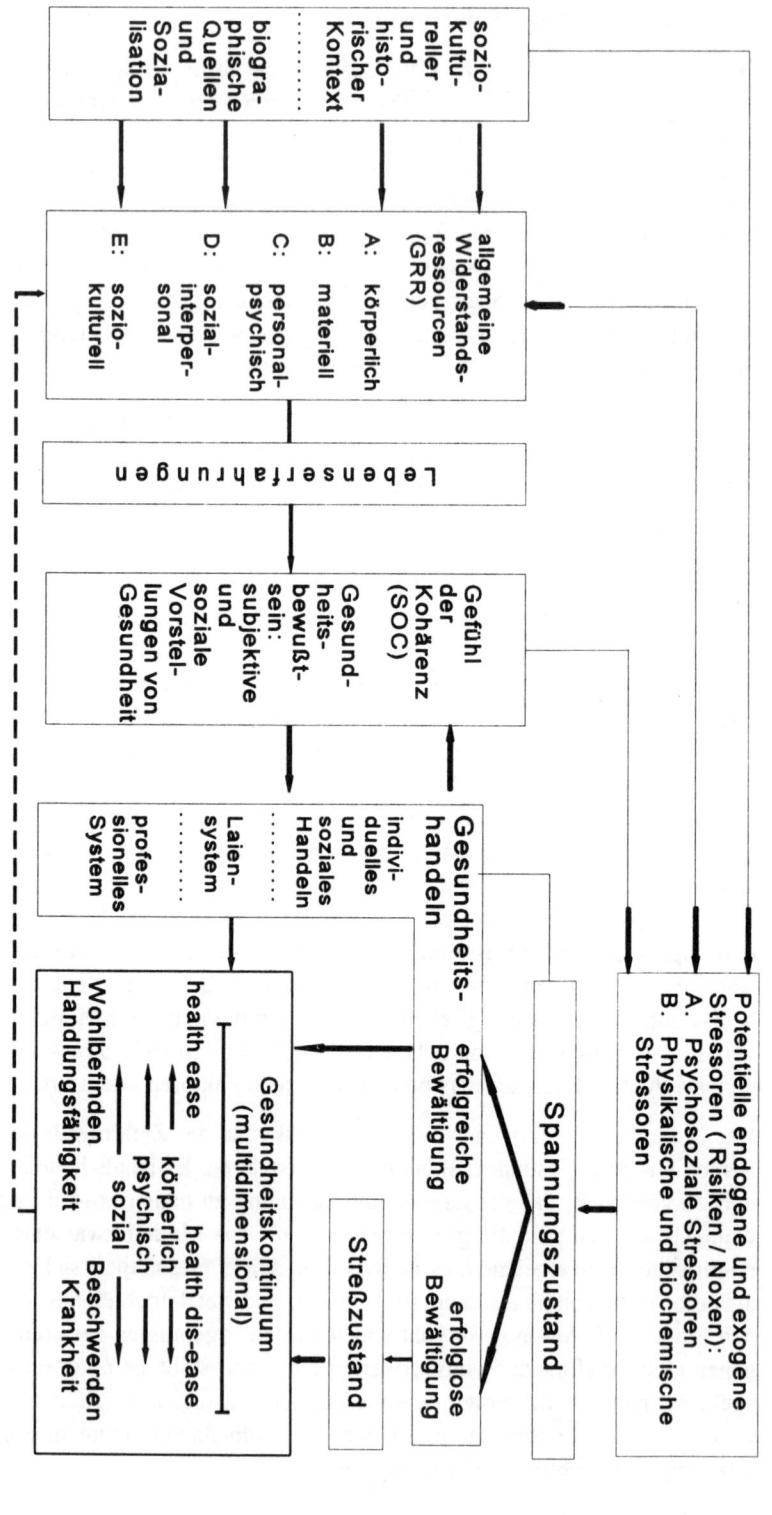

Abb. 1.2: Erweitertes Modell der Salutogenese

Er formuliert vier zentrale Einflußgrößen im Modell der Salutogenese: (a) Stressoren, (b) Bewältigung, (c) Widerstandsressourcen und (d) das Kohärenzgefühl. Diese Konzepte und die postulierten Zusammenhänge werden im folgenden kurz erläutert. (Für eine ausführliche Darstellung dieser komplexen Zusammenhänge ist das Original zu empfehlen, vgl. Antonovsky 1979, 1987). Die Abbildung 1.2 (in Anlehnung an Antonovsky, 1979, S. 184f; Faltermaier, 1994, S. 160) faßt das Modell der Salutogenese schematisch vereinfacht zusammen und erweitert es um die subjektiven und sozialen Dimensionen von Gesundheitsbewußtsein und Gesundheitshandeln. Teilsegmente des Modells werden im folgenden erläutert und durch Abbildungen (Abb. 1.3, 1.4 und 1.5) veranschaulicht.

a. *Streßprozesse* spielen bei der Entstehung vieler körperlicher und psychischer Erkrankungen eine wichtige Rolle, das zeigt eine Vielzahl an empirischen Befunden aus mehr als 50 Jahren Streßforschung (vgl. Adler & Matthews, 1994; Pearlin, 1989). *Stressoren* sind in Antonovskys Modell der zentrale Ausgangspunkt des theoretisch postulierten Gesundheitsgeschehens (vgl. Abb. 1.3). Sie werden hier sowohl als psychosoziale als auch als physikalisch-biochemische Einflüsse verstanden. In Einklang mit der transaktionalen Streßkonzeption (Lazarus & Folkman, 1984) definiert Antonovsky (1979) einen Stressor "als eine Anforderung der internen oder externen Umwelt eines Organismus, die sein Gleichgewicht stört, und dessen Wiederherstellung eine nicht-automatische und nicht unmittelbar verfügbare, energieverbrauchende Handlung erfordert" (S. 72). Entsprechend dem aktuellen Forschungsstand unterscheidet er drei verschiedene Arten von *psychosozialen* Stressoren: langfristig chronische Stressoren (z.B. andauernde Arbeitsbelastungen oder Partnerschaftskonflikte), diskrete belastende Lebensveränderungen (Lebensereignisse, -übergänge, -krisen) und kleinere Alltagsbelastungen ("daily hassles"). *Physikalische* und *biochemische* Stressoren können eine Vielzahl von Anforderungen an den Organismus darstellen: sie reichen von schädigenden physikalischen Einwirkungen durch Unfälle oder Katastrophen, über Umweltnoxen (Schadstoffe in der Luft oder in der Nahrung, Lärm, Strahlung etc.), chemische Noxen bis hin zu biologischen Noxen (Bakterien und Viren). Stressoren, so nimmt Antonovsky an, lösen im Organismus einen psychophysiologischen *Spannungszustand* aus, der bewältigt werden muß. Kann ein Individuum den Spannungszustand erfolgreich bewältigen, so eine zentrale Aussage der Theorie, dann bewegt es sich auf dem Gesundheitskontinuum eher in die positive Richtung (health ease); mißgelingt die Spannungsreduktion, dann gerät das Individuum in einen Streßzustand (der mit entsprechender physiologischer Erregung verbunden ist) und wird dadurch (in Interaktion mit anderen einwirkenden Pathogenen und mit Schwachstellen des Organismus) in Richtung auf den negativen Pol (health dis-ease) bewegt; das kann auf Dauer die Entwicklung einer spezifischen Krankheit bedeuten.

Zwei Aspekte von Antonovskys Streßkonzeption stehen in Kontrast zur klassischen Streßforschung: Stressoren müssen zum einen durchaus nicht nur gesundheitlich negative Folgen haben, sondern können auch salutogen wirken; zum anderen werden Stressoren und Belastungen im Leben nicht als die Ausnahme verstanden, sondern als Normalität. Stressoren sind in der Sicht Antonovskys überall und allgegenwärtig; trotz großer Unterschiede im Erleben von Belastungen, so seine These, sind "wir alle doch in unserem Leben, selbst in den günstigsten und geschütztesten Umgebungen, ständig Erfahrungen ausgesetzt, die wir als Stressoren definieren" (Antonovsky 1979, S. 77). Das der Theorie der Salutogenese zugrundeliegende Welt- und Menschenbild basiert also nicht auf Harmonie oder Gleichgewicht (Homöostase), vielmehr wird Heterostase oder Ungleichgewicht als Normalzustand angenommen. Oder, wie Antonovsky (1993a) es in einer Metapher ausdrückt: Wir befinden uns alle in unserem Leben in einem mehr oder weniger reißenden Fluß und nicht am sicheren Ufer; es gibt darin mancherlei Gefahren und Risiken, die im Laufe des Lebens bewältigt werden müssen. Manche davon können vielleicht vermieden werden und manche Menschen erleben weniger als andere. Aber angesichts der Universalität von Stressoren kommt es stärker darauf an, wie eine Person mit belastenden Situationen und der damit verbundenen emotionalen und physiologischen Spannung umgeht, welche Kompetenzen und Ressourcen sie dafür hat. Das heißt, um im Bild zu bleiben, es geht darum, wie gut Menschen schwimmen können bzw. im Lebensfluß zu schwimmen gelernt haben und welche Unterstützung und Hilfe sie etwa in gefährlichen Situationen erhalten.

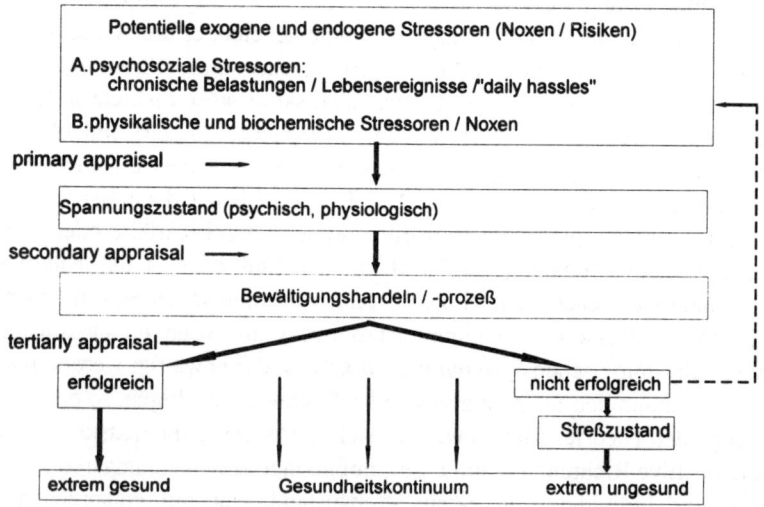

Abb. 1.3: Streß- und Bewältigungsprozeß

b. Das Konzept der Bewältigung ("coping") ist damit ein weiterer Schlüsselbegriff in dieser Theorie. Das Coping-Konzept und die Bewältigungsforschung hat gleichfalls eine lange Tradition in den Gesundheitswissenschaften. Die Bewältigung von Belastungen wird seit den Arbeiten von Lazarus (vgl. Lazarus & Folkman, 1984) als Konzept verstanden, in dem die subjektive Einschätzung der

Anforderungen bzw. Belastungen eine entscheidende Rolle spielt. Im Modell der Salutogenese unterscheidet Antonovsky drei verschiedene Formen der *Einschätzung des Stressors* (primary appraisal) (vgl. Abb. 1.3): Wird die Anforderungssituation überhaupt als Stressor wahrgenommen (primary appraisal I)? Wird der Stressor als negativ beurteilt im Sinne einer Gefährdung des eigenen Wohlbefindens (primary appraisal II)? Welche Dimensionen eines als gefährlich eingeschätzten Problems stehen im Vordergrund, die Regulierung von Emotionen oder instrumentelle Lösungen (primary appraisal III). Die subjektive Wahrnehmung, welche Ressourcen oder Kompetenzen für die Bewältigung verfügbar sind (secondary appraisal), ist dann die Voraussetzung für die eigentliche Bewältigungshandlung, die die entstandene Spannung lösen soll. Dieser Bewältigungsprozeß bezieht sich in der Theorie von Antonovsky immer auf konkrete Situationen, auf spezifische Stressoren; er basiert aber auch auf einem personenspezifischen Repertoire an Copingstilen, die als Ressourcen mobilisiert werden können. Der Bewältigungsprozeß ist somit immer geprägt durch Merkmale der Umgebung, nämlich die spezifische Anforderungssituation, und durch Merkmale der Person, d.h. ihre verfügbaren Copingressourcen. Ein großes Repertoire an Copingstrategien und eine situationsspezifische Flexibilität in der Anwendung dieser Strategien wird daher als günstige Ressource für eine erfolgreiche Bewältigung angesehen. Wenn schließlich Bewältigungshandlungen umgesetzt wurden, das sind in der Regel sowohl problemlösende als auch emotionsregulierende Versuche, dann wird das Ergebnis dieses Handlungsablaufs beurteilt (tertiary appraisal); diese Einschätzung kann als Feedback mehr oder weniger realistisch sein und wird gegegebenfalls zu Korrekturen in der Bewältigungsstrategie führen.

c. Ein Kernstück von Antonovskys Theorie der Salutogenese sind die *allgemeinen Widerstandsressourcen ("generalized resistance resources")*. Antonovsky (1979) war einer der ersten Gesundheitsforscher, der das Ressourcenkonzept verwendet, ausdifferenziert und in den Kontext einer umfassenden Gesundheitstheorie eingearbeitet hat. Unter allgemeinen Widerstandsressourcen wird das Repertoire an genetischen, konstitutionellen, körperlichen und psychosozialen Voraussetzungen für die Bewältigung von Stressoren verstanden, also "jedes Merkmal einer Person, Gruppe oder Umwelt, das eine wirksame Spannungsbewältigung erleichtern kann" (Antonovsky 1979, S. 99). Antonovsky hat sich auf jene (überwiegend psychosozialen) Widerstandsressourcen konzentriert, die eine empirische Unterstützung für ihre Wirksamkeit aufweisen.
Die Abbildung 1.4 zeigt einen Überblick und eine Systematik allgemeiner Widerstandsressourcen; enthalten sind dabei sowohl die von Antonovsky Widerstandsressourcen als auch Ressourcen, die von uns aus der Forschungsliteratur ergänzt wurden.
Allgemeine Widerstandsressourcen lassen sich in folgende Bereiche differenzieren:
-   Körperliche und konstitutionelle Ressourcen beinhalten Merkmale des Körpers (wie z.B. eine allgemeine stabile Konstitution oder stabile Organ-

systeme) oder medizinisch meßbare Indikatoren für einen funktionierenden Organismus (z.B. Kompetenz des Immunsystems, vegetative Reaktivität).

- Materielle Ressourcen beziehen sich auf die materiellen Grundlagen im Leben einer Person, z.B. auf die Verfügbarkeit über Geld, Güter oder Dienstleistungen.
- Personale und psychische Ressourcen werden unterteilt in kognitive und emotionale Ressourcen (z.B. Wissen, präventive Gesundheitseinstellungen, emotionale Stabilität oder Sensibilität), persönlichkeitsbezogene Ressourcen (z.B. Intelligenz, Ich-Identität, Kontrollüberzeugungen, Selbstvertrauen und Selbstwertgefühl) und Handlungskompetenzen wie Bewältigungsstile (z.B. das Repertoire und die Flexibilität, Rationalität und Voraussicht von Bewältigungsstilen) und soziale Kompetenzen.
- Interpersonale Ressourcen beziehen sich auf die soziale Umwelt und beinhalten z.B. die Verfügbarkeit über soziale Bindungen und soziale Unterstützung durch Bezugspersonen oder die Eingebundenheit in stabile soziale Netzwerke.
- Soziokulturelle Ressourcen entstehen schließlich auf der gesellschaftlichen und kulturellen Ebene und meinen z.B. die Eingebundenheit in stabile Kulturen, die Orientierung an religiösen Glaubenssystemen oder philosophischen Überzeugungen.

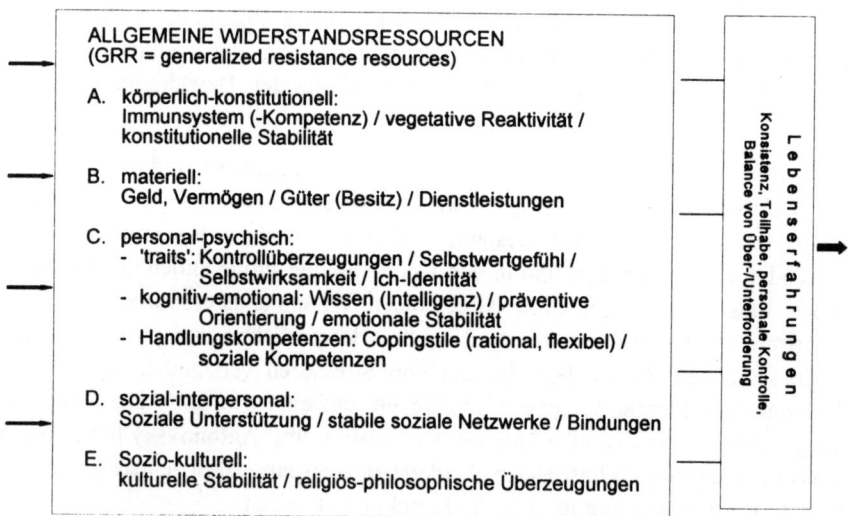

Abb. 1.4: Ressourcen in der Salutogenese

Allgemeine Widerstandsressourcen sind primär deshalb salutogene Bedingungen, weil sie als Bewältigungsressourcen wirken, d.h. die Bewältigung von Stressoren erleichtern. Die Konzentration auf allgemeine Ressourcen erklärt sich aus der breiten Zielsetzung des Modells, Gesundheit (und nicht eine spezifische Krankheit) vorherzusagen und Voraussetzungen zur Bewältigung eines breiten Spektrums an Stressoren zu benennen; natürlich gibt es auch spezifische Ressourcen, die nur für bestimmte Situationen von Bedeutung sind oder eng umgrenzte Gesundheitsstörungen verhindern können. Antonovsky (1979) sieht die Quellen der psychosozialen Ressourcen sowohl im gesellschaftlich-kulturellen Kontext als auch im individuell-biographischen Kontext: In welcher Kultur und Gesellschaft, in welcher historischen Epoche, an welchem gesellschaftlichen Standort und unter welchen spezifischen Sozialisationsbedingungen ein Mensch aufwächst, bestimmt in hohem Maße über seine Ausstattung mit gesundheitlichen Widerstandsressourcen, wie z.B. über soziale Beziehungen und Netzwerkstrukturen, über Identität und Persönlichkeitsstruktur, über Glaubens- und Überzeugungssysteme oder über materielle Güter. Heute ist der Ressourcenansatz in der Gesundheitsforschung weit verbreitet und wird mit unterschiedlichen Schwerpunktsetzungen verwendet (vgl. etwa Beutel, 1989; Hobfoll, 1989). Die Forschung konzentriert sich dabei deutlich auf die sozialen Ressourcen (soziale Unterstützung) und die personalen Ressourcen (Persönlichkeitsmerkmale); aufgrund einer Fokussierung auf einzelne Ressourcen und aufgrund der mangelnden theoretischen Integration verschiedener Ebenen von Ressourcen wird jedoch die Reichweite dieses Ansatzes selten ausgeschöpft.

d. Antonovsky postuliert schließlich, daß Ressourcen dazu beitragen, daß Menschen in ihrem Leben Erfahrungen der Konsistenz, der Teilhabe und personalen Kontrolle und einer Balance von Über- und Unterforderung (vgl. Abb. 1.4) machen. Auf dieser Grundlage können sie eine relativ stabile allgemeine Orientierung im Leben entwickeln, ein *Gefühl der Kohärenz ("Sense of Coherence")*, nämlich eine tiefe Überzeugung, daß das Leben im Prinzip verstehbar, sinnvoll und bewältigbar ist. Menschen mit einem ausgeprägten Kohärenzgefühl bewältigen die belastenden Anforderungen im Leben erfolgreicher und bewegen sich damit auf dem Gesundheitskontinuum eher in eine positive Richtung. Das theoretische Konstrukt des "Sense of Coherence" (SOC) ist ein neues und komplexes Konzept, das im Modell der Salutogenese eine zentrale Rolle spielt. Antonovsky hat das SOC-Konzept differenziert dargestellt, seine Funktionen beschrieben und ein Fragebogeninstrument zu seiner quantitativen Erfassung entwickelt (Antonovsky 1987, 1993b). "Das Gefühl der Kohärenz ist eine globale Orientierung, die ausdrückt, in welchem Maße man ein durchgehendes, überdauerndes und dennoch dynamisches Gefühl der Zuversicht hat, daß (1) die Ereignisse der eigenen inneren und äußeren Umwelt im Laufe des Lebens strukturiert, vorhersehbar und erklärbar sind; (2) die Ressourcen verfügbar sind, um den durch diese Ereignisse gestellten Anforderungen gerecht zu werden; und (3) diese Anforderungen als Herausforderungen zu verstehen sind, die es wert sind, sich dafür einzusetzen und zu engagieren." (Antonovsky, 1987, S. 19) Das SOC-Konzept stellt somit eine überdauernde und relativ stabile Lebenseinstellung dar, die aus drei Komponenten besteht: dem Gefühl der Verstehbarkeit, Bewältigbarkeit und Sinnhaftigkeit. In den letzten Jahren seines Lebens widmete sich Antonovsky intensiv der empirischen Untersuchung der Hypothese, daß dieses Gefühl der Kohärenz einen wesentlichen Einfluß im Prozeß der Salutogenese hat. Die Ergebnisse seiner und anderer internationaler Forschungsgruppen bestätigen teilweise die Bedeutung des Konstrukts als eines zentralen Einflußfaktors (vgl. z.B. Höfer, 1998), nicht jedoch unbedingt die postulierten Komponenten und ihre exklusive Rolle als Einfluß in der Salutogenese (vgl. Noack, 1997). Es muß jedoch einige Skepsis ausgedrückt werden, ob sich eine derartig komplexe Lebenseinstellung mit einem relativ begrenzten Fragebogen erfassen läßt und ob es bei den vielen Untersuchungen mit Krankheitsmaßen gelungen ist, ein salutogenetisches Modell empirisch abzubilden. Zudem überschneidet sich das Konzept mit einer Reihe ähnlicher Konzepte wie z.B. "Hardiness" (Funk, 1992; Kobasa, 1979, 1982), personale Kontrolle, Selbstwirksamkeit (Bandura, 1977) oder psychischer Gesundheit (Becker, 1992) und müßte im Verhältnis dazu noch differenziert werden.

Das Modell der Salutogenese hat eine Fülle neuer Fragen für die Gesundheitswissenschaften aufgeworfen und zu regen Forschungsaktivitäten geführt, die sich aber aufgrund der Neuheit dieser Perspektive und der Kürze der Zeit noch nicht abschließend beurteilen lassen. Das Potential dieses Modells ist unserer Meinung nach aber bei weitem noch nicht ausgeschöpft, denn insgesamt hat sich erst ein Bruchteil der Gesundheitsforschung auf diese neue Perspektive eingelassen. Zudem läßt sich mit der zunehmenden Verbreitung dieser Perspektive, etwa im Rahmen der Diskussion über Gesundheitsförderung, leider auch ein inflationärer und modischer Gebrauch des Begriffs der Salutogenese, eine entsprechend undifferenzierte Verwendung und beträchtliche Unkenntnis über die Inhalte der Theorie konstatieren, die der Essenz des Modells oft nicht im entferntesten gerecht werden. Die empirische Forschung hat bisher zumeist nur Teilaspekte des Modells wie z.B. das SOC-Konzept untersucht und ist dabei häufig mit den klassischen Methoden der Epidemiologie vorgegangen. Die Perspektive der Salutogenese stellt jedoch mehr dar; sie formuliert ein neues Forschungsprogramm für die Gesundheitsforschung, das sich von verschiedenen Disziplinen her, mit verschiedenen inhaltlichen Schwerpunkten und mit einer Vielfalt an methodischen Zugängen angehen läßt (vgl. Bartsch & Bengel, 1997; Faltermaier, 1994; Lamprecht & Johnen, 1994).

Eine entscheidende Begrenzung der Theorie der Salutogenese sehen wir darin, daß Gesundheit in Antonovskys Modell der Salutogenese zu wenig als subjektive und soziale Konstruktion erkennbar ist. Unser theoretischer Ansatz läßt sich auf dem Hintergrund dieses Kritikpunktes formulieren und wird die Salutogenese um eine wesentliche Dimension erweitern.

1.2.3 Subjektive und soziale Konstruktion von Gesundheit im Laiensystem

In Antonovskys Modell der Salutogenese fehlt eine Subjektdimension, die ergänzend zu dem reaktiven Bewältigungshandeln auch eine direkte und bewußte Einflußnahme des Individuums auf das Gesundheitskontinuum möglich macht (vgl. Abb. 1.2). Faltermaier (1994) hat die Notwendigkeit eines Subjektbegriffs in der Gesundheitsforschung bereits ausführlich begründet. Das Individuum kann nicht auf eine Instanz reduziert werden, die nur in Reaktion auf Umwelt-anforderungen, nämlich in der Auseinandersetzung mit Stressoren handelt. Menschen sind vielmehr durchaus in der Lage, sich auch reflexiv zur eigenen Gesundheit zu verhalten, bestimmte Vorstellungen zu entwickeln, wie sie selbst ihre Gesundheit beeinflussen können, diese Ideen als Handlungsziele zu formulieren und über bewußtes Handeln umzusetzen. Beispielsweise kann sich eine Person des Zusammenhangs zwischen dem eigenen körperlichen und seelischen Wohlbefinden und der eigenen Lebensweise bewußt werden und entsprechende Korrekturen durch gezielte gesundheitsbezogene Aktivitäten einleiten, ohne daß dabei Stressoren eine Rolle spielen müssen. Es ist deshalb notwendig, im theoretischen Modell der Salutogenese die individuumspezifischen kognitiven, motivationalen und aktionalen Prozesse stärker zu berücksichtigen, das heißt ein aktives und bewußt handelndes Subjekt vorzusehen. Diese Subjektebene wurde von Faltermaier (1994) über die beiden komplexen Konstrukte des Gesundheitsbewußtsein und des Gesundheitshandelns formuliert, theoretisch differenziert und in das Modell eingearbeitet.

Die primär kognitiv-motivationale Ebene von Gesundheitsvorstellungen wird auch in dieser Arbeit eine zentrale Rolle spielen. In der Art ihrer Einbeziehung gehen wir jedoch noch einen Schritt weiter und folgen Radley und Billig (1996), die formulieren: "... people do not merely have health beliefs, as they might have eggs carried in a shopping basket. They also *construct their state of health as part of their ongoing identity* (Hervorhebung, die Verf.) in relation to others, as something vital to the conduct of everyday life" (S. 221). Das bedeutet, daß es nicht genügt, Gesundheitsvorstellungen lediglich als neue kognitive Variablen einzubeziehen. Sie stehen vielmehr im Kontext einer übergreifenden *subjektiven Konstruktion* des Selbst und im Kontext des Alltagslebens. Mit der subjektiven Konstruktion von Gesundheit meinen wir somit die Einbeziehung eines aktiven und bewußten Subjekts, seiner Vorstellungen von Gesundheit und seines Gesundheitshandelns im Kontext seiner subjektiven und biographischen Identitätskonstruktion.

An Antonovskys Entwurf der Salutogenese wird häufig kritisiert, daß die sozialen und gesellschaftlichen Einflußprozesse auf Gesundheit wenig ausgearbeitet sind. Zwar sieht Antonovsky durchaus, daß sowohl gesundheitliche Widerstandsressourcen als auch Stressoren ihre Wurzeln in gesellschaftlichen, sozialen und kulturellen Strukturen haben können. Wie diese sozialen Einflüsse jedoch mit individuellen Prozessen zusammenwirken und dabei Veränderungen auf dem Gesundheitskontinuum hevorrufen, ist im ursprünglichen Modell wenig erkennbar. Die Bewältigung von Stressoren und ihre Auswirkungen auf das Gesundheitskontinuum wird zunächst als individueller Prozeß konzipiert. Dies ist zwar im Prinzip richtig, da Gesundheit notwendigerweise auf der Ebene des Individuums festgemacht werden muß; dennoch greift es zu kurz, weil zum einen das Bewältigungshandeln auch als soziales Handeln verstanden werden muß und weil zum anderen Bewältigungsprozesse von gesellschaftlich erzeugten Belastungen immer auch soziale Prozesse sind (vgl. Gerhardt, 1986a), die kollektiv

organisiert sein können und von sozialen Mustern der Bewertung und Bewältigung beeinflußt sind.

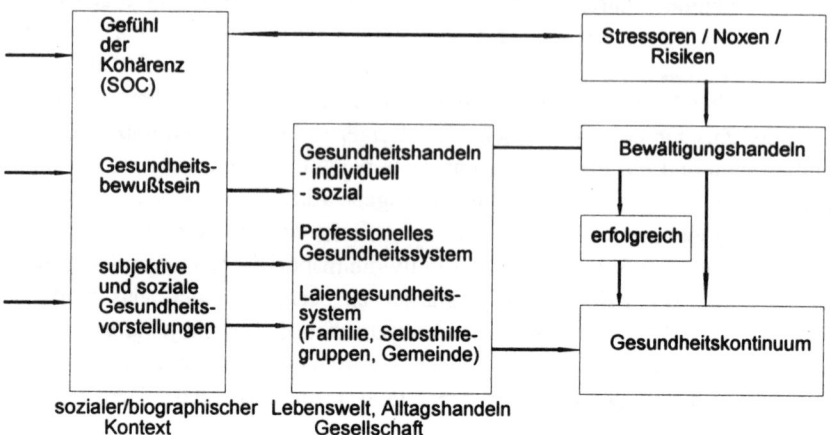

Abb. 1.5: Subjektive und soziale Konstruktion von Gesundheit

In Anschluß an die Diskussion einer subjektiven Konstruktion von Gesundheit
muß daher notwendigerweise auch von einer sozialen Konstruktion von Gesundheit gesprochen werden. In Abbildung 1.2 ist das Modell der Salutogenese um
eine subjektive und soziale Konstruktion von Gesundheit erweitert worden, sie
wird in Abbildung 1.5 herausgehoben und im Detail dargestellt. Gesundheit ist
weder ein ausschließlich objektiver Zustand noch läßt sie sich auf die Ebene des
Individuums beschränken. Gesundheit ist vielmehr ganz wesentlich eine soziale
Kategorie: Das Verständnis von Gesundheit und Krankheit ist einem historischen Wandel unterworfen (Göckenjan, 1985; Rodenstein, 1987), es variiert im
Kontext unterschiedlicher Kulturen und wird in Abhängigkeit von gesellschaftlichen Systemen und deren jeweiligen Anforderungen hergestellt. Gesundheit muß
somit immer auch in Relation zu gesellschaftlichen Rollenerwartungen definiert
werden; sie ist "eine der funktionalen Vorbedingungen eines jeden sozialen
Systems" (Parsons, 1958, S. 10). Der professionelle Umgang mit Gesundheit
und seine Organisierung im Rahmen eines institutionalisierten Gesundheitssystems ist im Zusammenhang mit diesem gesellschaftlichen Verständnis von
Gesundheit und den Leistungserwartungen einer Gesellschaft an ihre Mitglieder
zu sehen. Wie Parsons (1958) aus einer system-funktionalistischen Sicht formuliert hat, wird der gesellschaftliche Umgang mit Gesundheit und Krankheit einer
sozialen Kontrolle unterworfen und durch entsprechende soziale Rollen (des Patienten, des Arztes) reguliert. Für unseren Zusammenhang genügt es festzuhal-
ten, daß die Wirklichkeit auch im Bereich Gesundheit als soziale Konstruktion
(Berger & Luckmann, 1969) verstanden werden muß und daß nicht nur der
professionell-formelle, sondern auch der alltäglich-informelle Umgang mit Gesundheit als Teil eines sozialen Herstellungsprozesses zu sehen ist. Die *soziale
Konstruktion von Gesundheit* meint also sowohl die Ebene sozialer Wissens-

systeme als auch die Ebene sozialer Handlungen, wobei Gesundheit im Kontext von Gesellschaft, Lebenswelt und Alltagshandeln zu verorten ist. Die hier im Mittelpunkt stehenden Gesundheitsvorstellungen von Laien sind nicht allein als individuell erzeugte Kognitionen zu sehen, sondern sie stehen in Zusammenhang mit *sozialen Vorstellungen*; Herzlich (1973) spricht deshalb in Anlehnung an Moscovici (1984) von sozialen Repräsentationen von Gesundheit und Krankheit. Das Reden über Gesundheit und Krankheit ist ganz wesentlich ein sozialer Diskurs, der historisch-gesellschaftlich geprägt ist (Herzlich & Pierret, 1991), der durch öffentliche Diskussionen (z.B. über Medien) und durch Gesundheitsexperten beeinflußt wird, der aber auch in mikrosozialen Interaktionen (etwa in der Familie) ständig abgestimmt und entwickelt wird. Das gesundheitsbezogene Handeln ist notwendigerweise als soziales Handeln zu verstehen, weil es im Kontext von sozialen Situationen stattfindet. Wenn wir Gesundheit im Alltag untersuchen, dann können wir uns nicht auf die Kognitionen und Verhaltensweisen von isolierten Individuen beziehen, sondern müssen die soziale Konstruktion von Gesundheit im Kontext eines gesellschaftlichen und historischen Prozesses immer mit berücksichtigen.

Einen wesentlichen Teil dieser sozialen Konstruktion von Gesundheit stellt die *soziale Organisierung des gesundheitsbezogenen Handelns* dar. Das professionelle medizinische Hilfesystem stellt eine zentrale gesellschaftliche Institution im Umgang mit Gesundheit dar, die in der Öffentlichkeit sehr präsent ist und durch gelegentliche spektakuläre Erfolge oder Mißerfolge Aufmerksamkeit erregt; das informelle System einer gesundheitlichen Hilfe und Selbsthilfe durch Laien ist dagegen unscheinbar und im Alltag versteckt, es wird deshalb häufig übersehen. Die Existenz eines "Laiengesundheitssystems" und seine wichtigen Funktionen in der Aufrechterhaltung und Wiederherstellung von Gesundheit wurden lange Zeit nicht wahrgenommen. Auch in der Gesundheitsforschung ist das Laiensystem bisher weitgehend ignoriert worden. Die Gesundheitswissenschaften haben sich auf die Menschen konzentriert, die als Patienten in das professionelle Gesundheitssystem eintreten, und auf die Prozesse, die innerhalb dieses Systems ablaufen (Levine, 1987; Olesen, 1989). Erst das Studium von Kulturen und Gesellschaften (etwa in der Medizinischen Anthropologie), die kein ausgebautes professionelles Gesundheitsversorgungssystem haben, hat auf die große quantitative und qualitative Bedeutung der Laienversorgung hingewiesen (Chrisman & Kleinman, 1983). Die sozialwissenschaftliche Gesundheitsforschung hat sich in den letzten Jahren allmählich auch diesem "verdeckten Gesundheitssystem" (Levin & Idler, 1981) in den modernen Gesellschaften zugewandt; durch erste Untersuchungen (in Deutschland etwa im Forschungsverbund "Laienpotential, Patientenaktivierung und Gesundheitsselbsthilfe", 1987; von Ferber & Badura, 1983) wurden seine vielfältigen Leistungen und Funktionen transparenter gemacht. Der große Umfang an individueller und sozialer Gesundheitsselbsthilfe und ihre Bedeutung für die öffentliche Gesundheit sind nun deutlicher zu erkennen. In einer repräsentativen deutschen Untersuchung von mehr als 2000 Haushalten (Grunow et al., 1983) zeigte sich, daß 92 Prozent der

Bevölkerung irgendeine Form der Selbsthilfe praktizieren; sie sorgen beispielsweise selbst dafür, gesund zu werden, lassen sich von anderen Personen praktisch unterstützen, fragen Freunde und Bekannte um gesundheitlichen Rat oder arbeiten in einer Selbsthilfegruppe mit. Die quantitativ bedeutsamsten Selbsthilfeaktivitäten (die von mindestens einem Drittel erwähnt werden) betreffen die bewußte Einführung bestimmter Ernährungsgewohnheiten, die nichtmedikamentöse Selbstbehandlung, Selbstuntersuchung, die Selbstmedikation (von Mitteln, die nicht ärztlich verschrieben wurden), gezielte sportliche Aktivitäten und Bewegungstraining sowie Gespräche über gesundheitsschädigendes Verhalten. Interessant sind auch jene Ergebnisse, die die Verbreitung sozialer Formen von Gesundheitsselbsthilfe (Kommunikation, praktische Hilfeleistungen) dokumentieren und die auf eine geschlechtsspezifische Organisierung der Gesundheitsselbsthilfe hinweisen: Frauen sind überwiegend im Haushalt die Experten für Gesundheit und die primär Hilfegebenden, die jedoch bei eigenen Gesundheitsproblemen weniger mit Hilfe rechnen können.

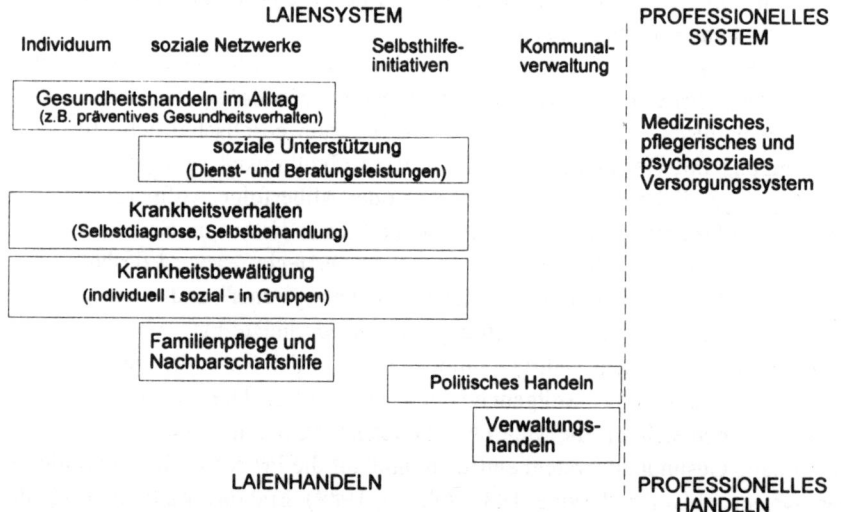

Abb. 1.6: Akteure und Handlungsebenen im Laiensystem

Die Abbildung 1.6 zeigt im systematischen Überblick die Funktionen und Leistungen, die von verschiedenen Akteuren im Laiengesundheitssystem erbracht werden und die inzwischen zum Teil Gegenstand der Gesundheitsforschung geworden sind. Nach dem Grad der formellen sozialen Organisation können vier verschiedene *Akteure* unterschieden werden: Individuum, Familie und informelle soziale Netzwerke, Selbsthilfeinitiativen sowie lokale administrativ-politische Instanzen (wie z.B. die Kommunalpolitik und -verwaltung) haben jeweils unterschiedliche Handlungsschwerpunkte.

Zwischen dem Laiengesundheitssystem und dem professionellen Gesundheitssystem bestehen vielfältige Austauschbeziehungen und Schnittstellen; die zentrale Verbindung besteht darin, daß die sich als krank und hilfsbedürftig definierenden Laien den Zugang zu und Hilfe bei entsprechenden Experten suchen und dann Leistungen im professionellen System in Anspruch nehmen. Aber schon die Selbstdiagnose einer Krankheit und das Hilfesuchen bei Experten basiert auf komplexen psychischen und sozialen Prozessen, die zunächst innerhalb des Laiensystems ablaufen und als Krankheitsverhalten oder als Hilfesuchverhalten untersucht worden sind (Mechanic, 1983). "*Krankheitsverhalten*" (Kasl & Cobb, 1966) beinhaltet aber weit mehr als die Laiendiagnose mit dem Ziel des Hilfesuchens bei Experten. Bei der Einschätzung von gesundheitlichen Beschwerden treffen Laien diverse soziale Abstimmungen und "Laienkonsultationen" im sozialen Netzwerk (Sanders, 1982); daraus können dann verschiedene Formen der Laienversorgung, der Selbstbehandlung (Selbstmedikation, Hausmittel, etc.) oder der Inanspruchnahme von Paraprofessionellen (z.B. Apotheken, Laienberater, Heiler) folgen. Die Laienversorgung ("lay care", Dean, 1986) bzw. die Gesundheitsselbsthilfe (Grunow et al., 1983) spielt insbesondere bei Alltagserkrankungen eine wichtige Rolle, zunehmend aber auch bei schwerwiegenderen Krankheiten.

Noch deutlicher werden die Leistungen des Laiensystems und die Selbsthilfeaktivitäten im präventiven Bereich: Laien ergreifen vielfältige Maßnahmen, um sich gesund zu erhalten oder um einer bestimmten Erkrankung vorzubeugen, ohne Hilfe von Experten. Unter dem Begriff des *"präventiven Gesundheitsverhaltens"* werden diese inzwischen häufiger empirisch untersucht, dabei jedoch zumeist als isolierte Verhaltensweisen von isolierten Individuen konzipiert (siehe unten, Kapitel 1.3). Präventive Laienaktivitäten sind jedoch angemessen nur als Teil des Alltagshandelns und des informellen Laiensystems zu verstehen und werden deshalb hier als *Gesundheitshandeln* im Alltag verstanden. Dazu gehören auch die vielfältigen Leistungen der *sozialen Unterstützung* in gesundheitlichen Angelegenheiten, die von präventiven Ratschlägen bis hin zu konkreten Hilfeleistungen bei Krankheiten reichen.

Die *Bewältigung* spezifischer akuter oder chronischer Erkrankungen stellt ein weiteres Gebiet dar, in dem das Laiensystem wichtige Funktionen übernimmt. Individuelle und sozial-informelle Formen der Krankheitsbewältigung werden ergänzt durch die gegenseitigen Hilfeleistungen von Betroffenen in selbstorganisierten *Selbsthilfegruppen* (Bachl, Büchner & Stark, 1996; Trojan, 1986). Schließlich werden im Laiensystem beträchtliche Leistungen in der Versorgung pflegebedürftiger Angehöriger erbracht; ohne *Familienpflege* oder *Nachbarschaftshilfen* wäre insbesondere die gesundheitliche Versorgung der älteren Bevölkerung nicht möglich. Auf allen beschriebenen Funktionsebenen kann sich aus dem gesundheitsbezogenen Handeln von Laien durch entsprechende soziale Organisierung auch ein *politisches Handeln* entwickeln, indem Bürger und Bürgerinnen eigenständig Ziele einer präventiven, rehabilitativen oder psychosozialen Gesundheitspolitik verfolgen oder unterstützen. Zudem muß das gesundheitsbezogene Laienhandeln auch in Relation zum Handeln von politischen Instanzen oder Institutionen der Kommunalverwaltung gesetzt werden; durch partizipative Prozesse können Gesundheitsziele (z.B. in der Verkehrs- und Umweltpolitik) bürgernah definiert und umgesetzt werden.

1.3 Gesundheitsvorstellungen und Gesundheitshandeln im Alltag: Der Forschungsstand

Risikoverhalten, präventives Gesundheitsverhalten und kognitiv-motivationale Faktoren werden heute in der Entstehung von körperlichen Krankheiten als wesentliche Bedingungen betrachtet, denen daher auch eine große Relevanz für die präventive Praxis zukommt. Forschungen sowohl zu den psychischen und sozialen Bedingungen des präventiven Gesundheitsverhaltens (vgl. Anderson et al., 1988; Schwarzer, 1996) als auch zu den subjektiven Konzepten und Theorien von Gesundheit und Krankheit (vgl. Faltermaier, 1994; Faltermaier & Bengel, 1998; Flick, 1991, 1998) befinden sich in der sozialwissenschaftlichen Gesundheitsforschung im Aufschwung. Der Stand und die offenen Fragen dieser Forschungsfelder sollen hier kurz zusammengefaßt werden.

Die Bedeutung des individuellen Risikoverhaltens und des präventiven Gesundheitsverhaltens als zentraler Faktoren in der Ätiologie von diversen Krankheiten ist inzwischen weitgehend anerkannt (vgl. zum Überblick: Adler & Matthews, 1994; von Troschke, 1993; Schwarzer, 1996). Strittig bleibt aber, wie es zu erklären ist, daß sich Menschen gesundheitlich riskant oder förderlich verhalten, und damit auch, welche Interventionen zur Veränderung dieser Verhaltensweisen geeignet sind. Eine sehr verbreitete Forschungsstrategie besteht darin, einige nach medizinischen Kriterien als gesundheitlich positiv oder negativ definierte Verhaltensweisen herauszugreifen und die Bedingungsfaktoren dieses spezifischen Gesundheits- oder Risikoverhaltens (zum Beispiel: Rauchen, mangelnde Bewegung, ungesunde Ernährung, riskante Sexualpraktiken, Sonnenbaden) zu untersuchen. Es gibt heute eine Fülle von psychologischen und soziologischen Modellen (meist in der Tradition des "Health-Belief"-Modells) zur Erklärung dieser Verhaltensweisen, deren Stellenwert aber inzwischen als begrenzt gilt (vgl. Anderson et al., 1988; Cleary, 1987; Faltermaier, 1994). Kritische Einschätzungen betonen die geringe empirische Vorhersagekraft und die konzeptionellen Schwächen der Modelle, in denen es z.B. offen bleibt, wie die einzelnen Verhaltensweisen zusammenhängen (Harris & Guten, 1979) und welche Aspekte der Lebensweise von den Laien selbst als gesundheitlich riskant oder förderlich eingeschätzt werden. Ähnliche Einwände werden gegen den Lebensstil-Ansatz vorgebracht und Versuche zu seiner konzeptionellen Fundierung und zu seiner angemesseneren methodischen Erfassung gemacht (Abel, 1991, 1992). Diese Forschungsansätze bewegen sich in der Regel in der Tradition der epidemiologischen Forschung und verwenden quantitative Methoden.

Eine andere, in jüngerer Zeit stärker hervortretende Strategie besteht darin, die gesundheitsbezogenen Lebensweisen aus der Sicht der Laien, in deren eigener subjektiver Logik und in ihren komplexen, in das Alltagshandeln eingebetteten

Formen zu untersuchen (vgl. zum Überblick: Faltermaier, 1994). Aus der Rekonstruktion einer Gesundheitsselbsthilfe im Alltag und aus der Analyse ihrer subjektiven und sozialen Bedingungen werden Hinweise auf die Bedeutung des Laienhandelns für die Gesunderhaltung erwartet und Ansätze entwickelt, diese Potentiale zu fördern. Die bisher noch wenigen Untersuchungen, die ihren Gegenstand in dieser Weise konzipiert haben, orientieren sich zumeist an der Tradition einer sozialwissenschaftlichen Gesundheitsforschung und verwenden häufig qualitative Methoden.

Unsere Studie ordnet sich dieser zweiten Forschungsstrategie und einer sozialwissenschaftlichen Forschungstradition zu. Sie basiert auf einer explizit salutogenetischen Perspektive, in der die Suche nach protektiven und gesundheitsförderlichen Faktoren (Antonovsky, 1979, 1987; Faltermaier, 1994; Strittmatter, 1995) im Mittelpunkt steht. Dabei konzentrieren wir uns auf die subjektiven Vorstellungen, die Laien von Gesundheit und Krankheit entwickelt haben. Eine genauere Kenntnis der Gesundheitsvorstellungen von Laien ermöglicht es, so die Prämisse dieses Forschungsansatzes, deren präventives Verhalten oder das Gesundheitshandeln im Alltag zu erklären. Auf diesem Weg wäre eine angemessenere wissenschaftliche Grundlage zu schaffen, um das Gesundheitsbewußtsein und Gesundheitshandeln in der Bevölkerung zu fördern bzw. die strukturellen Einschränkungen abzubauen, die einer Gesundheitsselbsthilfe im Alltag im Wege stehen.

In einer ersten begrifflichen Klärung wollen wir unter *Gesundheitsvorstellungen* das Gesamt an kognitiven Repräsentationen über Gesundheit und ihre komplexen Verknüpfungen verstehen; wir verwenden den Begriff somit als einen Sammelbegriff, der insbesondere die subjektiven Konzepte und Theorien von Gesundheit umfaßt (ein Überblick über den psychologischen und sozialwissenschaftlichen Forschungsstand dazu erfolgt unten). In ähnlicher Weise wird das *Gesundheitshandeln* in einem breiten Sinne verwendet und in Absetzung von dem Begriff des Gesundheitsverhaltens als ein relativ bewußtes und zielgerichtetes Handeln für die Gesundheit (die eigene oder die von Bezugspersonen) verstanden; an anderer Stelle (Faltermaier, 1994) wurde bereits versucht, das Konstrukt des Gesundheitshandelns durch eine Reihe von Komponenten zu bestimmen.

Das Gesundheitshandeln und die Gesundheitsvorstellungen von Laien können jedoch nicht wirklich verstanden werden, solange sie als isolierte Phänomene behandelt werden. Sie sind in ihrer Bedeutung erst dann angemessen zu erfassen und in ihren Bedingungen zu analysieren, wenn sie in ihrem biographischen und lebensweltlichen Kontext rekonstruiert werden. Empirische Hinweise auf Altersunterschiede in den Gesundheitsvorstellungen (Blaxter, 1990) und im Stellenwert von Gesundheit legen nahe, daß Individuen und gesellschaftliche Gruppen ihre jeweiligen gesundheitsbezogenen Einstellungen im Laufe ihrer Sozialisation erwerben und modifizieren. Im Lebensverlauf können markante Veränderungen in den Gesundheitsvorstellungen etwa durch "Körperereignisse" (wie Pubertät, Krankheit, Schwangerschaft) ausgelöst werden (Faltermaier, 1994; Olesen et al.,

1990). Auch für den Einfluß berufsbiographischer Orientierungsmuster auf das Gesundheits- und Krankheitsverhalten lassen sich empirische Belege anführen (Giegel, Frank & Billerbeck, 1988). Insgesamt gibt es jedoch kaum empirische Studien, die diese Zusammenhänge berücksichtigt haben; aus unserer Sicht ist es deshalb wichtig, den *biographischen Kontext* des Gesundheitshandelns explizit als Gegenstand der Untersuchung mit aufzunehmen.

In ähnlicher Weise läßt sich zeigen, daß die Vorstellungen von Gesundheit und das Gesundheitshandeln in einen *lebensweltlichen* und *sozialen Kontext* gestellt werden müssen. Alle gesundheitsbezogenen Aktivitäten finden im Rahmen der alltäglichen Lebensgestaltung statt und müssen sowohl mit dem beruflichen als auch mit dem familiären Alltag und den dort zu bewältigenden Aufgaben abgestimmt werden. Empirische Ergebnisse verweisen darauf, daß sich konkretes gesundheitsbezogenes Handeln häufig im sozialen Kontext der Familie abspielt; als Bestandteil der gemeinsamen Lebensgestaltung unterliegt es sozialen Erwartungen und Regelungen (vgl. Grunow, 1987). Die Frage, wie das Gesundheitshandeln im familiären System sozial abgestimmt wird, ist jedoch empirisch weitgehend ungeklärt (vgl. aber: Backett, 1992). Vorliegende repräsentative Studien verweisen beispielsweise auf deutliche Geschlechtsunterschiede in den Laienkonzepten von Gesundheit (Blaxter, 1990). Das Gesundheitshandeln von Frauen (Helfferich, 1993; Klesse et al., 1992) hat im Vergleich zu Männern eine ganz eigene Ausprägung. Überhaupt stellt die Gesundheitsselbsthilfe im Alltag ein deutlich geschlechtsspezifisch organisiertes Handlungsfeld dar: Frauen können in verschiedenen Funktionen als "provider", "negotiator" und "mediator" von Gesundheit in der Familie verstanden werden (Graham, 1985). Frauen können jedoch bei eigenen Beschwerden weniger mit Hilfe im familiären Umfeld rechnen (Grunow et al., 1983).

Die Gesundheitsvorstellungen von Laien und das Gesundheitshandeln im Alltag stellen somit empirische Phänomene dar, die sich als subjektiv bedeutungsvoll, als eingebettet in einen sozialen Kontext und einen lebensgeschichtlichen Entstehungszusammenhang und als verwoben in die alltägliche Lebensführung kennzeichnen lassen. Damit erfüllen sie genau die Voraussetzungen, die eine Orientierung an der Tradition der qualitativen Sozialforschung (vgl. Flick et al., 1991, Lamnek, 1988) nahelegen und *qualitativ-interpretative Methoden* erfordern. Dieser methodische Ansatz ist um so mehr indiziert, als bei dem jetzigen Erkenntnisstand in diesem jungen Forschungsfeld noch primär theoriegenerierende Untersuchungen erforderlich sind. Qualitative Forschungsmethoden sind inzwischen nicht nur in der Sozialforschung insgesamt (Flick et al., 1991) sondern auch in der Gesundheitsforschung verbreitete und anerkannte Methoden, die zunehmend häufiger eingesetzt werden. Führende Vertreter der amerikanischen Medizinsoziologie wie etwa Mechanic (1989) und Pearlin (1992) sprechen inzwischen sogar von zwei methodischen Kulturen in der Gesundheitsforschung, von denen eine als "meaning seekers" bezeichnet wird und vorwiegend mit qualitativen Methoden arbeitet, die andere als "structure seekers" vorwiegend in der quantitativen Survey-Tradition steht. Die erkennbare Tendenz zur

Anwendung qualitativer Verfahren hat damit zu tun, daß viele neuen Gegenstände der Gesundheitsforschung auf subjektive Erfahrungen und Bedeutungen, die Sicht des Subjekts und biographische Prozesse fokussieren (vgl. Faltermaier, 1997). Auch die Untersuchung der subjektiven Erfahrungen und des biographischen Verlaufs bei chronischen Erkrankungen stellen inzwischen ein großes Feld für die Anwendung qualitativ-biographisch orientierter Ansätze dar (vgl. Conrad, 1987).

Nach diesem ersten Überblick über unseren Forschungsansatz und der Verortung unseres Gegenstands innerhalb der Gesundheitswissenschaften soll nun ein genauerer Blick in jene empirischen Forschungsfelder erfolgen, die den Hintergrund für unsere Fragen bilden. Da begrifflich noch mancherlei Unklarheiten bestehen, werden wir zunächst unsere Begriffsverwendung und die Bezüge zu anderen gebräuchlichen Begriffen verdeutlichen. Die Abbildung 1.7 soll das Netzwerk der Begriffe veranschaulichen.

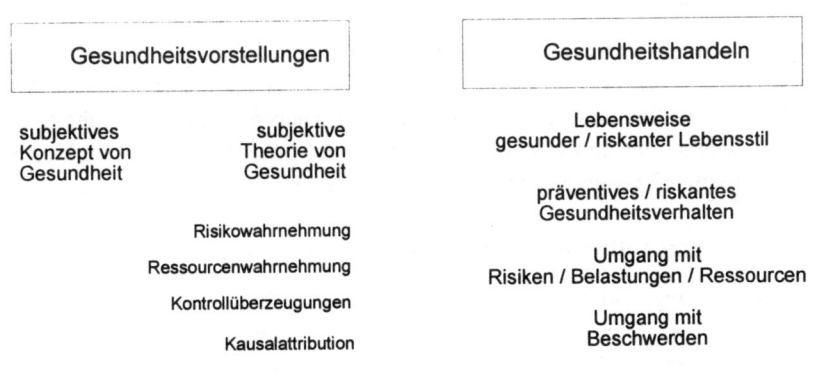

Abb. 1.7: Gesundheitsvorstellungen und Gesundheitshandeln: Begriffsnetzwerk

Wir verstehen *Gesundheitsvorstellungen* als das Gesamt der auf die Gesundheit bezogenen Überzeugungen, Überlegungen und Ideen einer Person oder einer Gruppe von Personen; dazu gehört insbesondere das subjektive Konzept von Gesundheit (was versteht eine Person unter Gesundheit, insbesondere bezogen auf ihre eigene Gesundheit?) und die subjektiven Theorien von Gesundheit (welche Einflüsse sieht eine Person in Bezug auf ihre Gesundheit?). Wichtige Teilaspekte der subjektiven Theorien von Gesundheit sind die Wahrnehmung von gesundheitlichen Risiken und Ressourcen und die gesundheitsbezogenen Kontrollüberzeugungen. Wir gehen zwar davon aus, daß die Gesundheitsvorstellungen eng mit Krankheitsvorstellungen verknüpft sind; der Schwerpunkt unserer Aufmerksamkeit liegt jedoch auf Gesundheit und den damit verbundenen Vorstellungen.

37

Das *Gesundheitshandeln* wird verstanden als das relativ bewußte, subjektiv bedeutungsvolle und zielgerichtete Handeln für die eigene Gesundheit, das als soziales Handeln nur im Kontext des Alltagshandelns sowie im lebensweltlichen und biographischen Zusammenhang verständlich wird. Der präventive Anteil des Gesundheitshandelns wird in der Gesundheitsforschung als "präventives Gesundheitsverhalten" ("preventive health behaviour") bezeichnet und ist primär auf den Erhalt der Gesundheit gerichtet; es steht in einem Wechselverhältnis zu den Verhaltensanteilen einer Person, die als "Risikoverhalten" bezeichnet werden. Uns interessieren dabei die aus einer subjektiven Sicht als riskant oder gesund eingeschätzten Verhaltensweisen und deren Begründung. Insgesamt geht es mehr um den gesunden oder riskanten Lebensstil einer Person (und weniger um einzelne Verhaltensweisen), um ihre gesundheitsbezogene Lebensweise (Wenzel, 1983) und mögliche grundlegende Veränderungen im Lebenslauf. Wichtige Teilmomente des Gesundheitshandelns beziehen sich auf den Umgang mit wahrgenommenen Risiken, Belastung und Ressourcen sowie auf den Umgang mit alltäglichen Beschwerden.

Im folgenden diskutieren wir kurz den aktuellen Stand der Forschung in den für unsere Belange zentralen Forschungsfeldern und bezogen auf erwachsene Menschen, nämlich über subjektive Konzepte und Theorien von Gesundheit, über Risikowahrnehmung und Kontrollüberzeugungen, über das präventive Gesundheitsverhalten und gesundheitsbezogene Lebensstile.

1.3.1 Forschung über subjektive Konzepte und Theorien von Gesundheit

Dieses Forschungsfeld nahm erst in den letzten zehn Jahren einen größeren Aufschwung in der internationalen Gesundheitsforschung, insbesondere in der Medizinsoziologie und Gesundheitspsychologie. Es gibt jedoch einige wichtige Vorläufer, insbesondere die inzwischen schon klassische Untersuchung von Herzlich (1973). Schwerpunkte der Forschung lassen sich in Frankreich und Großbritannien erkennen, in jüngster Zeit auch im deutschsprachigen Raum (vgl. Faltermaier & Bengel, 1998; Flick, 1998). Die Forschungslage ist aufgrund der relativ geringen Anzahl von Studien noch von manchen Unsicherheiten und vielen offenen Fragen gekennzeichnet; es beginnen sich aber allmählich stabile Ergebnisse und Tendenzen abzuzeichnen (zum Überblick, vgl. Belz-Merk, Bengel & Strittmatter, 1992; Faltermaier, 1994, 1995).

Subjektive Konzepte von Gesundheit
Die bisherige Forschung hat sich überwiegend mit dem subjektiven Konzept von Gesundheit beschäftigt; dabei standen insbesondere die Fragen im Mittelpunkt, in welcher Komplexität der Laienbegriff (im Vergleich zum wissenschaftlichen Begriff von Gesundheit) vorliegt, welche grundlegenden Dimensionen die Laienkonzepte von Gesundheit aufweisen, wie diese in der Bevölkerung verteilt sind und wie sie mit verschiedenen soziodemographischen Indikatoren variieren. Studien weisen übereinstimmend darauf hin, daß viele Menschen Gesundheit auf *komplexe* Weise bestimmen. Auf offene Fragen hin definieren sie Gesundheit in

der Regel in mehreren inhaltlich unterscheidbaren Kategorien: In der Studie von Faltermaier (1992) nennen sie durchschnittlich 2,8 Kategorien, wobei 90 Prozent der Probanden zwei und mehr Kategorien zur Beschreibung von Gesundheit verwenden (vgl. auch Strittmatter, 1995).

Bei der Frage, welche unterschiedlichen Konzeptionen von Gesundheit in der Bevölkerung überhaupt vorkommen, läßt sich zunächst auf eine Reihe qualitativer Studien (Calnan, 1987; Faltermaier, 1994; Pill, 1988; Williams, 1983) verweisen, die in der Nachfolge der Untersuchung von Herzlich (1973) in verschiedenen Ländern durchgeführt wurden. Obwohl diese Interviewstudien unterschiedliche Gruppen der Bevölkerung einbezogen (ohne dabei schon die ganze Bandbreite abzudecken), zeigt sich eine Konvergenz der Ergebnisse insofern, als Laien Gesundheit auf mindestens *vier zentralen Dimensionen* bestimmen:

Dimension 1: Gesundheit ist ein Phänomen, das nur negativ definiert wird; es bedeutet die *Abwesenheit einer Krankheit.*
Gesundheit ist als solche nicht erlebbar, sie wird nicht bemerkt, der gesunde Körper wird nicht bewußt wahrgenommen ("die Organe schweigen"). Infolgedessen fehlt ein positiver Inhalt; einziger Bezugspunkt für Gesundheit ist eine Krankheit: Tritt eine Krankheit ein, so ist automatisch die Gesundheit zerstört.

Dimension 2: Gesundheit bedeutet *Leistungsfähigkeit.*
Gesundheit bedeutet leistungsfähig zu sein und die Funktionen aufrechterhalten zu können, die sozial und gesellschaftlich gefordert werden; die normalen Rollenverpflichtungen können erfüllt werden. Eine zentrale Bedeutung hat dabei die Arbeitsfähigkeit, denn Arbeit ist der zentrale gesellschaftliche Leistungsbereich.

Dimension 3: Gesundheit bedeutet eine Art körperlicher *Stärke* (Robustheit) und ein *Reservoir an Energie* (bzw. Widerstandsfähigkeit gegenüber äußeren Einflüssen).
Gesundheit in diesem Sinne ist ein persönliches Merkmal (jeder Mensch hat ein "Kapital" an Gesundheit), das relativ stabil ist, das sich aber auch im Laufe des Lebens wesentlich verändern kann. Gesundheit kann etwa durch verschiedene Krankheiten geschwächt werden, sie kann sich aber auch nach einer vorübergehenden Erschöpfung der Energie wieder regenerieren.

Dimension 4: Gesundheit bedeutet psychisches *Wohlbefinden* oder auch eine Art von erlebtem *Gleichgewicht.*
Gesundheit läßt sich beschreiben als psychische Ausgeglichenheit (innere Ruhe) und als positive Stimmung (Lebensfreude und Zufriedenheit), enthält also sowohl den Aspekt einer psychischen Stabilität als auch eines positiven emotional-motivationalen Befindens. Mit der Kennzeichnung als Gleichgewicht ist Gesundheit im eigentlichen und höchsten Sinn gemeint. Sie wird zu einem Ideal, das angestrebt wird.

Fundierte Hinweise auf die Häufigkeit und Verteilung dieser Dimensionen in der Bevölkerung gibt der "Health and Lifestyle Survey" (Blaxter, 1990), eine große und für Großbritannien repräsentative Studie (N=9003). Fragen nach der Definition der persönlichen Gesundheit und der Gesundheit anderer ergaben *vier zentrale Kategorien,* die weitgehend mit den oben genannten Dimensionen übereinstimmen und sich wie folgt in der britischen Bevölkerung verteilen:

- *Abwesenheit von Krankheit:* Nur 13 Prozent der Befragten beschrieben ihre eigene Gesundheit, indem sie das Fehlen einer Krankheit betonten. Es ist jedoch zu beachten, daß dieser Anteil deutlich zunimmt (37 Prozent), wenn die Vorstellung auf die Gesundheit anderer Personen bezogen wird:
- *körperliche Stärke/Energie/Fitness:* 28 Prozent der Befragten definierten Gesundheit positiv über die Beschreibung ihres körperlichen Zustands, der in Begriffen wie Stärke, Energie oder Fitness ausgedrückt wurde.
- *psychisches Wohlbefinden:* Eine positive Bestimmung der Gesundheit über die Beschreibung des psychosozialen Wohlbefindens war mit 42 Prozent in dieser Studie die häufigste Kategorie. Sie kam häufiger im mittleren Alter, bei Frauen und in den höheren sozialen Schichten vor.
- *funktionale Leistungsfähigkeit:* 30 Prozent der Befragten beschrieben ihre Gesundheit über die Fähigkeit, Rollenanforderungen insbesondere im Arbeitsbereich, nachzukommen.

Weitere quantitative Untersuchungen mit ähnlicher Methodik bestätigen diese Ergebnisse, z.B. die Studie von D'Houtaud & Field (1984) in Frankreich und deutsche Studien (Belz-Merk, 1995; Faltermaier, 1994); sie sind allerdings nur eingeschränkt vergleichbar, weil sie weit geringere oder selektive Stichproben untersucht haben. Auffallend ist die insgesamt geringe quantitative Bedeutung einer negativen Bestimmung von Gesundheit als Abwesenheit von Krankheit in der Laienbevölkerung und die große Bedeutung eines positiven Gesundheitsbegriffs, insbesondere des psychischen Wohlbefindens.

Für die Frage, wie der Laienbegriff von Gesundheit in der Bevölkerung verteilt ist, d.h. ob es systematische Variationen in der Häufigkeit dieser Kategorien nach soziodemographischen Merkmalen gibt, wurden bisher insbesondere das Geschlecht, die soziale Schicht und das Alter untersucht. Dabei zeigten sich teilweise bedeutsame Unterschiede. Erneut können als Belege die repräsentative britische Studie von Blaxter (1990) sowie eine französische Studie in der Lorraine (N=4000, D'Houtaud & Field, 1984) herangezogen werden; ergänzend dazu sind auch einige deutsche Studien (Belz-Merk, 1995; Faltermaier, 1994; Kuhlmann, 1996; Schulze & Welters, 1991) zu erwähnen. Die Ergebnisse zeigen *geschlechtsspezifische Differenzen* in der Form, daß Frauen vor allem die psychische Dimension von Gesundheit (und zwar in allen Altersgruppen) häufiger nennen als Männer. Dagegen scheinen Männer (vor allem ältere) in ihrem Verständnis von Gesundheit stärkeres Gewicht auf die eigene Leistungsfähigkeit zu legen und tendenziell eher eine negativ-körperliche Definition als Abwesenheit von Krankheit zu wählen. Die Unterschiede nach der *sozialen Schicht* lassen sich vorsichtig wie folgt zusammenfassen: In den unteren Schichten überwiegt tendenziell eine negative und eine funktionale Definition von Gesundheit (als

Abwesenheit von Krankheit und als Leistungsfähigkeit); in den mittleren und höheren Schichten kommen dagegen mehr positive Bestimmungen vor; diese sind differenzierter und betonen stärker die psychische Komponente des Wohlbefindens. Es scheint auch Unterschiede zwischen *Berufsgruppen* zu geben, die aber vermutlich eng mit den Schichtdifferenzen zusammenhängen. Pierret (1988) fand zum Beispiel unterschiedliche Gesundheitsvorstellungen bei Bauern, Arbeitern und Angestellten, Faltermaier (1994) zwischen verschiedenen Gesundheitsberufen und Arbeitern: Beim Gesundheitsbegriff von Arbeitern stand die Handlungs- und Leistungsfähigkeit sowie das Fehlen körperlicher Beschwerden im Mittelpunkt, für Ärzte bedeutete Gesundheit primär die Abwesenheit von Krankheit und bei Krankenschwestern dominieren sowohl die positive Bestimmung von Gesundheit als psychisches und soziales Wohlbefinden als auch die negative Bestimmung als Abwesenheit von Krankheit. Diese ersten Ergebnisse zu Unterschieden im subjektiven Gesundheitsbegriff nach Geschlecht, Schicht und Beruf deuten darauf hin, daß sich in den subjektiven Konzepten die jeweiligen Lebenserfahrungen und Sozialisationprozesse spiegeln. In Bezug auf das *Alter* lassen sich wenig eindeutige Aussagen machen, da in den vorliegenden Untersuchungen nur selten systematische Altersvergleiche bei größeren Stichproben vorgenommen wurden. Die Studie von Blaxter (1990) deutet darauf hin, daß mit zunehmenden Alter die Dimension Leistungsfähigkeit häufiger, die Dimension körperliche Fitness und Stärke seltener genannt wird.

Subjektive Theorien von Gesundheit
Die Forschungslage ist hier noch recht unsicher, weil bisher nur wenige qualitative und quantitative Studien subjektive Gesundheitstheorien untersucht haben. Im wesentlichen sind zwei Arten von Erkenntnissen anzuführen:

(1) Subjektive Vorstellungen über die *Bedingungen* (Ursachen) von Gesundheit als Minimalform einer subjektiven Theorie wurde über die Fragebogenmethode durch offene Fragen nach positiven oder negativen Einflüssen auf die eigene Gesundheit erhoben. Einige britische (Calnan, 1987; Pill, 1988; Robinson & McCluskey, 1993) und deutsche Studien (Belz-Merk, 1995; Faltermaier, 1994; Kuhlmann, 1996; Schulze & Welters, 1991; Strittmatter, 1995) kommen zu dem Ergebnis, daß Laien sowohl psychosoziale Faktoren (psychische Ausgeglichenheit, positive soziale Beziehungen) als auch Faktoren in der eigenen Lebensweise (gute Ernährung, körperliche Bewegung) als wesentliche Einflüsse auf die eigene Gesundheit betrachten. Die Lebensweise, psychische Einstellungen und Belastungen (im Beruf und in der Familie) sowie Zeit zur Ruhe und Entspannung spielen in allen Studien als Bedingungen von Gesundheit eine wichtige Rolle.
Frauen schätzen den Einfluß von psychischen Faktoren und einer gesunden Ernährung etwas höher ein als Männer; letztere scheinen Sport und eine Zurückhaltung bei Rauchen und Alkohol stärker zu gewichten. Einige britische Studien über Frauen aus den Arbeiterschichten (Calnan, 1987; Pill, 1988) zeigen jedoch auch, daß einige Faktoren in unterschiedlichen Schichtkulturen eine andere Be-

deutung haben: So scheint Arbeiterinnen ein körperliches Training beispielsweise ziemlich überflüssig, weil sie in ihrer Arbeit genügend Bewegung hätten, und in der Ernährung wird mehr auf die Regelmäßigkeit geachtet als auf die Zusammensetzung der Nahrung. Weiterhin macht eine Reihe von Studien deutlich, daß die Überzeugung, die Gesundheit selbst beeinflussen zu können, in der Mittelschicht bedeutend höher ausgeprägt ist als in den unteren Schichten. Die personale Kontrolle als ein ganz entscheidender Aspekt einer subjektiven Theorie von Gesundheit scheint somit stark mit Lebensbedingungen und -erfahrungen verknüpft zu sein.

(2) Subjektive *Theorien* von Gesundheit in einem komplexeren Sinne, wurden durch qualitative Interview-Studien erhoben; dabei wurden bei den Befragten Erzählungen über ihre Erfahrungen und Ideen mit Einflüssen auf die Gesundheit stimuliert und die darin ersichtlichen subjektiven Theorien rekonstruiert. Studien, die subjektive Theorien explizit auf Gesundheit beziehen, sind jedoch noch äußerst selten, während qualitative Studien über subjektive Theorien von Krankheit in den letzten Jahren einen deutlichen Aufschwung genommen haben (vgl. zusammenfassend: Faller, 1990; Faltermaier, 1994; Filipp, 1990; Flick, 1991; Kühnlein & Mutz, 1996): Sie beschäftigten sich vorwiegend mit spezifischen Krankheiten (wie Krebs, AIDS, Herz- und Kreislauferkrankungen) und konzentrierten sich dabei vor allem auf Ursachenvorstellungen, auf die Risikowahrnehmung und auf Kontrollüberzeugungen.

Faltermaier (1994) rekonstruierte in einer qualitativen Interviewstudie die folgenden 10 Typen von subjektiven Gesundheitstheorien, die das Spektrum der möglichen Theorien verdeutlichen: Gesundheit als Schicksal; Gesundheit als Folge von biologischen Prozessen; Gesundheit als Folge von Umwelteinflüssen; Risikofaktorentheorie der Gesundheit; Bewegungstheorie der Gesundheit; Ernährungstheorie der Gesundheit; Gesundheit als Folge von Arbeitsbelastungen; Theorie der Regeneration; Bewältigungstheorie der Gesundheit; psychosomatische Theorie der Gesundheit. Diese subjektiven Theorien basieren auf einer interpretativen Auswertung von intensiven qualitativen Interviews mit 40 gesunden Personen (Frauen und Männer im frühen und mittleren Erwachsenenalter, die aus drei Kontrastgruppen bezüglich Gesundheit gewonnen wurden: Mitglieder von Gesundheitsberufen (Ärzte, Krankenschwestern), Arbeiter und Arbeiterinnen, gesundheitlich besonders engagierte Personen (z.B. Umweltaktivisten).

Komplexe subjektive Theorien von Gesundheit werden auch in einigen anderen qualitativen Untersuchungen (Crawford, 1987; Herzlich, 1973; Mullen, 1992; Pierret, 1988) beschrieben. In ihnen lassen sich einige wesentlichen *Fragen* erkennen, die in der zukünftigen Forschung beachtet werden sollten:

- Wird eine positive gesundheitliche Entwicklung eher in einer starken personalen Kontrolle in gesundheitlichen Belangen (Vermeiden von Risiken, Selbstkontrolle des Körpers) gesehen oder eher in Momenten der Entspannung, des Genießens, der Lebensfreude ("release")?

- Wie bedeutsam sind Vorstellungen, daß Gesundheit eine Frage der Balance im Leben ist, in dem Anforderungen und Belastungen in einem angemessenen Verhältnis zu Ruhe und Entspannung gebracht werden müssen?
- Welcher Einfluß wird dem Beruf und der Familie für die Aufrechterhaltung oder Förderung von Gesundheit zugeschrieben und über welche konkreten Einflußfaktoren und -prozesse werden diese Einwirkungen beschrieben?

Aus diesen wenigen Studien kann der Schluß gezogen werden, daß Laien sehr wohl in der Lage sind, komplexe und differenzierte Theorien von Gesundheit zu entwickeln, die oft durchaus vergleichbar mit wissenschaftlichen Theorien sind, aber nicht immer systematisch und widerspruchsfrei formuliert sind. Sie zeichnen sich dadurch aus, daß sie eine ganz persönliche Färbung aufweisen und in der Regel in Lebenserfahrungen begründet sind. Die Bedeutung subjektiver Gesundheitstheorien für die Erklärung des Gesundheitshandelns erscheint offensichtlich. In dieser Arbeit werden daher subjektive Konzepte und Theorien die wesentlichen Aspekte der untersuchten Gesundheitsvorstellungen ausmachen und ein zentraler Gegenstand für unsere empirische Untersuchung sein.

1.3.2   Forschung über Risikowahrnehmung und Kontrollüberzeugungen

Die kognitiven Variablen der Risikowahrnehmung und der gesundheitsbezogenen Kontrollüberzeugungen spielen insbesondere in der aktuellen gesundheitspsychologischen Forschung eine große Rolle. Die meisten Modelle zur Erklärung des präventiven Gesundheitsverhaltens enthalten eine subjektive Einschätzung des eigenen Risikos oder der Verwundbarkeit für eine Krankheit. Die *Risikowahrnehmung* scheint daher eine wichtige Rolle für die Entscheidung einer Person zu spielen, selbst aktiv zu werden und zu versuchen, sich zu schützen bzw. ihre Gesundheit zu erhalten. Ursprünglich hat sich die Forschung über die Risikowahrnehmung auf große gesellschaftliche Risiken wie die Kernkraft, chemische Substanzen oder andere Technologien konzentriert (vgl. Slovic et al., 1987; Weinstein, 1987); später wurden dann zunehmend mehr persönliche Risiken (Unfälle, Verbrechen) und gesundheitliche Risiken einbezogen. Die Ergebnisse dieser inzwischen umfangreichen Forschungsaktivitäten lassen sich schwer zusammenfassen, weil diese nicht nur sehr uneinheitlich sind, sondern auch von vielen noch ungelösten Problemen bestimmt sind.

Ein Hauptproblem ist zunächst einmal der unterschiedlich verwendete Risikobegriff (vgl. Versteegen, 1992). Als Risiko wird üblicherweise die Wahrscheinlichkeit bezeichnet, mit der ein Schaden oder ein negatives Ereignis eintreten wird (Jungermann & Slovic, 1993). Die häufig implizite Annahme, man könne als Kriterium ein objektives Risiko einem subjektiven Risiko gegenüberstellen und damit die Risikoeinschätzung als rationale Angelegenheit behandeln, erwies sich als nicht haltbar. Aussagen über "objektive" Risiken, etwa über das Erkrankungsrisiko, sind immer nur Wahrscheinlichkeitsaussagen von Experten, die diese auf der Grundlage von statistischen Berechnungen in Populationen anstellen; diese sind für den einzelnen notwendigerweise eine unsichere Grundlage für seine Entscheidungen (Jeffrey, 1989) und sagen nichts über die tatsächliche Betroffenheit einer Person aus. Zudem berechnet der Mensch seine Risiken nicht nach einem rationalen Kalkül, sondern er wird auf vielfache Weise, etwa durch Risikobotschaften im sozialen Umfeld und in den Medien, in seiner Einschätzung beeinflußt, so daß der Risikobegriff auch als soziales Konstrukt betrachtet werden muß und nicht nur als ein individueller kognitiver Entscheidungsprozeß.

Aus der bisherigen Forschung lassen sich zwei relativ klare Schlußfolgerungen ziehen (vgl. van der Pligt, 1994; Versteegen, 1992): Die Wahrnehmung von Risiken variiert zwischen verschiedenen Individuen sehr stark und es gibt systematische Einschätzungsverzerrungen, die in Richtung einer Unterschätzung von persönlichen Risiken gehen und als "unrealistischer Optimismus" (Weinstein, 1984) oder als "Illusion der Unverwundbarkeit" (Perloff, 1987) bezeichnet werden. Die Ursachen für diesen "unrealistischen Optimismus" sind vielfältig und werden in kognitiven und motivationalen Prozessen gesehen, wie z.B. der wahrgenommenen Kontrollierbarkeit, einem egozentrischen Bias, dem Mangel an persönlichen Erfahrungen oder in der Abwehr von Angst (van der Pligt, 1994). Eine einfache, aber wichtige Differenzierung in der Wahrnehmung gesundheitlicher Risiken besteht in der Unterscheidung zwischen *externen Risiken*, z.B. in den Bereichen Umwelt, Arbeit, Verkehr (Brody, 1988; Mullen, 1992; Vaughan, 1993), und *internen Risiken*, worunter riskante Verhaltensweisen, sowie persönliche oder genetische Dispositionen fallen können. Die häufig statische Konzeption der Risikowahrnehmung wird von Weinstein (1988) ein Stück überwunden, indem er einen Stufenprozeß der Auseinandersetzung mit Gesundheitsgefahren formuliert ("precaution adaption process"): Danach setzt die Überzeugung von der eigenen Verwundbarkeit für eine Person zunächst voraus, daß sie überhaupt ein Wissen über eine mögliche Gefahr (z.B. über Umweltnoxen) hat; auf einer nächsten Stufe der Informationsverarbeitung kann sie dann aufgrund weiterer Informationen und Erfahrungen zur Überzeugung kommen, daß diese Gefahr zumindest für einige Menschen relevant ist; schließlich kann sie in einem weiteren Verarbeitungsprozeß zum Schluß kommen, daß auch für sie persönlich eine echte Gefahr besteht. Neben der Einschätzung der eigenen Verwundbarkeit nimmt Weinstein (1988) ähnliche Stufen der Informationsverarbeitung in Hinblick auf die subjektiv wahrgenommene Stärke der Bedrohung, der Überzeugung von der Wirksamkeit einer Vorsichtsmaßnahme und den Kosten dieser Maßnahme an. Erst auf der Grundlage dieser kognitiven Prozesse werde sich die Person zum präventiven Handeln entschließen.

Eine weitere in der aktuellen Forschung häufig einbezogene kognitive Variable sind *gesundheitliche Kontrollüberzeugungen*; sie beziehen sich auf die "Erwartung von Personen, ob Ereignisse in ihrem Lebensraum beeinflußt werden können oder nicht" (Lohaus, 1992, S. 76). Es scheint offensichtlich, daß sich die Überzeugung einer Person, einen Einfluß auf ihre gesundheitlichen Belange zu haben, darauf auswirkt, ob sie handeln wird oder nicht. In der Gesundheitsforschung wurden eigene Skalen zur Erfassung bereichsspezifischer Kontrollüberzeugungen konstruiert; eine bekannte Form der "Health Locus of Control"- Skalen (Wallston & Wallston, 1982) differenziert etwa drei Dimensionen, nämlich internale Kontrolle und externale Kontrolle durch "powerful others" (z.b. Ärzte, Familienangehörige) und durch Zufall, Schicksal oder Glück. Erstaunlicherweise waren die Effekte der auf diese Weise erfaßten Kontrollüberzeugungen auf diverse Bereiche des präventiven Gesundheitsverhaltens gering oder nicht nachweisbar (Calnan, 1988; Lohaus, 1992; Wallston & Wallston, 1982). Die Forscher und Forscherinnen erklären das durch die multifaktorielle Bedingtheit des Gesundheitsverhaltens, in dem der generell konzipierte Faktor der wahrgenommenen Kontrolle eben nur einen (geringen)Teil der Varianz umfaßt. Eine etwas spezifischer gefaßte Kontrollerwartung wird häufig in Untersuchungen zur Vorhersage des Gesundheitsverhaltens einbezogen, die auf Bandura (1977) zurück-gehende "wahrgenommene Selbstwirksamkeit" ("self-efficacy"). Sie bezieht sich auf die Erwartung, durch das eigene Verhalten und durch persönliche Fähigkeiten seine Gesundheit beeeinflussen zu können und wird daher auch als Kompetenzerwartung bezeichnet (Schwarzer, 1993). Empirische Studien zeigen den Einfluß einer Kompetenzerwartung auf verschiedene Formen des Gesundheits- und Bewältigungsverhaltens; so sind Menschen mit einer hohen Kompetenzerwartung eher in der Lage, Risikoverhaltensweisen abzubauen (Schwarzer, 1996).

Die verschiedenen, in einer quantitativ orientierten gesundheitspsychologischen Forschung verwendeten kognitiven Konstrukte sind jedoch keineswegs klar voneinander abgegrenzt und daher "schwierig zu entwirren" (van der Pligt, 1994, S. 142). Die Wahrnehmung von gesundheitlichen Risiken und der eigenen Verwundbarkeit, sowie die Kontroll- und Kompetenzüberzeugungen in gesundheitlichen Belangen erweisen sich als relevante, aber in ihren Bezügen noch weitgehend ungeklärte kognitive Konstrukte. Entsprechend sind die Schwierigkeiten in ihrer methodischen Erfassung und die Gefahr einer Konfundierung von Variablen in den korrelativen Analysen groß. Die Verwendung von geschlossenen Erhebungsskalen, welche kognitive "Ausschnitte" aus einem unverstandenen komplexen subjektiven Ganzen untersuchen, bietet weder eine Möglichkeit subjektive Relevanz dieser Variablen zu korrigieren, noch einen Kontext, um ihre Bedeutung einzuschätzen. Die Chance, auf diesem Wege zu Erkenntnisfortschritten zu gelangen, sind daher nicht optimistisch einzuschätzen. Es spricht jedoch vieles dafür, diese Konstrukte nicht getrennt voneinander, sondern als Teil von subjektiven Gesundheitstheorien zu verstehen und dann mit offenen Methoden zu erfassen; auf der Grundlage eines integrativen subjektiven Rahmens lassen sich ihre jeweiligen Bedeutungen und ihr Stellenwert explorieren und ihr Zusammenwirken besser verstehen.

1.3.3 Forschung über präventives Gesundheitsverhalten und gesundheitsbezogene Lebensstile

Die sozialwissenschaftliche Gesundheitsforschung hat in den letzten Dekaden zunehmend auch die Verhaltensebene einbezogen. In der Praxis wurden große

Hoffnungen darauf gesetzt, durch eine Veränderung von Verhalten und Lebensstilen einen Beitrag zur Prävention und Gesundheitsförderung zu leisten. Angesichts des heute dominierenden Spektrums an Erkrankungen besteht inzwischen ein weitgehender Konsens über die große Bedeutung eines Risiko- oder Gesundheitsverhaltens für die Gesunderhaltung der Bevölkerung; und es gibt fundierte empirische Belege für den Einfluß von Verhaltens- und Lebensstilen in der Entstehung von verschiedenen Krankheiten. Aber die Erfolge einer auf individuelle Verhaltensänderungen setzenden Strategie der Prävention sind mäßig, und es wird zunehmend der Verdacht geäußert, daß mit der einseitigen Konzentration auf das Individuum und sein Verhalten und dem gleichzeitigen Ignorieren von sozialen Verhältnissen ein "blaming the victim" (Crawford, 1977) betrieben wird. Zudem sind die konzeptuellen und methodischen Schwierigkeiten in der empirischen Untersuchung und Erklärung des Gesundheitsverhaltens beträchtlich. Ein kurzer Überblick über die wichtigsten Forschungstraditionen und den aktuellen Stand in der Untersuchung des präventiven Gesundheitsverhaltens soll dazu dienen, unseren Forschungsansatz zu präzisieren.

In großen epidemiologischen Studien, wie der Alameda-County-Study (Berkman & Breslow, 1983), wurde der Nachweis erbracht, daß Indikatoren für Verhaltensgewohnheiten wie Rauchen, Alkoholkonsum, Bewegung, Körpergewicht oder Schlafen in der Lage sind, sowohl den Gesundheitszustand als auch die Mortalität in der Bevölkerung in beträchtlichem Maße vorherzusagen. Die damit belegte ätiologische Bedeutung der Verhaltensebene gab wichtige Anstöße für eine Gesundheitsforschung, die auf die Erklärung der Bedingungen des Risiko- und Gesundheitsverhaltens abzielt und darin eine wesentliche Voraussetzung für Programme zu seiner Veränderung sieht. Es entstanden eine Reihe von Forschungstraditionen, die sich dieser Aufgabe widmeten und dabei unterschiedliche Schwerpunkte setzten.

Wesentliche Teile der Forschung (vgl. Schwarzer, 1996) konzentrierten sich auf isolierte *Risikoverhaltensweisen* wie Rauchen, mangelnde Bewegung und falsche Ernährung. Oder sie stellten einzelne, positiv definierte Verhaltensweisen in den Mittelpunkt, die als *präventives Gesundheitsverhalten* ("preventive health behaviour") verstanden werden; darunter fallen dann zum einen die Inanspruchnahme von präventiven medizinischen Angeboten wie Impfungen, ärztliche Gesundheits-Checks oder spezifische Vorsorgeuntersuchungen (z.B. in der Schwangerschaft, beim Zahnarzt oder bezüglich eines Krebsrisikos), und zum anderen jene Verhaltensweisen, die gleichsam das Gegenteil eines Risikoverhaltens darstellen, z.B. das Aufgeben des Rauchens, das Vermeiden von Alkohol, die Umstellung der Ernährung in eine gesündere Richtung (mit weniger Fett, Cholesterin, Zucker), das Unterlassen sexuellen Risikoverhaltens ("safer sex") oder von intensivem Sonnenbaden. Es wurden Forschungsmodelle konstruiert, in denen soziale, kognitive und soziodemographische Variablen zur Vorhersage des betreffenden Verhaltens kombiniert werden und durch empirische Überprüfungen optimiert werden sollen. Bekannte Beispiele für derartige Modelle sind das Modell der gesundheitlichen Überzeugungen ("Health Belief Model"), die

Theorie der Handlungsveranlassung ("Theory of Reasoned Action") und die Theorie der Schutzmotivation ("Protection Motivation Theory"). Es würde hier zu weit gehen, diese Modelle im Einzelnen darzustellen oder die Ergebnisse dieser Forschungsrichtung zu diskutieren (vgl. dazu Albrecht, 1994; Anderson et al., 1988; Faltermaier, 1994; Gochman, 1988; Schwarzer, 1996). Die wesentlichen Züge dieses Forschungsansatzes sollen jedoch kurz herausgestellt werden, um auch seine *Grenzen* kenntlich zu machen. Die Forschungsfragen konzentrieren sich auf Verhaltensweisen oder operationalisierte Verhaltenselemente, die aus dem Strom der Alltagshandlungen oder der Lebensweise herausgegriffen und dabei auch davon isoliert werden. Es werden jene Verhaltensweisen untersucht, die aufgrund medizinischer Einschätzung oder empirischer Hinweise als Risikofaktor für eine spezifische Erkrankung gelten: Die untersuchten Verhaltensweisen sind in der Regel Risikoverhaltensweisen oder ihr Gegenteil, d.h. sie haben einen mehr oder weniger deutlichen Bezug zu einer spezifischen Krankheit und sind durch (medizinische) Experten als Risiken dafür definiert. Der implizite Praxisbezug dieses Ansatzes zielt auf eine Veränderung dieses individuellen Verhaltens und hat dabei häufig den Charakter eines Verhaltenstrainings (z.B. Antirauchertraining). Damit wird theoretisch eine große Nähe zum medizinischen Krankheitsmodell hergestellt: Präventives Verhalten wird ausschließlich aus der Sicht von Experten und durch ihren Krankheitsbezug definiert. Es bleibt unberücksichtigt, ob auch für die betroffenen Laien dieser Krankheitsbezug und dieses spezifische Verhalten im Mittelpunkt stehen, ob diese nicht ganz andere Motivationslagen haben (als die Vermeidung dieser Krankheit) und vielleicht andere präventive Aktivitäten für sinnvoller halten. Empirisch ergibt sich das Problem, daß die Modelle zur Vorhersage des Verhaltens eher geringe Varianzanteile aufklären (Anderson et al., 1988; Cleary, 1987), wobei soziostrukturelle Faktoren eher einen größeren Anteil zu erklären scheinen als die gesundheitsbezogenen Einstellungen. Zudem bleibt unklar, wie die verschiedenen diskreten Verhaltensweisen zusammenhängen (Harris & Guten, 1979), ob nicht etwa ein gesunder oder ungesunder Lebensstil wichtiger ist als ein isoliertes Risikoverhalten. Diese Frage ist deshalb relevant, weil es durchaus Hinweise gibt, daß die Veränderung eines isolierten Risikoverhaltens auch negative Auswirkungen auf andere gesundheitsrelevante Lebens- und Verhaltensbereiche haben kann.

Nun wird in der soziologischen Gesundheitsforschung aber seit einiger Zeit auch mit einem *Lebensstilansatz* gearbeitet (Abel 1991, 1992; Cockerham, Kunz & Lüschen, 1988), der im Vergleich zu obigen Modellen Fortschritte verspricht. Er zielt erstens darauf ab, die Zusammenhänge zwischen Verhaltensweisen und damit mehr Komplexität zu erfassen, verläßt zweitens die überwiegend individuelle Sichtweise, indem er auch soziokulturelle und gruppenspezifische Einflüsse auf das Verhalten berücksichtigt, und versucht drittens eine stärkere theoretische Begründung, indem er sich auf soziologische Theorien wie etwa die von Max Weber bezieht. Sieht man sich jedoch an, wie dieser Ansatz methodisch umgesetzt wird, dann finden sich in den empirischen Indikatoren für Lebensstile wieder die vertrauten expertendefinierten Risikofaktoren: Pill et al. (1995) verwenden etwa den in der amerikanischen Forschung gebräuchlichen "Health Practice Index", der im wesentlichen auf die Alameda-County-Study zurückgeht und sieben Gesundheitsgewohnheiten einbezieht (Nichtrauchen, kein oder mäßiger Alkoholkonsum, keine Snacks zwischen den Mahlzeiten, Normalgewicht, regelmäßige Bewegung, ausreichendes Schlafen und regelmäßiges Frühstück). Blaxter (1990) verwendet in ihrem für Großbritannien repräsentativen "Health and Lifestyle Survey" vier Verhaltensbereiche (Rauchen, Alkohol, Sport und Bewegung und Ernährungsgewohnheiten), die für einen gesunden oder ungesunden Lebensstil stehen. Diese Verhaltensbereiche werden relativ aufwendig und valide erhoben, sie repräsentieren aber letztlich nicht mehr als einen gewissen Konsens unter Experten (auf der Grundlage eines Risikofaktorenmodells) über die wichtigsten Gewohnheiten, die einen gesunden oder ungesunden Lebensstil ausmachen. Schließlich konstruierten Cockerham et al. (1988) für ihre Vergleichsstudie zwischen den USA und Deutschland sechs Indizes eines gesunden Lebensstils, die folgende Verhaltens- und Einstellungsbereiche umfaßten: Sport und Bewegung; Rauchen; Alkohol; Ernährung; Aussehen; Entspannung. Es kann somit festgehalten werden, daß der Lebenstilansatz zwar komplexer ansetzt und mehr als einzelne gesundheitsrelevante Verhaltensweisen einbezieht. Entgegen seinem theoretischen Anspruch werden jedoch bei der empirischen Umsetzung Indizes von isolierten Verhaltenssegmenten verwendet, deren Zusammenhang unklar bleibt und die keinesfalls einen konsistenten Lebensstil kennzeichnen. In ihrer Auswahl dokumentiert sich wieder eine unreflektierte Expertendefinition eines gesunden Lebensstils: Entweder stehen dahinter die bekannten Risikoverhaltensweisen oder Expertenurteile über gesundes Verhalten, die nicht weiter begründet werden. Wie ist es etwa begründet, aus der Zahl der sportlichen Aktivitäten Hinweise auf einen gesunden Lebensstil abzuleiten? Ab welcher Menge an Alkoholkonsum pro Woche wird ein ungesunder Lebensstil festgestellt? Welche Art von Ernährung (häufige Kriterien: Fettgehalt, künstliche Zusatzstoffe) ist gesund oder ungesund?

Aufgrund dieser Probleme spricht vieles dafür, die Frage nach dem präventiven Gesundheitverhalten und gesunden Lebensstilen auch aus der Sicht von Laien und mit größerer Offenheit für die Vielzahl an möglichen präventiven und gesundheitsförderlichen Aktivitäten anzugehen. Unsere im Vergleich zur dargestellten Mainstreamforschung *alternative Konzeption* sieht daher wie folgt aus: Wir halten es für sinnvoll, jene Komplexität an gesundheitsbezogenen Handlungen und Lebensweisen einzubeziehen, die im Alltag vorliegt, auch auf die Gefahr hin, damit Unschärfen im Detail in Kauf zu nehmen. Deshalb interessiert uns weniger das einzelne Verhalten einer Person, sondern der Zusammenhang der Verhaltensweisen zu einem zielgerichteten *gesundheitsbezogenen Handeln* und zu einer konsistenten *Lebensweise*. Will man über expertendefinierte "gesunde" Lebensstile hinausgehen, dann muß den betroffenen Menschen die Möglichkeit eingeräumt werden, über die aus ihrer Sicht präventiven und gesundheitsförderlichen Aktivitäten zu berichten. Wir halten es dabei für absolut notwendig, über den Krankheitsbezug hinauszugehen und auch jene Aktivitäten einzubeziehen, die explizit auf Gesundheit bezogen sind. Statt dem Begriff des präventiven Gesundheitsverhaltens scheint uns dabei der Begriff des Gesundheitshandelns passender, um die Möglichkeit eines bewußten und zielgerichteten Handelns und den sozialen Kontext jedes Alltagshandelns zu unterstreichen (vgl. auch Faltermaier, 1994; Klesse et al., 1992). Schließlich kann sich ein Gesundheitshandeln im Alltag nicht nur auf die Veränderung der Person und ihres Verhaltens begrenzen; es muß auch potentiell die Veränderung von Umweltbedingungen (in der sozialen, betrieblichen, ökologischen Umwelt) einschließen, wenn darin wesentliche Gründe für die Gesunderhaltung gesehen werden. Der Umgang mit externen gesundheitlichen Risiken und Belastungen gehört somit ebenso zum Gesundheitshandeln wie der Umgang mit Alltagsbeschwerden. In Einklang mit einem Kontinuumsmodell von Gesundheit scheint uns gerade der Umgang von sich subjektiv als gesund einstufenden Menschen mit ihren alltäglichen Beschwerden und Alltagserkrankungen aufschlußreich für eine gesundheitsbezogene Lebensweise; natürlich fragt sich dann, wo die Grenze für ein Gesundheitshandeln zu ziehen ist.

Mit unserer hier kurz skizzierten alternativen Konzeption vom Gesundheitshandeln im Alltag wollen wir natürlich die oben erwähnten Risikoverhaltensweisen keinesfalls außer acht lassen; sie sind genauso Teil eines umfassenden Gesundheitshandelns wie die positiven Momente und es interessiert ihre subjektive Begründung und ihre Eingebundenheit in eine gesundheitsbezogene Lebensweise. Um es nochmal auf einen Punkt zu bringen: Aus dieser kontextuellen Perspektive stellt sich weniger die Frage nach den Details in der motivationalen Begründung eines spezifischen Gesundheitsverhaltens als vielmehr die Frage, wie und unter welchen Bedingungen sich das Motiv Gesundheit und die subjektiv sinnvollen Momente eines Gesundheitshandelns im Alltag und in der Lebensweise einer Person manifestieren können.

Aus dem aktuellen Forschungsstand wird erkennbar, daß in der bisherigen Gesundheitsforschung einige Aspekte systematisch vernachlässigt wurden: An erster Stelle betrifft dies eine konsequente Umsetzung der salutogenetischen Perspektive und die explizite Fokussierung auf Gesundheit, wie es z.B. über ein Verständnis von Gesundheit als multidimensionales Kontinuum oder über die Untersuchung von Gesundheitskonzepten und Gesundheitsvorstellungen erreicht werden kann. Ein weiterer Bereich, der bisher nicht genügend beachtet wurde, ist die Laienkompetenz im Umgang mit Gesundheit, Beschwerden und Krankheiten innerhalb und außerhalb des Expertensystems. Die komplexen und vielfältigen Aktivitäten von Laien im Alltag zur Aufrechterhaltung ihrer Gesundheit finden weder in wissenschaftlichen Studien noch in Programmen zur Gesundheitsförderung ausreichend Beachtung. Zudem wird das gesundheitsbezogene Laienhandeln immer noch weitgehend auf der Ebene isolierter Verhaltensweisen untersucht, die aus ihrem alltäglichen Kontext, aus den individuellen Motiven und Lebenszielen sowie aus sozialen Bezügen herausgelöst sind.

Ein Lösungsweg ist die explizite Betonung und Erfassung der subjektiven Sicht der untersuchten Personen. Eine zentrale wissenschaftstheoretische Voraussetzung dafür ist, Gesundheit und Krankheit nicht nur als objektive Gegebenheiten zu konzipieren, sondern sie auch als Teile einer subjektiven und gesellschaftlichen Konstruktion von Wirklichkeit zu verstehen. Diese theoretischen Positionen lassen sich nur in einem qualitativen und interpretativen Forschungsansatz realisieren. Die wissenschaftliche Rekonstruktion dieser komplexen subjektiven Realität läßt sich nicht über quantitative Studien mit großen Fallzahlen verwirklichen. Mit der folgenden qualitativen Studie können wir jedoch genauere Aussagen über die Komplexität des Laienwissens, über die subjektiven Einflüsse auf das Gesundheitshandeln von Laien im Alltag machen. Auf der Grundlage dieser Erkenntnisse sind dann neue Überlegungen über die Gestaltung einer partizipativen Gesundheitsförderung möglich.

2. Qualitative, interpretative und subjektwissenschaftliche Gesundheitsforschung: Der methodische Ansatz

Auf der Basis der in Kapitel 1 ausgeführten theoretischen Konzeption und der dort abgeleiteten Forschungsfragen untersucht unsere Studie die subjektiven Gesundheitsvorstellungen von Laien und ihr gesundheitsbezogenes Handeln im Alltag. Wir gehen davon aus, daß sich diese Fragen nur dann umfassend beantworten lassen, wenn den untersuchten Personen ein möglichst großer Spielraum gegeben wird, um ihre subjektive Sicht und ihre eigenen Relevanzen einzubringen, und wenn die Auswertung in der Lage ist, der Komplexität dieser Äußerungen zu entsprechen. Wir wählten daher ein offenes Erhebungsverfahren und ein interpretatives Auswertungskonzept, um auch die subjektiven Vorstellungen und Handlungsmuster im Kontext der Lebenskonzepte, der lebensweltlichen und sozialen Situation sowie des biographischen Verlaufs zu erfassen und zu rekonstruieren. Diese qualitative Untersuchung ordnet sich ein in den Kontext einer Qualitativen Sozialforschung (Flick et al., 1991). Sie orientiert sich allgemein am Ansatz der "Grounded Theory" (Glaser & Strauss, 1967; Strauss, 1994), richtet darüber hinaus aber die Methoden auf die Erfordernisse des spezifischen Gegenstandsbereich aus. Die Datenerhebung stützte sich auf qualitative Intensivinterviews; die Auswertung erfolgte über eine Methode der kontrollierten Interpretation von Texten und Einzelfällen mit dem Ziel der induktiven Generalisierung durch die Bildung von Kategorien und Typen.

Im folgenden werden der Untersuchungsansatz, die Untersuchungsgruppe, der Ablauf der Studie, sowie die Datenerhebung und -auswertung dargestellt.

2.1 Die Untersuchungsgruppe

Das Design der Studie zielte auf eine Kontrastierung der beiden Merkmale berufliche Tätigkeit und Geschlecht und auf eine Konstanthaltung von Merkmalen wie soziale Schicht (Bildungsstand), Alter und subjektive Gesundheitseinschätzung. Die Untersuchungsgruppe umfaßte insgesamt 61 berufstätige Erwachsene aus zwei kontrastierenden Berufsgruppen:
a. Handwerksberufe (Bäcker, Konditoren, Friseure und Elekroinstallateure),
b. Büroberufe aus der Kommunalverwaltung.

In jeder Gruppe waren je zur Hälfte Frauen und Männer vertreten. Das Ausbildungsniveau wurde konstant gehalten und repräsentiert eine mittleres Qualifikationsniveau (Real- oder Hauptschulabschluß mit abgeschlossener Lehre oder mit Ausbildung im mittleren Dienst). Alle Befragten waren in abhängiger Beschäftigung tätig.

Die Untersuchungsgruppe umfaßt Personen im frühen und mittleren Erwachsenenalter, die zum Zeitpunkt der Untersuchung arbeitsfähig waren und sich subjektiv als gesund einschätzten.

2.1.1 Die Auswahl der Interviewpartner

Wir haben uns für die Untersuchung *berufstätiger Personen* entschieden, weil hier der zentrale Zusammenhang zwischen Arbeit und Gesundheit fokussiert werden kann. Die Befragten sind insofern *Laien*, als sie kein medizinisch-professionelles Spezialwissen haben und nicht in Gesundheitsberufen tätig sind. Ein Teilziel der Studie war es, die in früheren Studien postulierten Zusammenhänge zwischen verschiedenen beruflichen Tätigkeiten und Anforderungen einerseits und den Gesundheitsvorstellungen und dem Gesundheitshandeln andererseits genauer zu analysieren.

Dafür sollten Berufsgruppen ausgewählt werden, die
- bislang wenig beforscht wurden (deshalb wurden z.B. keine Industriearbeiter untersucht),
- einen relativ hohen Anteil innerhalb der Erwerbsbevölkerung haben und
- sich in ihrer Tätigkeit deutlich voneinander unterscheiden.

Aufbauend auf der auch in den Gesundheitswissenschaften diskutierten Leitdifferenz von *Kopf- und Handarbeit* wählten wir Verwaltungsangestellte und Handwerker als Kontrastgruppen. Diese beiden Gruppen sind auch in bezug auf zukünftige Inhalte und Formen der Erwerbsarbeit von Bedeutung (siehe die aktuelle Diskussion um die "Dienstleistungsgesellschaft" bzw. die Reduktion des industriellen Sektors). Mit der Wahl eines Kontrastgruppen-Designs wurde gewährleistet, daß einerseits breit gestreute subjektive Erfahrungen aus verschiedenartigen Berufsgruppen einfließen, andererseits in sich homogene Gruppen untersucht werden können.

In theoretischen und empirischen Arbeiten wird in den unteren sozialen Schichten und bei Handarbeitern eine instrumentelle, auf das Funktionieren des Körpers ausgerichtete Sicht von Gesundheit postuliert, die sich von einem eher positiven und psychisch-personalen Gesundheitsbegriff und einer weniger funktionalen Haltung der Kopfarbeiter in den mittleren und höheren Schichten unterscheidet (vgl. Boltanski, 1976; D'Houtand & Field, 1984). Problematisch ist bei diesen Studien jedoch, daß die Art der Tätigkeit systematisch mit einer unterschiedlichen Bildung und Schichtzugehörigkeit einhergeht: Handarbeiter sind in diesen Studien gleichzeitig Angehörige einer schlecht ausgebildeten Unterschicht, deren Körper das zentrale (bisweilen sogar das einzige) Arbeitsmittel ist. Kopfarbeit wird dagegen mit einer höheren Bildungsschicht gleichgesetzt. Letztlich wird damit von einer "white-collar / blue-collar"- Differenz ausgegangen, die für die Berufe postindustrieller Arbeitsbedingungen nicht mehr gültig ist: Die meisten industriellen und handwerklichen Berufe umfassen auch ausgeprägte kognitive Tätigkeiten und Kompetenzen, z.B. im Umgang mit komplizierten Maschinen oder der eigenverantwortlichen Organisation des Arbeitsablaufes.

Vor diesem Hintergrund war es uns wichtig, Schicht- bzw. Bildungsunterschiede auszuschalten und nur die unterschiedlichen beruflichen Tätigkeiten zu kontrastieren. Daher wurden Gruppen mit vergleichbarem schulischen und beruflichen *Ausbildungsniveau* gebildet: Alle ausgewählten Berufe setzen einen Haupt- oder Realschulabschluß und eine anschließende mehrjährige betriebliche Berufsausbildung voraus. Die Untersuchungsgruppe setzte sich zusammen aus Erwerbstätigen in mittleren Positionen (Geselle, angestellter Meister bzw. mittlerer Verwaltungsdienst) und enthielt keine Selbständigen oder Personen mit alleiniger Leitungsfunktion. Auf diese Weise wurden Personen aus einer vergleichbaren sozialen Schicht und einer ähnlichen Einkommensgruppe untersucht.

Um die Frage nach möglichen geschlechtsspezifischen Unterschiede in den Gesundheitsvorstellungen und im Gesundheitshandeln klären zu können, wurde eine *Gleichverteilung von Männern und Frauen* in den beiden Untersuchungsgruppen angestrebt. Die vorliegende Forschung über subjektive Gesundheitskonzepte deutet darauf hin, daß Frauen im Vergleich zu Männern differenziertere Gesundheitskonzepte haben, die die psychische Dimension stärker gewichten, den gesunden Körper eher subjektiv und weniger funktional erleben und insgesamt mehr reflexive Elemente enthalten (Helfferich, 1993; Klesse et al., 1992). Die Ergebnisse vieler Untersuchungen sind jedoch keineswegs eindeutig und deshalb schwer zu interpretieren, weil Geschlecht und soziale Schicht häufig nicht getrennt von einander untersucht wurden.

Zusätzlich wurden folgende Merkmale über die verschiedenen Berufsgruppen möglichst *konstant* gehalten:
- *Altersphase:* Die Untersuchung konzentrierte sich auf Personen im frühen bis mittleren Erwachsenenalter, die Gruppe sollte einen Altersschwerpunkt bei etwa 25 bis 50 Jahren haben. Durch die Eingrenzung der Altersgruppe wurde erreicht, daß die befragten Personen bereits über mehrere Jahre Berufserfahrung verfügen. Zudem ist auf Grund vorliegender entwicklungspsychologischer Ergebnisse davon auszugehen, daß die Sensibilisierung für das Thema Gesundheit im Laufe des Erwachsenenalters ansteigt (vgl. Levinson, 1979). Ältere Menschen wurden nicht einbezogen, da gesundheitliche Beeinträchtigungen durch altersbedingte Beschwerden andere Schwerpunkte setzen würden.
- *subjektive Gesundheit:* Entsprechend der salutogenetischen Orientierung der Studie befragten wir Personen, die sich selbst als gesund bezeichnen und zum Zeitpunkt des Interviews arbeitsfähig waren. Die subjektive Einschätzung des Gesundheitszustands korreliert keineswegs notwendigerweise mit dem Ergebnis einer medizinischen oder psychologischen Gesundheitsuntersuchung. Vielmehr gehen wir davon aus, daß die Selbsteinschätzungen die zentralen Einflüsse auf das Gesundheitshandeln im Alltag darstellen. Jede Expertenkonsultation und jede Selbsthilfemaßnahme setzt eine aktuelle oder antizipierte Störungswahrnehmung bzw. gesundheitliche Einschätzung (z.B. Körperempfinden) voraus.

2.1.2 Der Zugang zum Feld

Ein zentrales Anliegen war es, unsere Gesprächspartner innerhalb ihres beruflichen Alltags, also an ihrem Arbeitsplatz, anzusprechen. Dies ermöglichte uns
einerseits, einen Eindruck vom Arbeitsplatz und von den spezifischen Arbeitsbedingungen in den verschiedenen Betrieben zu gewinnen. Andererseits konnten
wir uns als Forscher und Forscherinnen persönlich vorstellen und unser Forschungsvorhaben den potentiellen Gesprächspartnern darstellen. Interviews mit
mehreren Mitarbeitern aus einem Betrieb bzw. einer Abteilung unterstützten zudem die vergleichende Analyse der subjektiven Konstruktionen des Arbeitsfel-
des und der Arbeitsbedingungen. Durch längere Expertengespräche mit den Innungsmeistern bzw. den Abteilungsleitern sowie durch Kontextmaterialien (z.B.
der Handwerkskammer) konnten wir ein detailliertes Hintergrundswissen über
die jeweiligen Berufe in Erfahrung bringen. Diese Informationen wurden jeweils
in betriebsbezogenen Protokollen festgehalten und gingen als Kontextwissen in
die Auswertung ein.

Für die *Kontaktaufnahme* mit den Handwerkern waren mehrere organisatorische
Schritte, entsprechend der hierarchischen Struktur des deutschen Handwerks,
notwendig: Nach der Beratung durch die Handwerkskammer des Bezirks über
konkrete Gewerbe und Berufsgruppen und nach Informationen über die jeweiligen gesundheitlichen Probleme in den Berufen entschieden wir uns für Friseure
(Gesundheits- und Körperpflegegewerbe), Bäcker und Konditoren (Nahrungs-
mittelgewerbe) sowie Elektroinstallateure und Radio-/Fernsehmechaniker (Elek-
tro- und Metallgewerbe). Die Handwerkskammer empfahl dann unser Anliegen
den entsprechenden Innungsmeistern und bat sie um ihre Unterstützung bei unserer Untersuchung. Von den Innungsmeistern erhielten wir die Adressen interessierter Betriebe, mit denen wir uns direkt für einen persönlichen Vorstellungs-
termin in Verbindung setzten. Sofern das Einverständnis der Betriebsleiter bzw.
-inhaber vorlag, besuchten wir persönlich den Betrieb und stellten uns und unser
Forschungsvorhaben den Mitarbeitern und Mitarbeiterinnen vor.
Parallel zu dem Vorgehen bei den Handwerkern nahmen wir Kontakt zu zwei
Stadtverwaltungen auf. Auch hier gingen wir gemäß der betrieblichen Hierarchie
vor: Nach der Klärung des Datenschutzes erhielten wir von den entsprechenden
Referatsleitern die Genehmigung, uns in verschiedenen Abteilungen persönlich
vorzustellen und den Mitarbeitern und Mitarbeiterinnen unser Forschungsvorhaben zu erläutern. Bei dieser Gelegenheit notierten wir jeweils Namen und Tele-
fonnummern der interessierten Personen, um anschließend einen Termin für das
Interview vereinbaren zu können. Bei der Kontaktaufnahme und der Interview-
vereinbarung zeigten sich einige Unterschiede zwischen den einzelnen Berufsgruppen (siehe auch: Deutsche Handwerkszeitung, 1995): So fanden sich beispielsweise die angesprochenen Konditoren und Konditorinnen eher zu einem
Interview bereit als die Friseurinnen.
Gesprächssituation und Teilnahmemotivation. Die Gespräche fanden entweder
in einem separaten Raum am Arbeitsplatz oder in der Privatwohnung der Inter-

viewpartner/innen statt. Die Teilnahme an den Interviews war grundsätzlich freiwillig, da sich die Interessenten nach der Vorstellung der Untersuchung im Betrieb direkt bei den Projektmitarbeitern meldeten. Bei einigen Personen vermuteten wir eine indirekte Drucksituation (zum Beispiel, wenn ein Gesprächspartner ohne explizites Einverständnis - und in zwei Fällen auch ohne Vorinformationen - von einem Vorgesetzten abgeordnet wurde). In diesen Fällen holten wir die Zusagen vor Beginn des Interviews explizit nach, indem wir die Freiwilligkeit der Teilnahme betonten und versicherten, daß wir eine Ablehnung selbstverständlich akzeptieren würden. Nur eine Person entschied sich daraufhin gegen das Interview. In den anderen Fällen beobachteten die Interviewer, daß auch diese Gesprächspartner engagiert teilnahmen, wie beispielsweise im Interviewprotokoll von Herrn Unger[1] vermerkt wurde: *Er war aber möglicherweise noch etwas skeptisch gegenüber der Studie, weil er sich nicht freiwillig gemeldet hat, sondern 'etwas zwangsverpflichtet' wurde (wie er am Ende erzählte). Im Laufe des Gesprächs wurde er aber zunehmend offener und interessierter.*

Insgesamt fanden wir neben einem häufigen originären Interesse an dem Untersuchungsthema "Gesundheit" eine Reihe weiterer Motive für die Teilnahme: So entschloß sich beispielsweise Herr Winter zum Interview, um dem Chef gegenüber nicht negativ aufzufallen und Engagement zu zeigen: *Nachdem der liebe Chef zwei angesprochen hat, hab ich mir gedacht, es ist vielleicht besser, wenn Du es auch machst / I: Schaut besser aus / W: schaut besser aus (lacht kurz) ja.* Frau Fürst dagegen betonte ihre Neugierde auf die Realität einer wissenschaftlichen Erhebung: *Ich hab mir gedacht, was man da alles fragen kann. Über Gesundheit. /.../ ich hab mir gedacht: 'Die Fragen, auf die bin ich schon gespannt'.* Die Bemerkungen im Interviewprotokoll von Frau Nöller weisen auf ihren Wunsch nach einem Zuhörer für die eigene Lebensgeschichte hin: *Frau N. meldete sich freiwillig und fiel uns bei der Vorstellung schon durch großen Erzähldrang auf.*

Vor- und Nachteile des gewählten Zugangsverfahrens. Unser Vorgehen der persönlichen Kontaktaufnahme setzte die Hemmschwelle potentieller Teilnehmer über eine direkte Ansprache herab. Dies ermöglichte die Teilnahme auch für Personen, die ansonsten eher zurückhaltend und nicht in besonderem Maße an unserem Thema interessiert sind oder einer wissenschaftlichen Untersuchung generell eher unsicher, skeptisch oder kritisch gegenüberstehen. Gerade die Gespräche mit jenen Personen, die von sich aus nicht besonders am Thema

---

[1] Wörtliche Zitate sind ohne Anführungszeichen kursiv gedruckt und mit einer Namenskennzeichnung oder mit der entsprechenen Zeilenangabe des Interviewtranskriptes versehen. Alle Eigennamen oder Umstände, die auf eine bestimmte Person Rückschlüsse zulassen würden, wurden verändert. Den Äußerungen der Interviewer ist "I:" vorangestellt. Dialekt wurden der besseren Lesbarkeit halber teilweise in hochdeutsch übertragen. Kurze Pausen sind durch Punkte (.) im Satz, inhaltliche Brüche oder Gedankensprünge sind durch Gedankenstriche (--) gekennzeichnet. Nonverbale Äußerungen wurden in eckige Klammern gesetzt. Textauslassungen sind mit /.../ gekennzeichnet.

Gesundheit interessiert waren oder gar eine gesundheitsbewußte Lebensführung ablehnten, waren für das Gesamtspektrum unserer Fragestellung essentiell. Zum anderen konnte dabei bereits eine Vertrauensbasis für das spätere Gespräch hergestellt werden, so daß dann auch sensible Inhalte leichter angesprochen werden konnten. Größter Nachteil unseres Vorgehens war der große Zeitaufwand für die Forschungsgruppe, der für Vorstellungsgespräche, Terminabklärungen und Fahrten zu Interviews anfiel.

2.1.3 Beschreibung der Untersuchungsgruppe

Die folgende Tabelle 2.1 gibt einen Überblick über die Untersuchungsgruppe insgesamt und über die beiden Kontrastgruppen nach Handwerk/Verwaltung und nach Geschlecht.

Die *Untersuchungsgruppe* entspricht den vorweg bestimmten Auswahlkriterien und ist weitgehend homogen in Hinblick auf die angezielten Merkmale. Sie läßt sich wie folgt charakterisieren: Die befragten Personen befinden sich im frühen und mittleren Erwachsenenalter, das Altersspektrum ist jedoch etwas breiter als zunächst geplant. Mehr als 90 Prozent der Befragten haben einen mittleren Schulabschluß, die übrigen haben entweder höhere (Abitur) oder niedrigere (Sonderschule) Schulabschlüsse. Der überwiegende Teil der Befragten lebt gemeinsam mit einem (Ehe-)Partner oder zusammen mit Partner/-in und Kindern; nur wenige Befragte (insgesamt 16%) wohnen alleine oder in ihrer Herkunftsfamilie (7 %). Der Anteil der Teilzeitarbeitenden ist gering (11%), was auffallend ist angesichts des hohen Frauenanteils in unserer Studie. Alle Befragten bezeichneten sich subjektiv als gesund, was jedoch nicht ausschloß, daß einige Personen im Gespräch von einer chronischen Erkrankung (z.B. Epilepsie) berichteten. Die Kontrastgruppen ließen sich weitgehend wie geplant realisieren.

Zwischen den beiden beruflichen Kontastgruppen ergaben sich jedoch auch einige systematische *Unterschiede*: Die Handwerker sind im Durchschnitt 6,1 Jahre jünger als die Verwaltungsangestellten. Das ist u.a. eine Folge der unterschiedlichen Berufsverläufe in unseren Auswahlberufen: Als Handwerker in abhängiger Beschäftigung älter zu werden, wird von unseren Interviewpartnern immer wieder problematisiert. Dies sei in vielen Berufen kaum möglich, man wechsle vielmehr häufiger den Beruf oder mache sich selbständig. So betonte z.B. der Innungsmeister des Friseurhandwerks, in dem überwiegend Frauen beschäftigt sind, daß ein Wiedereinstieg in den Beruf nach einer Kinderphase schwierig sei, weil sich die Anforderungen zu schnell änderten. Der Schulabschluß liegt bei beiden beruflichen Gruppen im mittleren Niveau, er unterscheidet sich jedoch insofern, als bei den Verwaltungsberufen die Realschulabschlüsse überwiegen, während der große Teil der Handwerker die Hauptschule abgeschlossen hat.

Unterschiede zwischen den befragten Männern und Frauen betreffen folgende Merkmale: Wie zu erwarten, ist die Arbeitszeit deutlich geschlechtsspezifisch verteilt. Alle in Teilzeit beschäftigten Personen unserer Untersuchungsgruppe sind Frauen; insgesamt ein Viertel der Frauen ist in Teilzeitbeschäftigungen tätig. Von den befragten Männer leben mehr in einer Familie mit Kindern, während die Mehrzahl der befragten Frauen in einer Partnerbeziehung ohne Kinder leben. Es gab keine alleinerziehenden Mütter oder Väter in unserer Studie.

Tabelle 2.1: Die Interviewpartner und -partnerinnen

	An-zahl	Alter (Mittelwert / range)	aktuelle Wohnsituation*		Schul-aus-bildung*		Ar-beits-zeit*	
Gesamt	61	36.6 20-58	allein	16	HS	49	VZ	89
			mit Partner	46	MR	43	TZ	11
davon ♂	32		mit Partner		sonst.	8		
♀	29		u.Kindern	31				
			mit Ver-wandten	7				
Hand-werk	31	33.5 20-53	alleine	10	HS	71	VZ	81
			mit Partner	39	MR	19	TZ	19
			mit Partner		sonst.	10		
davon ♂	17		u.Kindern	39				
♀	14		mit Ver-wandten	12				
Verwaltg.	30	39.6 20-54	alleine	23	HS	27	VZ	97
			mit Partner	54	MR	67	TZ	3
davon ♂	15		mit Partner		sonst.	7		
♀	15		u.Kindern	23				
Männer	32	35.4 20-54	alleine	15	HS	47	VZ	100
			mit Partner	38	MR	44		
			mit Partner		sonst.	9		
			u.Kindern	41				
			mit Ver-wandten	6				
Frauen	29	37.6 20-58	alleine	17	HS	52	VZ	76
			mit Partner	55	MR	41	TZ	24
			mit Partner		sonst.	7		
			u.Kindern	21				
			mit Ver-wandten	7				

* alle Angaben in Prozent
HS = Hauptschulabschluß, MR = Mittlere Reife (Realschule)
VZ = Vollzeitbeschäftigung, TZ = Teilzeitbeschäftigung

Insgesamt sind die dargestellten Gruppenunterschiede nicht gravierend und es ist nicht zu erwarten, daß diese zu Verzerrungen der Untersuchungsergebnisse führen. Durch die Konzentration auf weit verbreitete Berufsgruppen und den alltagsnahen Zugang zu den Gesprächspartnern dürften die Ergebnisse unserer Untersuchung im Bereich von Berufstätigen mittleren Alters und mittleren beruflichen Qualifikationsniveaus verallgemeinerbar sein. Sie gelten jedoch sicherlich nur bedingt für Personen außerhalb des Erwerbssystems (z.B. für Hausfrauen) und für Personen in prinzipiell anders strukturierten Arbeitssituationen (z.B. für Selbständige).

2.2 Die Datenerhebung: Das themenzentrierte Interview

Zentrale Grundeinstellung unserer Untersuchung war es, die Interviewpartner als Experten ihrer eigenen Gesundheit zu befragen und *ihre* individuellen Vorstellungen, ihre subjektiven Überzeugungen und die daraus resultierenden Aktivitäten zu erfassen. Quantitativ auswertbare Fragebogen mit fest vorgegebenen Kategorien waren deshalb für unsere Untersuchung ebensowenig brauchbar wie eng vorstrukturierte Interviews. Zudem weisen frühere Studien (Faltermaier, 1994) darauf hin, daß erst eine offene Interviewführung und ein ausführliches und intensives Gespräch über Gesundheit Prozesse der Reflexion über das Thema Gesundheit und die Verknüpfung mit der eigenen Lebensführung ermöglichen.

Diesen Prozessen sollte durch die durchgängig offenen Fragen ausreichend Raum gegeben werden. Wir entschieden uns deshalb für qualitative themenzentrierte, offene Interviews mit erzählgenerierenden Fragen. Durch Nachfragen der Interviewer sollten die Erzählungen unterstützt und auf unterschiedliche gesundheitsbezogene Aspekte der Lebensführung erweitert werden. Besonderen Wert legten wir darauf, den Interviewpartnern zu ermöglichen, ihre subjektiven Konzepte, Überlegungen, Erfahrungen und individuellen Handlungsmuster ausreichend zu entfalten und einzubringen.

2.2.1 Zur Interviewerhaltung

Die Grundhaltung bei der Interviewdurchführung war es, die Gesprächspartner/ -innen zu möglichst freien Erzählungen zum Thema Gesundheit anzuregen, um individuelle Schwerpunktsetzungen, Begründungszusammenhänge und Bewertungen ebenso wie Motivationen und Emotionen deutlich werden zu lassen. Um dies zu ermöglichen, sprachen wir die Gesprächspartner als 'Experten ihrer eigenen Lebensführung' an. Weiterhin war es aus unserer Sicht wichtig, das Thema Gesundheit und die erzählten gesundheitsbezogenen Überzeugungen und Lebensstile nicht von vornherein den gängigen Vergleichsnormen zu unterwerfen und sie damit möglicherweise zu moralisieren. Dennoch waren wir darauf eingestellt, daß unseren Gesprächspartnern bestimmte gesundheitsbezogene Verhaltensregeln (wie: "Der Bundesgesundheitsminister: Rauchen schadet Ihrer Gesundheit") bekannt sind und daß für sie auch soziale Normen wirksam sind, an denen sie ihr eigenes Verhalten messen und beurteilen. Dies bedeutet, daß unabhängig von unserem konkreten Verhalten im Interview eine Interpretations- und Bewertungsfolie besteht, auf die sich die Gesprächspartner positiv oder negativ beziehen. Um der Gefahr allgemeiner (und damit oberflächlicher) Statements entgegenzuwirken, erfragten wir immer wieder persönliche Erfahrungen und konkrete Beispiele aus dem Alltag. Widersprüche und Ungereimtheiten wurden möglichst angesprochen, jedoch nicht mit der Absicht, den Gesprächspartnern das Vorhandensein dieser Widersprüche vorzuwerfen bzw. sie mit diesen zu konfrontieren. Vielmehr war es unser Ziel, im Gespräch zu verstehen, wie diese Widersprüche entstanden sind, wie sie erlebt und begründet werden und auf welche Weise sie im Alltag gelöst werden.

2.2.2 Der Interviewleitfaden

Die offenen Interviews wurden durch einen flexiblen thematischen Interviewleitfaden strukturiert. Durch offene Einstiegsfragen wurde versucht, bei den Teilnehmern möglichst Erzählungen über die Bedeutung von Gesundheit im Kontext ihres vergangenen und aktuellen Leben zu generieren. Spezifische Nachfragen wurden ergänzend dazu eingesetzt, um bestimmte theoretisch bedeutsame Gesundheitsvorstellungen, gesundheitsbezogene Aktivitäten (sowohl Gesundheits- als auch Risikoverhalten) und gesunde bzw. riskante Lebensstile zu erfassen.

Der Interviewleitfaden wurde abgestimmt auf unsere Fragestellungen erstellt und durch Probeinterviews optimiert. Die einzelnen Themenschwerpunkte wurden auf der Grundlage von Vorerfahrungen und dem Leitfaden einer früheren Studie (Faltermaier, 1994) und nach den Ergebnissen der Literatursichtung ausgewählt. Wesentliches Ziel der Interviews war es, das Thema Gesundheit im biographischen, sozialen und persönlichen Lebenskontext zu verankern. In allen angesprochenen Lebensbereichen sollten die aus Sicht der Interviewpartner gesundheitlich riskanten und förderlichen Faktoren angesprochen werden. Besonders wichtig war es uns, im Interview die folgenden Aspekte zu berücksichtigen: Das Verstehen der individuellen Lebenssituation, die Erfassung einer zeitlichen und biographischen Perspektive (Vergangenheit-Gegenwart-Zukunft) und der daraus resultierenden Veränderungen, sowie die Stimulierung einer subjektiven Bewertung von konkreten gesundheitsbezogenen Aktivitäten, insbesondere in Hinblick auf die jeweiligen Zielvorstellungen und den Umgang mit gesundheitlichen Beeinträchtigungen und Störungen. Die offenen Fragen und Nachfragen über gesundheitbezogene Einschätzungen und Aktivitäten konzentrierten sich insbesondere auf die Lebensbereiche Beruf, Privatleben, Familie und Freizeit. Alle Nachfragen wurden an die spontanen Erzählungen angeknüpft und sollten primär dem Verständnis der Äußerungen dienen; von den Interviewern initiierte Themenwechsel sollten vermieden werden. Anders als im narrativen Interview waren Unterbrechungen von Erzählsequenzen zu Verständnisfragen und Konkretisierungen vorgesehen. Insgesamt diente der Leitfaden nicht als feste Strukturierung, sondern lediglich als Gedächtnisstütze für die Interviewer/innen und als Orientierungsrahmen im Gesprächsverlauf.

Der Interviewleitfaden umfaßte folgende *Themenbereiche*, die nach der Eingangsfrage nicht unbedingt in der angegebenen Reihenfolge angesprochen wurden, sondern flexibel dem Gesprächsverlauf angepaßt wurden:

(1) Einleitung in das Untersuchungsthema durch eine allgemeine Einbettung, etwa: "In unserem Forschungsprojekt beschäftigen wir uns mit dem Thema Gesundheit. Darüber wird im Moment ja viel geredet und wir gehen davon aus, daß jeder Mensch seine eigenen Vorstellungen darüber hat. Gerade an diesen persönlichen Vorstellungen von Gesundheit sind wir interessiert und möchten darüber auch mit Ihnen reden."

(2) Die für alle Personen gleich formulierte offene und erzählgenerierende Eingangsfrage: "Zum Einstieg in unser Gespräch möchte ich Sie bitten, Ihr Leben insgesamt/bis heute mal zu betrachten und zu erzählen, welche Rolle Gesundheit da für Sie persönlich spielt oder gespielt hat."

(3) Beruf und Gesundheit: aktuelle und frühere Tätigkeiten, größere Veränderungen, Bewertungen (Zufriedenheit?), Zusammenhang zwischen beruflicher Tätigkeit und Gesundheit, Risiken und Ressourcen.

(4) Privatleben und Gesundheit: aktuelle und frühere persönliche Lebenssituation, größere Veränderungen, Bewertungen (Zufriedenheit?), Zusammenhang zwischen Privatleben und Gesundheit, Risiken und Ressourcen, familiäre Zuständigkeit für Gesundheit, Herkunftsfamilie und Gesundheit, Vergleich der eigenen gesundheitsbezogenen Lebensgestaltung mit der Herkunftsfamilie;
Freizeitgestaltung, Zusammenhang zwischen Freizeit und Gesundheit, Risiken und Ressourcen.

(5) Gesundheitshandeln: konkrete Aktivitäten, Bewertungen, Veränderungen, Risiken und riskantes Verhalten, Ressourcen.

(6) Gesundheitzustand: eigene Einschätzung, konkrete Hinweise auf Gesundheit.

(7) Explizites Gesundheitskonzept und Gesundheitstheorie: "Was bedeutet für Sie persönlich Gesundheit?", "Welche Einflüsse sehen Sie auf Ihre Gesundheit?"

(8) Gesundheitsstörungen: "Gab es Zeiten, in denen Ihre Gesundheit beeinträchtigt war?" Krankheitsverhalten (Umgang mit Beschwerden), Rolle von Experten.

(9) Zukunftsvorstellungen: gesundheitliche Zukunft, Abschlußbilanzierung des Gesprächs, Ergänzungen und Kommentare.

Zur Überprüfung des Leitfadens und der Interviewdurchführung führte jedes Teammitglied zwei *Probeinterviews* mit Personen aus dem Bekanntenkreis durch. Zusätzlich interviewten sich die Projektmitarbeiter in verteilten Rollen: Jedes Teammitglied war jeweils einmal Interviewer, Gesprächspartner und Beobachter. Anschließend wurden die Interviewführung und Inhalte und Ablauf des Gespräches gemeinsam diskutiert und reflektiert. Ziele dieser Probeinterviews waren:

- die Überprüfung des Interviewleitfadens,
- die Kontrolle und Abgleichung der Interviewdurchführung,
- das Bewußtmachen der eigenen gesundheitsbezogenen Vorstellungen und Handlungen und
- die Offenlegung der eigenen Deutungsfolien zur Vorbereitung der Auswertung.

2.2.3 Die Interviewdurchführung

Die qualitativen Interviews wurden jeweils von einem der drei wissenschaftlichen Mitgliedern der Forschergruppe in den Jahren 1994 und 1995 durchgeführt. Alle Interviewer verfügen über eine jahrelange Erfahrung in der Durchführung und Auswertung qualitativer Interviews.

Die Gespräche fanden - je nach den Wünschen unserer Gesprächspartner und in Absprache mit dem jeweiligen Betrieb - nach Feierabend in den Privatwohnungen der Interviewten oder während der Arbeitszeit im Betrieb statt. Insgesamt wurden 20 Interviews in den Wohnungen der Interviewpartner durchgeführt, bei dreien von ihnen war der Lebenspartner über längere Phasen des Gesprächs anwesend und beteiligte sich teilweise aktiv am Gespräch. In einer Reihe von Fällen übernahmen die Interviewpartner eine Gastgeberrolle und bewirteten die Interviewer. 39 Interviews fanden in den Räumen des Betriebs statt. Alle Interviews wurden mit dem Einverständnis der Gesprächspartner auf Tonband aufgezeichnet. Sie dauerten zwischen 30 Minuten und mehr als 2 Stunden, im Durchschnitt etwa 90 Minuten.

Um objektivierbare Vergleichsdaten zu haben, wurden im Anschluß an jedes Gespräch zentrale soziodemographische Merkmale (Alter, Geschlecht, Familienstand, Wohnort, Wohnungsgröße, Schul- und Berufsausbildung) erhoben. Weiterhin wurde nach dem Gespräch ein Interviewprotokoll angefertigt, in dem die Interviewer/innen die Art der Kontaktaufnahme, den Kontext und die Dauer des Interviews sowie ihren Eindruck von den Gesprächspartnern und der Interviewatmosphäre festhielten. Dieses Protokoll wurde als Kontextinformation für die Auswertung herangezogen.

2.3 Die Auswertung

2.3.1 Die Datenaufbereitung

Alle Interviewpartner waren mit einer Tonbandaufzeichnung des Gesprächs einverstanden. Die Interviews wurden von angeleiteten studentischen Hilfskräften wörtlich und auf der Basis eines Systems von Transkriptionsregeln verschriftet. Dabei wurden bereits bei der Dokumentation und Transkription die Erfordernisse des Datenschutzes beachtet: Eigennamen (auch Orte, Straßen, Betriebe) und Daten, die Rückschlüsse auf die Personen hätten zulassen können, wurden kodiert bzw. umbenannt. Anschließend wurden die Rohfassungen der Transkripte nach einer sorgfältigen Gegenkontrolle durch die Interviewer korrigiert und in die Endfassung gebracht. Grundlage der weiteren Auswertung waren diese transkribierten und korrigierten Texte sowie die Interviewprotokolle. In Zweifelsfällen wurden bei der Auswertung auch die Originaltonbandmitschnitte herangezogen.

2.3.2 Auswertungsverfahren: Interpretation, Kategorisierung und Typenbildung

Ziel der Untersuchung war nicht die Überprüfung vorab festgelegter Hypothesen und Auswertungskategorien, sondern die Entwicklung und Rekonstruktion von zentralen Kategorien und Dimensionen aus dem Material zur Generierung von gegenstandsverankerten Theorien (Glaser & Strauss, 1967). Es war ein Verfahren erforderlich, das die Komplexität der Erzählungen nicht vorschnell auf isolierte Fakten, Aussagen oder interessante Themen beschränkt, sondern das die Begründungszusammenhänge erhält (vgl. dazu auch Kühnlein & Mutz, 1996). Auf der Basis unserer theoretischen Grundüberlegungen (Stichworte: Gesundheit als Konstruktion von Wirklichkeit, Laienkompetenz in der Alltagsgestaltung) kamen für die Auswertung der subjektiven Relevanzen von Gesundheit, der subjektiven Konzepte und Theorien im Kontext sowie der Handlungsmuster und -prinzipien in erster Linie interpretative, rekonstruktive Verfahren in Frage. In Anlehnung an das Verfahren der strukturalen Hermeneutik (Oevermann, 1986, 1993; Soeffner, 1989, 1992) wurde daher die Eingangssequenz eines Teils unserer Fälle durch eine sequentielle Textanalyse interpretiert. Dieses Auswertungsverfahren wurde bislang in der psychologischen Forschung kaum rezipiert (vgl. Charlton, 1992; Kühnlein, 1994), hat sich aber in einer Vielzahl von Forschungsarbeiten in den Nachbarwissenschaften Soziologie und Pädagogik bewährt (für die Soziologie vgl. Bude, 1982, 1987; Hildenbrand, 1983, 1991; Mutz et al., 1995; für die Pädagogik vgl. Kade, 1989).

Die sequentielle Textanalyse wurde in folgenden Einzelschritten durchgeführt:
(1) Auswahl der Interviews zur Feininterpretation
(2) Feininterpretation der Eingangssequenz von 14 Interviews im Team
(3) Gesamtauswertung dieser Interviews durch jeweils einen Interpreten
(4) Kommunikative Validierung im Team.
Die Interviews zur Feininterpretation wurden nach dem Prinzip der maximalen Kontrastierung ausgewählt. Ausgehend von einem ersten "spannenden Fall" wurden nach unterschiedlichen Kriterien (z.B. Männer/Frauen, Arbeitsbereiche, komplexe/einfache Erzählungen, Lebenssituationen) so lange kontrastierende Fälle ausgewählt bis ein Sättigungseffekt eintrat (siehe dazu auch die Erfahrungen anderer qualitativer Studien, wie z.B. Eyles & Donovan, 1990, S. 25; Gerhardt, 1986b). Das heißt, die Interpretationen der weiteren Interviews erbrachten dann keine neuen Informationen bezüglich der *idealtypischen* Gesundheitsvorstellungen, sondern erwiesen sich als empirische Varianten und individuelle Spielarten des jeweiligen Typus. Die Eingangssequenzen dieser 14 Interviews wurden in der Forschergruppe so lange sequentiell interpretiert bis übergreifende Deutungs- und Handlungsstrukturen deutlich wurden. Zentral dabei war die an-

fänglich sehr offene Entwicklung unterschiedlicher Lesarten und Deutungshypothesen, die anschließend am fortlaufenden Text überprüft und sukzessive ergänzt, ausgeschlossen oder verdichtet wurden (zu einem solchen Vorgehen in der psychologischen Forschung siehe auch Heeg, 1996; Kühnlein & Mutz, 1996; Lucius-Hoene, 1995). Zur Absicherung dieser Strukturhypothesen wurden anschließend gezielt Kontraststellen aus dem Gesamtinterview ausgewählt und ebenfalls sequentiell interpretiert. Dies war erforderlich, um einerseits die Entwicklung möglichst vielfältiger Interpretationsvorschläge zu gewährleisten und andererseits eine frühzeitige Engführung der Auswertung zu vermeiden. Die Interpretationsergebnisse wurden in einer komplexen Falldarstellung zusammengefaßt, die jeweils von einem Teammitglied auf der Basis des Gesamtinterviews erstellt wurde.

Aus den anfänglich sehr unterschiedlichen, weil eng fallgebundenen Aspekten wurden gemäß einer "grounded theory" (Glaser & Strauss, 1967; Strauss, 1994) sukzessive fallübergreifende theoretische Aussagen formuliert. Dafür wurden über die Interpretation von Einzelfällen hinaus auch kategorisierende Verfahren angewandt, um beispielsweise bestimmte gesundheitsbezogene Handlungsweisen oder Wissensbestände zu systematisieren. Hierzu wurden die themenbezogenen Aussagen zusammengefaßt, aus den Fällen geeignete Kategorien entwickelt und induktiv nach generellen Zusammenhängen analysiert. Nach der Erarbeitung mehrerer Falldarstellungen und ersten Überlegungen zu einer übergeordneten Kategorisierung und Typisierung begann ein Prozeß des systematischen Abgleichens, der Ergänzung und Modifizierung in der Auswertung: Die aus dem Einzelfall eruierten Aspekte wurden an anderen Fällen im Querschnitt überprüft, um daraus übergreifende Zusammenhänge und erste Kategorien bis hin zu typischen Zusammenhängen von Gesundheitsvorstellungen, gesundheitsbezogenen Handlungsmustern und den Kontextbedingungen der Umsetzung von Gesundheit im Alltag zu entwickeln. Diese wurden wiederum an den Einzelfällen überprüft und im Bedarfsfall modifiziert (zu diesem Vorgehen siehe Kühnlein & Mutz, 1996). Schließlich wurden durch Vergleich und Kontrastierung der Einzelfälle übergreifende Typen (Gerhardt, 1985, 1986a, b) entwickelt, deren Generalisierbarkeit durch die Überprüfung am Gesamtmaterial gewährleistet wurde. Auf diese Weise gingen alle 61 Interviews in die Auswertung ein und sind in den folgenden Darstellungen berücksichtigt.

Angestrebt war aber keine quantitative Auswertung, sondern die Beschreibung und Analyse vorhandener Ausprägungen und die Rekonstruktion typischer Zusammenhänge, ohne Aussagen über die numerische Häufigkeit zu treffen. Das Ziel der Gesamtauswertung war vielmehr die Rekonstruktion impliziter und expliziter Gesundheitsvorstellungen in ihrem biographischen und sozialen Kontext. Dazu erwiesen sich folgende Teilaspekte als zentrale Bestandteile subjektiver Gesundheitsvorstellungen (siehe Kap. 4):
- inhaltliche Konzepte von Gesundheit
- dynamische Gesundheitskonzepte

- inhaltliche Einflußbereiche als Teil subjektiver Gesundheitstheorien
- Einflußprozesse als Teil subjektiver Gesundheitstheorien.

Die subjektiven Gesundheitvorstellungen umfassen somit grundsätzlich einen inhaltlichen Aspekt (Was ist für mich überhaupt Gesundheit? In welchen Bereichen kann und will ich Einfluß nehmen?) und einen dynamischen Aspekt (Wie entwickelt sich aus meiner Sicht Gesundheit im Lebensverlauf? Auf welche Weise kann ich diesen Verlauf beeinflussen?). Die aus den Interviews rekonstruierten Kategorien und Typen weisen darauf hin, daß nicht beliebig viele unterschiedliche Gesundheitsvorstellungen existieren, sondern daß es eine begrenzte Zahl typischer Zusammenhänge gibt.

Die Gesundheitsvorstellungen beeinflussen Ziele und Inhalte des Gesundheitshandelns im Alltag (siehe Kap. 5). Darüber hinaus ist das Gesundheitshandeln aber mitbestimmt von übergreifenden subjektiven Relevanzen der Individuen und deren Interpretations- und Handlungsmuster zum Thema Gesundheit innerhalb ihres Lebenskontextes und ihrer Lebenskonzepte. Diese Zusammenhänge können anhand hermeneutischer Interpretationen in Einzelfallanalysen genauer dargestellt werden (siehe Kap. 6).

3. Der Einstieg in das Thema Gesundheit: Wie läßt sich über Gesundheit reden?

Gemäß unserer methodologischen Grundhaltung und den Erfahrungen aus anderen Forschungskontexten (Bude, 1990; Kühnlein & Mutz, 1996; Mutz et al., 1995; Oevermann, 1991) gehen wir davon aus, daß gerade in der Eingangssequenz eines narrativ gehaltenen Interviews erste wichtige Hinweise enthalten sind, in welches Spektrum von Bezügen und Rahmen die Gesprächspartner selbst das jeweilige Thema stellen. Um eine möglichst große Vielfalt an solchen (z.B. kognitiven, sozialen, biographischen) Bezügen zu initiieren, ist eine unvoreingenommene Interviewerhaltung und eine offen formulierte Eingangsfrage entscheidend.

Wie bereits oben ausgeführt, verwiesen wir deshalb zur Einführung in das Interview auf die übergeordnete Fragestellung des Projekts, nämlich die subjektiven gesundheitsbezogenen Vorstellungen und Handlungen im Alltag. Zudem wurde das Interview mit einem Vorspann eingeleitet, der die Gültigkeit von allgemeinen Expertenmeinungen relativierte und signalisierte, daß wir die persönlichen Sichtweisen für besonders bedeutsam halten: *In unserem Forschungsprojekt beschäftigen wir uns mit dem Thema Gesundheit. Darüber wird im Moment ja viel geredet und wir gehen davon aus, daß jeder Mensch seine eigenen Vorstellung darüber hat. Gerade an diesen persönlichen Vorstellungen von Gesundheit sind wir interessiert, und möchten darüber auch mit Ihnen reden.* Die anschließende erzählgenerierende Eingangsfrage wurde für alle Interviewpartner vergleichbar offen, aber mit der Vorgabe eines biographischen Rahmens, formuliert: *Wenn Sie auf Ihr Leben bis heute zurückblicken, können Sie bitte erzählen, welche Rolle Gesundheit für Sie spielt oder gespielt hat?*

Ziel dieser Eingangsfrage war es, Gesundheit als übergeordnetes Thema des Interviews einzubringen und eine biographische Einbettung anzuregen. Die spezifische Zuschneidung des Themas sollte jedoch den Gesprächspartnern überlassen bleiben. Sofern die Eingangssequenz eines Interviews offen gehalten wird, kommt ihr eine besondere Bedeutung im Gesamtverlauf zu: Hiermit wird nicht nur das Thema eröffnet und der Kontakt zwischen den Gesprächsteilnehmern aufgebaut. Die Interviewten müssen darüber hinaus, um das Thema überhaupt sprachlich fassen zu können, dieses in ihren übergeordneten subjektiven Relevanzrahmen (übergreifende Lebensziele, Deutungsmuster, Einstellungen, Normen und Werte etc.) stellen. Die Frage nach der individuellen Annäherung an das Thema Gesundheit ist aus mehreren theoretischen und forschungspraktischen Gründen für die Auswertung von besonderer Bedeutung.

3.1 Kann man überhaupt über Gesundheit reden?

Fischer-Rosenthal postuliert eine "Narrationspräferenz für Krankheit und körperliche Beschwerden" (1995, S. 3), da Gesundheit eher als ein dem Leben zugrundeliegender Dauerzustand wahrgenommen werde, dem somit erst bei einer Abweichung Aufmerksamkeit zukomme. Er stellt deshalb das Axiom: "Je gesünder, desto weniger wird Körper und Wohlbefinden thematisiert" (a.a.O., S. 3) auf. Gesundheit erscheint dabei als ein Begriff, der schwer eigenständig, d.h. ohne Bezugnahme auf seine Störung, zu definieren ist. Über Gesundheit reden heißt deshalb oft - auch bei wissenschaftlichen Veröffentlichungen - Prävention und den Umgang mit Krankheiten zu erörtern.

Ein erstes Ergebnis unserer Studie ist jedoch, daß es bei einer offenen und explizit auf Gesundheit bezogenen Eingangsfrage den Interviewpartnern durchaus möglich ist, ein Gespräch zu beginnen. Einige Interviewpartner haben sogar unterschiedliche Varianten einer Thematisierung von Gesundheit angeboten und um eine Antwortvorgabe nachgefragt. In diesen Fällen blieben die Interviewer möglichst neutral und überließen den Gesprächspartnern die Themenauswahl. Diese letztendliche Entscheidung fiel, wie die folgenden Beispiele illustrieren, durchaus unterschiedlich aus:[1]

Hm, Gesundheit <überlegend> <lacht kurz>. Wie soll ich denn das jetzt sagen, ich meine, so die Krankheiten, die ich gehabt hab oder so, oder wie ich leb? / I: Ja, was was Ihnen daran wichtig ist. / B: Also Gesundheit, einmal Ernährung... (Frau Beckmann)

Von dem, was man tut für die Gesundheit oder von den Krankheiten jetzt -- / I: Oder die Krankheiten, was Ihnen da wichtig ist. Ja also wo, wo irgendwo wo Sie mal was mit dem Thema Gesundheit zu tun haben / D: Also vom beruflichen her, von den Allergien oder so, eigentlich gar nichts. Auch vom Stehen her net. (Frau Dillinger)

Wie unten genauer ausgeführt, fanden sich in den Eingangssequenzen unserer Interviews mehrere unterschiedliche Zugangsmöglichkeiten zum Thema Gesundheit, die sich von der Erzählung einer 'Krankengeschichte' deutlich unterscheiden. Ein solcher Zugang ist zudem nicht an ein aktuelles Krankheitserleben gebunden - der subjektive Gesundheitszustand hat eine geringere Bedeutung als das Axiom von Fischer-Rosenthal nahelegt: Alle Personen unserer Untersuchung schätzen sich selbst als gesund ein. Krankheit ist dennoch *ein* möglicher Zugang zu einer Erzählung zum Thema Gesundheit - jedoch nicht der einzige.

Unseres Erachtens kommen bei dem Rückgriff auf ein Krankheitserleben bei einem Gespräch über Gesundheit vielmehr übergreifende Merkmale der Generierung von Erzählungen zum Tragen. Ein Bezug auf ein einschneidendes Lebensereignis kann auch ganz allgemein als Strukturierungshilfe in biographi-

---

[1] zu den Transkriptionsregeln vgl. Fußnote 1, S.55

schen Erzählungen verstanden werden, so z.B. Straub: "Es sind *neuartige und einmalige Ereignisse*, die dem kontinuierlichen Strom der Erfahrungen eine zeitliche Struktur verleihen" (1989, S. 90; Herv.i.O.). Wie sich jedoch zeigte, eignen sich neben dem Erleben einer Krankheit auch andere Lebensereignisse und konkrete gesundheitsbezogene Aktivitäten im Alltag für einen Einstieg in eine Erzählung zum Thema Gesundheit.

Darüber hinaus ermöglicht der offene Einstieg in das Interview eine Antwort auf die Frage, ob Gesundheit als ein eigenständiges Thema überhaupt eine Erzählung generieren kann. Damit kann unsere Eingangsfrage erste Hinweise auf die alltagspraktischen Bedeutungen des Konzeptes der Salutogenese (Antonovsky, 1987) geben: Laien konzipieren Gesundheit nicht (nur) in Abgrenzung zu Krankheit, sondern beziehen sich auf Gesundheit auch durch einen Handlungs- bzw. Gestaltungsaspekt und durch Aspekte der Veränderung im Laufe der persönlichen Entwicklungsgeschichte. Im weiteren soll genauer untersucht werden, ob Gesundheit auch im Alltag einen eigenständigen Wert hat: Dominiert eher ein medizinisch geprägtes Verständnis von Gesundheit (als Abwesenheit von Krankheit) oder kommt in einem Interview spontan Gesundheit auch als positive inhaltliche Bestimmung zum Tragen? Im folgenden soll deshalb aufgezeigt werden, auf welche Weise die befragten Personen in das gesundheitsbezogene Interview eingestiegen sind.

3.2 Gesundheit als Gesprächsthema

Gesundheit kann mit unterschiedlichen Aspekten der Lebensführung verknüpft werden. Für die Untersuchung von subjektiven Gesundheitsvorstellungen ist deshalb die Erweiterung der Eingangsfrage auf übergeordnete Lebensthemen ein bedeutsamer Schritt, um Gesundheit als Thema verbalisieren zu können. Gesundheit benötigt offenbar den diesbezüglichen spezifischen Erzählanstoß, um über die kurzschlüssige Verknüpfung mit Krankheit ausgeweitet zu werden. In unseren Interviews ließen sich vier unterschiedliche Wege kategorisieren, ein Gespräch über das Thema Gesundheit einzuleiten:

a. Eine Erzählung über Gesundheit durch die *Verknüpfung mit dem Thema Krankheit*. Wie oben bereits ausgeführt, erscheint diese Form des Einstiegs in das Thema Gesundheit sehr naheliegend: Während die Erzählung einer 'Krankengeschichte' für den Laien im Kontakt mit den medizinischen Experten vielfach eingeübt ist, gibt es keine im Alltag vertraute Form einer 'Gesundheits- oder Gesundengeschichte'. Umso bedeutsamer ist es jedoch, daß es deutlich davon unterscheidbare andere Einstiegsmöglichkeiten gibt:
b. Ein weiterer wesentlicher Zugang zum Thema Gesundheit ist der Verweis auf allgemeine oder persönliche *gesundheitsbezogene Aktivitäten* innerhalb der alltäglichen Lebensgestaltung, und es ist
c. Ein Einstieg in das Thema Gesundheit ist auch über einen *biographischen Blickwinkel* möglich, durch die Erzählung von Veränderungen im Verlauf des

Lebens oder von Wendepunkten innerhalb der persönlichen Entwicklungsgeschichte.

d. Schließlich kann auch die Bedeutsamkeit des Interviewthemas und die normative Bewertung im Vordergrund stehen.

Diese vier Varianten sollen im folgenden genauer dargestellt werden.

3.2.1 Der Zugang zum Thema Gesundheit über die Verknüpfung mit Krankheit

Knapp die Hälfte (46%) unserer Befragten wählte den Einstieg über die Erzählung einer früheren oder aktuellen Krankheitsepisode. Gesundheit wird dabei implizit wie ein Teilaspekt bzw. eine Restkategorie von Krankheit (als Nicht-Krankheit) eingeführt:

Beispiele:

Ja. Also mir ist erzählt worden, daß ich als Kind eher schwächlich war, etwas gekränkelt hab, starken Milchschorf hatte und dann schon zu Allergien geneigt hab. (Herr Steiner)

Hm, zurückblickend, das kann ich eigentlich ganz gut sagen, das ist eigentlich so richtig losgegangen, wo ich mit meinem Beruf angefangen hab. Da mit 15 da war ich mal ziemlich krank, bin mal vier Wochen im Bett gelegen und da war halt der Start in den Beruf hinein. (Frau Oberndörfer)

Hm ... eine entscheidende. Ich war schon zweimal operiert mit meiner Wirbelsäule und da hab ich jetzt etliche Schrauben drin und und bin versteift in der Wirbelsäule. (Herr Tupor)

Ja, okay, jetzt is Gesundheit das Wichtigste für mich. Also man gibt jetzt Obacht auf sich und wie soll ich sagen, wenn ich mich nicht gesund fühle, ich mein, dann geht man auch einmal zum Doktor und schaut, was der haben will oder was der meint. (Herr Trojan)

In diese Kategorie fällt zudem auch die negative Variante der Begründung, das Thema Gesundheit spiele genau deshalb eine (oder keine) Rolle, weil bislang *keine* gesundheitlichen Beeinträchtigungen aufgetreten seien. Bereits die kontrastierenden Begründungen verweisen auf die zugrundeliegende Deutungsfolie 'Krankheit', vor der Gesundheit thematisiert wird. Gesundheit wird als Abwesenheit von Krankheit gefaßt. Es fällt jedoch auf, daß unterschiedliche Interviewpartner konträre Schlüsse daraus ziehen: Zumeist wird in der Abwesenheit einer Krankheit die Ursache dafür gesehen, daß Gesundheit eine sehr geringe Rolle in der alltäglichen Lebensgestaltung spielt. Es gibt aber auch die gegenteilige Begründungslinie.

Beispiele:

Sagn wir so, ich hab eigentlich, ehrlich gsagt, noch nie Schwierigkeiten ghabt mit meiner Gesundheit. (Frau Ismayl)

Eigentlich, muß i ganz ehrlich sagen, nie von großer Bedeutung. Also .. mir hat noch nie was gfehlt, i war immer gsund. (Frau Fürst)

Nachdem ich selten krank bin, eine große. Weil mir fehlt nix. (Herr Unger)

Diese krankheitszentrierte Form des Gesprächsbeginnes bedeutet jedoch keineswegs, daß die betreffende Person insgesamt ein krankheitsbezogenes Gesundheitskonzept hat oder gar durchgängig einen Krankheitsdiskurs führt. Die erlebte oder antizipierte Störung von Gesundheit eignet sich für diese Personengruppe als Ausgangspunkt für ein Gespräch über Gesundheit und ist offensichtlich deren zentrales Zugangsmoment.

3.2.2 Der Zugang zum Thema Gesundheit über die Erzählung konkreter persönlicher Verhaltensweisen

Eine etwa gleich große Gruppe von Interviewpartnern (41%) beginnt das Gespräch mit einer Erzählung über konkrete Verhaltensweisen: Sie greifen das Thema Gesundheit auf, indem sie erzählen, was und wieviel sie für ihre Gesundheit tun bzw. welche Aktivitäten sie ganz allgemein für gesundheitsförderlich halten. Diese Form des Einstiegs enthält nicht selten implizite oder explizite Bewertungen, die darauf hindeuten, daß ein Beurteilungsmaßstab nötig ist, um ein Verhalten als gesundheitsbezogene Aktivität bezeichnen zu können. Dabei sind unterschiedliche Varianten der Erzählung von gesundheitsbezogenen Aktivitäten möglich: Während einige Interviewpartner von Verhaltensweisen berichten, die sie zum Erhalt ihrer Gesundheit tun (erwähnt werden in erster Linie Ernährung und Sport), verweisen andere auf klassische Risikoverhaltensweisen (insbesondere Rauchen). Auffallend ist, daß dabei den Gesprächspartnern eine Erklärung (warum ist das eigentlich gesund?) oder eine persönliche Stellungnahme (warum halte ich das für gesund?) überflüssig erscheint. Zu vermuten ist, daß genau diese Aktivitäten so sehr durch Gesundheitsförderungsmaßnahmen und Medien im Alltag präsent sind, daß Akzeptanz und Effizienz der jeweiligen Handlungen nicht mehr individuell begründungspflichtig sind.

Beispiele:
Ich seh halt erst einmal, in erster Linie seh ich einmal die richtige Ernährung darin. (Herr Schmidt)
Also Gesundheit, einmal Ernährung, da hab ich Vollkornkurse gemacht und versucht, meine Familie damit zu ernähren. (Frau Beckmann)
Ja eigenartigerweise <lacht> .. zum einen leg ich sehr großen Wert auf sportliche, aktive Betätigung. Das ist mir also furchtbar wichtig. Ich möchte auch oder leg Wert darauf, daß ich vielseitig koch und viel Vitamine zu mir nehm. (Frau Müller)
Dieser Kategorie sind auch Gesprächseinstiege zugehörig, in denen von einer Verhaltensweise erzählt wird, die allgemein als Gesundheitsrisikoverhalten gilt. Hier kommt ein implizites Risikokonzept zum Tragen.
Ich fühl mich ganz wohl, eigentlich. .. <lacht> / I: Also Sie fühlen sich gesund? / C: Ja! ... Wir rauchen, trinken nicht. (Herr Czerny)

Weitere Varianten sind Gesprächseinführungen über Risikoverhaltensweisen, bei denen sich die Erzähler nicht nur implizit, wie oben, auf allgemein gültige Normen berufen, sondern ihre eigenen Beurteilungen beifügen. Mit einem solchen Erzählanfang werden individuelle Abweichungen von Verhaltensregeln konstatiert, die die Erzähler für sich selbst als prinzipiell gültig anerkennen. Gerade in dieser Variante steht sehr schnell die Frage des 'richtigen', 'normgerechten Verhaltens' als Vergleichsmaßstab zur Beurteilung des eigenen Verhaltens im Raum.

Beispiele:

Also zum einen muß ich sagen, ich rauch also ziemlich viel /.../ also ich bin mir sehr bewußt darüber, daß es halt sehr schädlich ist. Das ist eindeutig.
(Herr Frei)

Es kommt ganz individuell auf den einzelnen Typ drauf an, also kann ich mir vorstellen, wie der mit seiner Gesundheit umgeht. Und ich betreibe halt Raubbau. Aber das ist mir bekannt und ich, ich rechne wahrscheinlich auch insgeheim mit irgendwelchen Spätfolgen, aber ich bin natürlich von Grund auf falsch ernährt worden. (Herr Pfeifer)

Besonders beim Beginn eines Interviews, also zu einem Zeitpunkt, an dem die Gesprächsbasis zwischen zwei fremden Personen erst hergestellt werden muß, ist ein Verweis auf Expertenaussagen naheliegend. Deren Urteile gelten als wissenschaftlich gesicherte Erkenntnisse und sind als solche in das Alltagswissen eingedrungen. Insofern ist es nicht erstaunlich, daß - entsprechend den Veröffentlichungen zur Gesundheitvorsorge - in erster Linie das Ernährungsverhalten, an zweiter Stelle die körperliche Bewegung (Sport) genannt werden, während andere gesundheitsbezogene Aktivitäten erst zu späteren Zeitpunkten des Interviews angeführt werden.

Insgesamt ist wichtig, daß bei diesen Eingangssequenzen ein Zusammenhang zwischen dem individuellen Verhalten und der eigenen Gesundheit hergestellt wird, das heißt: Gesundheit wird implizit als etwas wahrgenommen, das gestaltbar ist. Gleichzeitig wird Gesundheit auch als eine individuelle und/oder private Angelegenheit behandelt, deren Steuerung im persönlichen Einflußbereich liegt.

3.2.3 Der Zugang zum Thema Gesundheit über die persönliche Entwicklungsgeschichte

Bei diesen Eingangssequenzen steht Gesundheit als ein veränderlicher Prozeß innerhalb der biographischen Entwicklung im Vordergrund. Dabei kommen unterschiedliche Zeitpunkte der individuellen Lebensgeschichte (wie etwa die primäre Sozialisation oder das Erwachsenenalter) und biographische Aspekte (wie die psychosoziale Entwicklung oder Veränderungen durch Alterungsprozesse) einschließlich der sozialen Kontexte zum Tragen. Entscheidend für diese Kategorie ist, daß die Entwicklungsperspektive weder der Einleitung für eine Krankengeschichte (siehe oben: Herr Steiner) noch der Begründung für das aktuelle gesundheitsbezogene Verhalten (siehe oben: Herr Pfeifer) dient. Gesundheit wird dabei zu einem eigenständigen und selbstverständlichen Bestandteil der Sozialisation und der persönlichen Entwicklung im Lebensverlauf:

Sagen wir mal so, ich glaub, seit der Zeit, wo man sagen kann, man kann irgendwo, ab einem gewissen Alter denken. Ich würd jetzt mal sagen, von Anfang an eigentlich. Daß Gesundheit ne Rol-, von den Eltern her halt einfach. (Frau Groß - Sozialisation)

Momentan viel mehr als früher, muß ich sagen, weil man einfach Familie hat und Verantwortung zum Tragen hat. Also da achtet man dann schon ein bißl noch mehr drauf. (Herr Reimer - Statuspassage Familiengründung)

Also was auch früher war. Ja also so ganz früher, da weiß man das ja net. Aber ich hab, also ich muß sagen, ich hab vor. acht Jahren oder vor zehn Jahren, hab ich mich scheiden lassen und. eben weil mein Mann total auf-- also ich hab natürlich mitgemacht, auf so einem Gesundheitstrip war, also total vegetarisch halt. (Frau Lutz - Statuspassage Scheidung)

Also in meinem Leben hat die Gesundheit schon also eine große Rolle gespielt, weil ich ja von Beruf her, also praktisch auch immer .. voll da sein mußte. (Frau Bader - berufliche Sozialisation)

Also gesundheitlich, ja. Einmal war ich familiär sehr darauf bedacht, als meine Tochter noch zur Schule ging. Also ich war damals 25 Stunden berufstätig, ebenfalls im Öffentlichen Dienst. Und zwar im städtischen X-amt der Stadt O. Gut, das waren 25 Stunden, Nachmittag. Das war einfach gezielt für zu Hause. Einmal familiär. Ich wollte Zeit für die Familie haben, aber auch gesundheitlich bedingt für mich. (Frau Otter - Familienentwicklung)

Diese Formen des Gesprächsbeginns waren, wie oben gezeigt, sehr facettenreich, insgesamt aber selten. Ihnen gemeinsam ist die Verknüpfung des Themas Gesundheit mit spezifischen lebensgeschichtlichen Entwicklungsaufgaben und Statuspassagen. Bei den oben aufgeführten Beispielen stehen psychosoziale Lebensaufgaben im Vordergrund.

Bei einer zweiten Ausprägung dieser Kategorie stehen altersbezogene Einleitungen mit dem Schwerpunkt auf ein Zeitkontinuum im Zentrum. Wie in den anschließenden Ausführungen dargestellt, wird hier die persönliche Entwicklung durch Alterungsprozesse mit größerer Reife, Umsicht, Bedachtsamkeit oder auch mit Abbauerscheinungen und der daraus resultierenden Reduktion von Möglichkeiten in Verbindung gebracht.

Beispiele:

Ja gut, daß man älter wird, und dann, nicht, ist natürlich in dem Moment dann auch die Gesundheit auch dann wichtiger. Früher war das eigentlich gar nicht einmal so wichtig für mich. (Frau Engel)

Ja also i möcht sagen, in jüngeren Jahren eigentlich weniger, aber jetzt, die letzten .. ja zehn Jahr bestimmt schon. (Frau Berg)

Naja, eigentlich spielt zwar Gesundheit eine große Rolle im Leben. Des sollte eigentlich des Wichtigste ein, ja, aber je älter daß man wird, desto, also ich persönlich, desto ... wie sagt man, gesundheitsunbewußter lebt man. (Herr Winter)

Mhm. Naja wenn man jünger ist, ist ja ganz klar, daß man dann das nicht so unbedingt so überbewertet oder da nicht so unbedingt so Wert drauf legt, kann man doch allgemein so sagen, aber wenn man nachher irgendwie so in die Jahre kommt, dann sieht man das doch ganz anders. (Herr Angerer)

3.2.4 Gesundheit im normativen Kontext

In den Eingangssequenzen wurde weiterhin deutlich, daß für viele Gesprächspartner Gesundheit im Rahmen der alltäglichen Lebensgestaltung kein wertfreies Thema ist. Sie stellen eine globale Bewertung oder die Betonung der grundsätzlichen *Rolle* von Gesundheit ihren inhaltlichen Ausführungen voran. Dies bedeutet jedoch keinesfalls, daß sich diese Personen besonders aktiv um ihre Gesundheit bemühen. In einigen Fällen kann die Diskrepanz zwischen der Wichtigkeit des Themas Gesundheit und der konkreten Lebensgestaltung sogar so bedeutsam werden, daß die betreffende Person weniger über die konkreten Umgangsweisen oder Lösungsmöglichkeiten spricht, sondern vielmehr den Konflikt selbst ausführlich darlegt:

Also Gesundheit spielt natürlich für mich genauso wie für jeden anderen mit Sicherheit eine vordringliche Rolle, des steht sicher net immer so ganz bewußt im im Mittelpunkt, es wird halt immer wieder verdrängt durch äußere Einflüsse, sei es durch Arbeit, also mengenmäßig viel Arbeit im im Büro /.../ Man ist irgendwo immer in einem Zeitrahmen eingespannt und von daher wird das Thema Gesundheit an sich doch immer in der persönlichen Situation etwas verdrängt. (Herr Ingold)

Ein Thema war das immer, ist klar, weil auf die Gesundheit muß man halt allerweil schaun, oder. Des ist schon klar. Also der ganze Lebenswandel ist schon danach ausgerichtet, um gesund zu bleiben, des ist ganz klar. Es gibt Situationen, wo man des net so beachten kann, gell, weil einem des andere wichtiger ist, aber im Prinzip würd ich sagen, schon. (Herr Volkmann)

Darüber hinaus äußert sich etwa die Hälfte unserer Interviewpartner direkt zu Beginn des Gesprächs zur Wichtigkeit von Gesundheit und beginnt erst anschließend eine inhaltliche Erzählung. Es handelt sich dabei in der Regel um knappe einleitende Statements. Die daran anschließenden Ausführungen wurden in die oben aufgeführten Kategorien eingeordnet.

Beispiele:

Ja . so .. die Gesundheit ist eigentlich das Wichtigste find ich, wissen Sie. (Herr Paul)

Eine sehr große Rolle. Fast die größte Rolle. (Herr Rost)

Ja also in dem Sinn .. Rolle net viel, weil ich an sich selten krank bin. (Herr Hoch)

Die Gesprächspartner beantworten damit vor der gestellten Frage *Welche Rolle hat Gesundheit in Ihrem Leben gespielt?* erst einmal eine andere, nämlich *Wie groß ist die Rolle von Gesundheit in meinem Leben?* Diese bewertenden Einleitungen, wie auch *Oberding ist ja mal, daß Gesundheit einfach das Wichtigste ist* (Herr Wieland), deuten auf die Existenz eines Anspruches hin, der behandelt wird, als sei er allgemein gültig. Der eigene Umgang mit Gesundheit und insbesondere die gesundheitsbezogenen Verhaltensweisen (s.o.) werden von den Gesprächspartnern vor einer Bewertungsfolie ('richtig'-'falsch') interpretiert und damit festgelegten gesellschaftlichen Normen unterworfen (ähnliche Ergebnisse fand auch Backett, 1992). Mit den kurzen Statements zur Wichtigkeit von Gesundheit wird signalisiert, daß an diesem Anspruch an sich selbst kein Zweifel besteht. Auch Radley & Billig (1996, S. 229ff) berichten von solchen Rückgriffen auf sozial akzeptierte gesundheitsbezogene Aussagen zum Beginn ihrer Interviews. Um die aus der Diskrepanz zwischen den jeweiligen Normvorstellungen und dem konkreten Handeln resultierenden (selbsteingeschätzten) Fehler, Schwächen oder Versagenserlebnisse dem Interviewer mitteilen zu können, ist häufig eine tragfähige Interaktionsbeziehung erforderlich. Wie schwierig dennoch diese Abgrenzung gegen die unausgesprochen vermutete Norm sein kann, wird zum Beispiel in dem Eingangssatz von Frau Fürst *Eigentlich, muß i ganz ehrlich sagen, <Gesundheit war> nie von großer Bedeutung* erkennbar. Sie verneint eine Bedeutung von Gesundheit für ihre Leben, verwehrt sich aber durch die vorangestellte Einschränkung (*eigentlich*) und die betonte Selbstverpflichtung zur Aufrichtigkeit (*muß i ganz ehrlich sagen*) gegen eine antizipierte Kritik.

Andererseits zieht eine dezidierte positive Bewertung der Rolle von Gesundheit keineswegs notwendigerweise eine besondere Beachtung von Gesundheit oder gar ein präventives Gesundheitsverhalten im Alltag nach sich. So erzählt Herr Wieland direkt anschließend an seine anfängliche Betonung der Bedeutung von Gesundheit, daß er dieses Thema in seinem Alltag überhaupt erst dann beachtet, wenn eine Störung eintritt:

Ja also Oberding ist ja mal, daß Gesundheit einfach das Wichtigste ist, wo ma, wo man hat, gell. Ja. Und, mei, eine Rolle, die /.../ ich finde die Sachen, die beachtet man sowieso net so, erst wenn einmal irgendwas kommt, dann sagt man 'hoppla, jetzt muß man so oder so'.

In diesen normativ-moralischen Bewertungen wird die kulturelle Einbindung des Themas Gesundheit deutlich. Sich um die eigene Gesundheit zu bemühen, ist ein Anspruch, der in unterschiedlichen Bereichen des Alltags, z.B. auch verbreitet durch medizinische Experten und durch Medien, als gesellschaftliche Selbstverständlichkeit existiert. Eine solche normative Bewertung des Gesundheitshandelns wurde auch in anderen qualitativen Studien gefunden: "Wellness seekers engage in a profoundly moral discourse around health promotion, constructing a moral world of goods, bads and shoulds" (Conrad, 1994, S. 385; siehe auch Lupton, 1993). Auffallend ist, daß sich beim Thema Gesundheit diese Normen ('man sollte sich um Gesundheit kümmern') unter der Hand in moralische Werte wandeln: vom richtigen bzw. falschen gesundheitsbezogenen Gesundheitshandeln ist es für viele Menschen nur ein kleiner Schritt zum guten bzw. schlechten Menschen. Es erfolgt eine *implizite Ausweitung* von der Bewertung des Gesundheitshandelns und der gesundheitsbezogenen Lebensführung auf die moralische

Wertigkeit der Gesamtperson. Von einer ähnlichen Entwicklung berichtet auch Backett: "This not only involved judgements about 'good' and 'bad' behaviours, but could also readily slip over into judgements about 'good' and 'bad' individuals" (1992, S. 261).

3.2.5 Zusammenfassung

Bereits die Eingangssequenzen der Interviews weisen auf mehrere unterschiedliche Zugänge zum Thema Gesundheit hin. Diese sind nicht völlig trennscharf, sondern können sich im Verlauf des Interviews ergänzen. Insgesamt zeigt sich, daß Gesundheit im Alltag nicht von verschiedenen Aspekten des Lebenslaufs bzw. der alltäglichen Lebensgestaltung getrennt betrachtet wird. Unterscheidbar sind vier unterschiedliche Bereiche, die mit Gesundheit verknüpft werden und in denen Gesundheit thematisiert wird:
a. Störung von Gesundheit bzw. Krankheit,
b. gesundheitsbezogene Verhaltensweisen in der alltäglichen Lebensgestaltung,
c. Gesundheit im lebensgeschichtlichen Entwicklungs- und Veränderungsprozeß,
d. Gesundheit als Frage von Normen und Werten.
Mit der Integration in solche übergeordneten Zusammenhänge wird Gesundheit zu einem Thema, über das gesprochen werden kann. Neben dem Krankheitsdiskurs werden dabei Aspekte des persönlichen Einflusses auf Gesundheit angesprochen. Gesundheit wird damit in das Spannungsverhältnis zwischen dem medizinisch-naturwissenschaftlichen Modell der Objektivierbarkeit und einem psychosozialen Modell der individuellen Gestaltbarkeit gestellt. Da die Sorge um die eigene Gesundheit aber keine Privatsache ist, werden Fragen nach der gesellschaftlichen Bewertung der jeweiligen Aktivitäten bedeutsam. Zur Beurteilung sind Normen und Werte erforderlich, um einen Soll-Zustand und eventuelle Abweichungen festzustellen. Das Individuum muß damit nicht nur Entscheidungen über richtiges bzw. falsches Gesundheitshandeln treffen, sondern es wird ihm zudem auch eine Verantwortung für seine Gesundheit zugewiesen.

3.3 Die Interpretation der Eingangssequenz

Eine offene erzählgenerierende Eingangsfrage ermöglicht es, den übergreifenden *individuellen* Relevanzrahmen unserer Gesprächspartner zu rekonstruieren: "Die Art der Eröffnung einer Praxis ist fest dem Typus dieser Praxis zugeordnet" (Oevermann, 1991, S. 282). Auch Herzlich verwies auf die Integration des Themas Gesundheit in einen größeren Rahmen: "When an individual talks about health and illness, he also talks about something else: the nature of his links with his environment, physical and social, as well as aspects of social organization." (1973, S. vii). Zentrale Fragen dabei sind: Welche Bedeutungen im Gesamt der Lebensführung werden dem Thema Gesundheit zugeordnet? Welche umfassenden Selbst- und Weltsichten werden herangezogen, um sich selbst als Person und die individuelle Verknüpfung mit dem Thema Gesundheit ins Gespräch zu bringen?

Gerade in der Eingangssequenz eines Interviews werden zentrale Interpretationsmuster und subjektive Relevanzen bezüglich der eigenen Person und der individuellen Lebensführung deutlich, sofern das Gespräch nicht vorstrukturiert ist, sondern dem Erzählenden Raum für die eigenen Relevanzsetzungen läßt. Wie jemand von sich erzählt, wie er Ereignisse aneinanderfügt und interpretiert, wie er sein Handeln begründet usw., verweist auf die Organisation seiner Deutungsschemata und -konzepte. "Erzählungen sind Strukturen der Ereignisdarstellung und Ereignisverarbeitung: falls der Befragte erzählen kann, enthüllt er, wie Erlebnisse in seiner subjektiven Sicht organisiert sind" (Wiedemann, 1986, S. 59). Dies gilt auch für das Thema Gesundheit: Die subjektiven Relevanzen strukturieren einerseits die Sicht auf Gesundheit (in Form von Gesundheitstheorien und Gesundheitskonzepten), andererseits auch die Umsetzung in konkrete gesundheitsbezogene Handlungen und die Bewertung dieser Handlungen im Gesamtkontext der Lebensgestaltung (siehe dazu auch Lincoln, 1992 und die Übersicht in Radley & Billig, 1996). Sie dienen so als Wahrnehmungsfilter und Interpretations- bzw. Bewertungsfolie gleichermaßen.

Als Beispiel werden im folgenden die Eingangssequenzen einiger kontrastierender Fälle dargelegt (siehe dazu auch die ausführlichen Falldarstellungen in Kap. 6). Dabei geht es darum, exemplarisch aufzuzeigen, mit welchen unterschiedlichen Lebenskonzepten und subjektiven Relevanzen Gesundheit in der Eingangsphase des Gespräches verbunden. Dabei werden in dieser Darstellung solche Aspekte der jeweiligen Eingangssequenzen ausführlicher herausgearbeitet, die auch im Gesamtinterview von Bedeutung sind. Ausgewählt wurden Interviews mit drei Handwerkerinnen.

3.3.1 Gesundheit und Beruf als dominierende Kontrapunkte der Lebensgestaltung

Frau Aschauer ist eine 33-jährige Friseurmeisterin. Sie lebt alleine, hat aber eine feste Partnerschaft. Sie beginnt das Interview mit folgenden Aussagen:

Mhm. Also für mich hat eigentlich Gesundheit schon immer ne sehr große Rolle gespielt. Also ich versuch auch immer mich sehr gesund zu ernähren-- Was mir allerdings natürlich net immer gelingt. Das ist teilweise ziemlich schwierig, also gerade im Berufsleben . fand ich das immer sehr schwierig mit den Mahlzeiten, das sich was mitzunehmen oder irgendwo Essen zu gehen. . Hab ich jetzt Gott sei Dank ne ganz gute Lösung gefunden. Bei uns in der Nähe gibt's ein Reformhaus . und die kochen Mittag-- und da kann ich also Mittag immer warm Essen gehen. Und das ist für mich jetzt die ideale Lösung, weil ansonsten . am Abend, wenn ich heim komm, . da bin ich eigentlich so müd, da koch ich nix. Und dann ißt man halt irgendwas, .. meistens noch kalt, und das find ich dann auch net so toll. . Und jetzt hab ich halt mittags noch mein warmes Essen und das find ich ganz gut.

Mit der mehrfachen Zeitbestimmung *immer* betont Frau Aschauer die übergreifende Bedeutung, die das Thema Gesundheit für ihre Lebensgestaltung, hier erst einmal bezogen auf das Ernährungsverhalten, hat. Sie richtet sich dabei nach festen, quasi-objektiven Vorgaben, die keiner subjektiven Begründung oder Validierung bedürfen: *Reformhaus* und *warm essen* erscheinen als gesundheitsförderlich per se.

Gleichzeitig macht sie von Anfang an deutlich, daß sie die umfassende Rolle von Gesundheit in ihrer alltäglichen Lebensgestaltung nicht uneingeschränkt umsetzen kann. Eine Kluft zwischen Anspruch und Wirklichkeit wird aufgemacht. Als Verursacher dieser, durch die Beifügung *eigentlich* vorangekündigten, eingeschränkten Umsetzung ihrer Vorstellung wird das *Berufsleben* identifiziert. Es geht ihr dabei nicht um einen bestimmten Beruf oder spezifische Arbeitsbedingungen, sondern um Berufstätigkeit ganz allgemein. Diese macht eine optimale gesunde Lebensgestaltung *teilweise ziemlich schwierig*, ja sogar *sehr schwierig*. Frau Aschauer erwähnt dabei explizit ihre Erschöpfung am Ende eines Berufstages (*am Abend ... so müd*), implizit identifiziert sie damit zwei belastende Faktoren: Zeit- und Energieaufwand im Berufsalltag. Beides führt zwangsläufig (siehe die kausale Verknüpfung wenn - dann) zu einem nachlässigen Umgang mit der eigenen Gesundheit: *dann ißt man halt irgendwas*. Mit der (für sie untypischen) *man*-Formulierung kennzeichnet Frau Aschauer diese Zusammenhänge als allgemein gültige: Berufsleben steht für sie damit grundsätzlich in Konkurrenz zu einer gesunden Lebensweise und zwar auf den Ebenen Zeit und Energie. Überlegungen zu einem Berufswechsel sind damit obsolet. Frau Aschauer löst diesen Konflikt - in konsequenter Umsetzung dieser Deutungen - ganz individuell (*das ist für mich jetzt die ideale Lösung*) und sehr persönlich (*mein warmes Essen*).

In ihrem Abschlußresümee (*das find ich ganz gut*) wird die Dominanz ihrer kognitiven Steuerung des gesundheitsbezogenen Handelns explizit. Frau Aschauer gestaltet die gesundheitsbezogenen Aspekte ihrer Lebensführung nicht gemäß den erlebten positiven Effekten, wie Wohlbefinden oder Lebensgefühl, sondern nach rationalen Bewertungsmaßstäben.

3.3.2 Gesundheit als nicht-reflektiertes Thema

Frau Jahn ist eine 23-jährige Konditorin, die gemeinsam mit ihrem Lebensgefährten in einer eigenen Wohnung lebt. Sie erzählt auf die Frage der Interviewerin:

> *I: Ich würd Sie vielleicht mal so zum Einstieg bitten, ob Sie mal so kucken können, wenn Sie so Ihr Leben zurückblicken . bis heute, ob da überhaupt Gesundheit mal (J: Hm) ne Rolle gespielt hat, ob s heute ne Rolle spielt.*
> *J: Naa eigentlich noch net. Das-- ... Acht <lacht kurz> ich net so drauf-- <lacht kurz> kann man sagen, . mit dem Essen oder und so. Sport halt ein bißle-- mehr net. . Mit dem Essen achte ich net so, ich eß halt das was mir schmeckt,-- bis jetzt noch.*
> *I: Ja. Wenn Sie so sagen, 'Bis jetzt noch' (J: Hm) haben Sie denn so die Idee, das könnt sich mal ändern?*
> *J: Hm, vielleicht. <lacht kurz>*

I: Was könnte denn da ... sein? Jetzt einfach mal so Ihre Phantasien,-- (J: Hm, ja) wo Sie sagen, da--.
J: ... Sonst .. acht ich da gar net so drauf. ... Hm .. Fällt mir jetzt auch nix ein sonst--. <lacht>
I: Nö, macht ja nix. <lacht> Des muß ja überhaupt net sein, daß jeder, daß irgendjemand drauf achtet, (J: Hm, hm) das ist eigentlich auch--. Würden Sie so sagen, auch in Ihrer Familie ist das wenig ein Thema?
J: Nö, das weiß ich jetzt net so, weil wir sind alle so . auseinander irgendwie. Meine Geschwister, jeder eine eigene Wohnung und so, weiß ich net so was die machen.
I: Wie war s denn zuhause bei Ihnen?
J: Mm <überlegt> .. Eigentlich auch net so aufgepaßt. ... So ganz normal eigentlich.

Frau Jahn erzählt wenig von sich, ihre Sprechanteile sind im Vergleich zu denen der Interviewerin und unter der Voraussetzung einer erzählgenerierenden Eingangsfrage auffallend gering. Inhaltlich verknüpft Frau Jahn zwei Aktivitäten mit dem Thema Gesundheit: Essen und Sport. Gleichzeitig aber betont sie, daß sie diesen Aktivitäten keine besondere Beachtung schenkt. Sie gestaltet ihr Alltagsleben - im Gegensatz zu Frau Aschauer - nicht nach übergeordneten kognitiven Leitlinien, sondern nach ihren ganz persönlichen Bedürfnissen und Vorlieben (*ich eß halt des was mir schmeckt*). Implizit macht sie damit eine Differenz auf zwischen ihrem subjektiven Wohlbefinden (*was mir schmeckt*) und ihren Vorstellungen über eine gesunde Ernährung ('was gesund ist'). Gesundheitsbezogenes Handeln, so läßt sich an dieser Stelle vermuten, wird mit Lustfeindlichkeit und Verzicht in Zusammenhang gebracht und damit negativ bewertet.
Dabei spricht Frau Jahn gleich in ihrer ersten Erzählpassage davon, daß dies *noch* so sei - daß also Veränderungen zukünftig zu erwarten sind. Auslöser, mögliche Inhalte und/oder Zeitpunkte bleiben jedoch offen. Diese implizite Aussage greift die Interviewerin anschließend explizit auf. Frau Jahn kann mit dieser Nachfrage jedoch nichts anfangen, sie erscheint auch bei einer Variation dieser Frage letztlich eher irritiert und bedrängt. Sie beendet von sich aus die erste Gesprächsrunde mit *fällt mir jetzt auch nix ein sonst--*. Damit legt sie eine neue Frage und einen (geringfügigen) Themenwechsel nahe. Zu diesem Zeitpunkt scheint für die Interviewerin ungeklärt, ob Frau Jahn durch die vorangegangene wiederholte Nachfrage eine Verweigerungshaltung eingenommen hat. Sie steuert mit einer ausführlichen Erläuterung gegen einen drohenden Gesprächsabbruch. Sie relativiert die Dringlichkeit einer konkreten Antwort (*des muß ja überhaupt net sein*), führt einen neuen Aspekt (*in Ihrer Familie*) unter dem Blickwinkel ein, den Frau Jahn anfänglich betont hatte (*wenig ein Thema*).
In der daran anschließenden Antwort wird deutlich, daß Frau Jahn nicht grundsätzlich das Gespräch unterlaufen will. Sie scheint vielmehr überfordert durch die Aufgabe, sich reflexiv auf ihre eigene Lebensgestaltung und auf die ihrer sozialen Umgebung zu beziehen. Sie kann nicht von bewußt geplanten oder ausgeführten Aktivitäten erzählen, da ihr Leben insgesamt 'einfach so' dahinzuflie-

ßen scheint, *so ganz normal eigentlich* ist. Über die eigene Lebensgestaltung nachzudenken erscheint dabei eher als 'nicht normal'. Frau Jahn weist in jeder ihrer Antwortsequenzen eine kognitiv gesteuerte und reflektierte Lebensgestaltung (*acht ich nicht so drauf; weiß ich net so; net so aufgepaßt*) zurück. Sie zieht statt dessen eine Differenz zwischen 'Kopf' und 'Bauch' (*ich eß halt das was mir schmeckt*). Veränderungen des Gesundheitshandeln sind bei ihr - so ist zu vermuten - nicht durch kognitive Aufklärung und Wissenszuwachs, sondern als Folge unangenehmer Empfindungen oder von Beschwerden zu erwarten.

3.3.3 Gesundheitshandeln im sozialen Kontext

Frau Mertens ist eine 27-jährige ledige Konditorin, die in ihrer Herkunftsfamilie lebt. Sie beginnt das Interview mit folgenden Ausführungen:

> *Ja, also früher, mei, . früher also die Gesundheit. Ich hab mich einmal voll-*
> *wertig ernährt eine Zeitlang. Und da war's, zu der Zeit war's für mich sehr*
> *wichtig. Also da hab ich auch die anderen Leut gar nicht verstanden, die wo*
> *irgendwas anderes gegessen haben. Und das hat man an der Familie ge-*
> *merkt. Wenn ich halt dann da heimgekommen bin und hab mein Zeug an-*
> *gefangen zu kochen, dann haben's war die Mutter beleidigt: 'Die mag das*
> *nimmer, was ich koch'. Und das hab ich dann eine Zeitlang gemacht, und ir-*
> *gendwann bin ich dann zu dem Punkt gekommen, wo ich gesehen hab, daß*
> *ich da irgendwie ganz allein dasteh mit, mit den Leuten, auch so wenig*
> *Verständnis, daß ich das dann langsam wieder, wieder gelassen hab. Da*
> *hab ich mich dann also wieder so das gegessen, was daheim gibt. Und dann*
> *bin ich wieder ins andere Extrem gefallen. Dann war's mir dann plötzlich*
> *wieder ganz wurscht, was ich eß. Da hab ich zwar gewußt, das ist jetzt über-*
> *haupt nicht gesund, aber dann, irgendwie vom Streß her oder daß daß ich*
> *dann einfach für das nimmer Zeit gehabt hab. Und dann, dann war das ir-*
> *gendwie Nebensache.*

Frau Mertens verweist als erstes auf einen Kontrast zwischen einem früheren und ihrem heutigen Verhalten. Wie eine Erzählung aus längst vergangenen Tagen (*einmal*) berichtet sie von alten Eßgewohnheiten, nämlich sich vollwertig zu ernähren. Diese Zeit ist nun aber vorbei (*eine Zeitlang*) und dies, obwohl es ihr *sehr wichtig* gewesen sei. Die damalige Entscheidung, so betont Frau M. explizit, ist keinesfalls leichtfertig gefallen und war ebenfalls nicht die Korrektur einer vorherigen Laune: Beide Entscheidungen wurden gleichermaßen bewußt getroffen, auch wenn sie diametral voneinander entfernt sind. Grund für die Veränderung waren negative Effekte der Vollwerternährung, und zwar nicht auf einer körperlichen, sondern auf einer sozialen Ebene: Mit der Vollwerternährung verbunden war offensichtlich eine innere Distanz und ein Fremdheitsgefühl (*hab ich auch die anderen Leute gar nicht verstanden*) anderen Menschen gegenüber, *die wo irgendwas anderes gegessen haben.* Die Ernährung wird dadurch mehr als nur eine bestimmte Verhaltensweise im Alltag, nämlich die Ausdrucksform einer übergreifenden Ideologie. In ihrer umfassenden Formulierung der Verständnislosigkeit drückt Frau Mertens aus, daß ihr nicht nur die unterschiedlichen Ernährungsgewohnheiten ihrer sozialen Umgebung, sondern diese Menschen als Gesamtpersonen sehr fremd geworden seien. Dies wird verstärkt durch die Beifügung *gar nicht*. Diese Distanz wurde offenbar in ihrem Umfeld auffällig, die Familie reagierte irritiert und ausgrenzend. Ihr Sonderweg bei der Ernährung führte zu kollektiven Reaktionen (*dann haben's*), als deren Sprachrohr die Mutter zitiert wird. Die bereits eingeführte innere Distanz zwischen Frau Mertens und ihrer Herkunftsfamilie wird von dieser aufgegriffen und verstärkt: *Die mag das nimmer*. In diesem Zitat der Mutter wird Frau Mertens nicht direkt, sondern wie eine Außenstehende in der dritten Person angesprochen. Dies verdeutlicht, wie sehr sie sich zum damaligen Zeitpunkt aus der Familie ausgeschlossen erlebt hat bzw. als solche behandelt wurde. Ihre Ernährungsgewohnheiten führen zu Isolation (*irgendwie ganz allein dasteh*) und Entfremdung (*so wenig Verständnis*). Ihr Weg zurück in die familiale Gemeinschaft beginnt *langsam*, endet aber mit der Aufgabe der eigenen Vorstellungen und der völligen Unterordnung in die Normen der Familie. Sie fällt danach *ins andere Extrem*: Ernährung ist nicht mehr die Folge bewußter und gezielter Entscheidungen, sondern ist ihr *ganz wurscht*.

Frau Mertens begründet beide ernährungsbezogenen Entscheidungen nicht vom Ernährungseffekt her, diese verliefen völlig unabhängig davon, ob ihr die Vollwerternährung gut getan hat oder nicht. Mehr noch: Das kognitive Wissen war nicht ausreichend, um die Rückkehr zu ungesunder Ernährung zu verhindern. Ausschlaggebend war ihr Bedürfnis nach Integration in die Familien-Gemeinschaft, das ihr individuelles Verhalten auch gegen ihre innere Überzeugung und gegen ihr Wissen dominierte. Mit der anschließenden Begründung entlastet sie gleichzeitig die Familie, deren Mitglied sie nun wieder ist: Frau Mertens zeigt sich nicht als deren Opfer. Sie gibt ihnen nicht die Schuld an ihrer Veränderung, sondern verweist vielmehr auf unspezifische Hinderungsgründe. *Vom Streß her* und *nimmer Zeit ghabt* sind zudem Argumente, die absolut zeitgeistkonform sind. Auch mit diesen Begründungen steht Frau Mertens nicht alleine da, sondern befindet sich in guter Gesellschaft: Streß und Hektik sind aktuelle Argumentationen in modernen Zeiten. Ihr Gesundheitshandeln ist gesteuert durch die Gepflogenheiten und Normen ihrer sozialen Umwelt, denen sie im Konfliktfalle die eigenen Vorstellungen unterordnet.

Bereits diese kleine Auswahl von Eingangssequenzen weist darauf hin, daß Gesundheit kein isoliertes Thema ist. Beim Gespräch wird es eingebettet in übergeordnete Aspekte und Formen der individuellen Lebensgestaltung, die über die Eingangssequenz hinaus in den Interviews bedeutsam werden: Frau Aschauer erklärt ihre Entscheidungen und gesundheitsbezogenen Handlungen, auch im weiteren Ablauf des Interviews, überwiegend kognitiv und normativ. Mehr noch: Ihre gesamte Lebensführung, einschließlich ihrer Partnerschaft, ist dem Primat einer Gesundheitsnorm (bestimmt durch Natur, Ernährung, Bewegung, Harmonie) untergeordnet. Dagegen fällt es Frau Jahn auch in anderen Bereichen ihres

Lebens schwer, von persönlich zurechenbaren Entscheidungen zu erzählen. Ihr Leben scheint vielmehr von unbeeinflußbaren sozialen Verpflichtungen (Geld verdienen, den Freund und die Großmutter versorgen) oder dem eigenen Lustgewinn und Spaß geprägt. Für bewußte Planungen und kognitive Steuerungen des Handelns ist darin eher wenig Platz. Für Frau Mertens schließlich ist die Abstimmung mit ihrer sozialen Umwelt leitend für ihr Gesundheitshandeln. Im Falle einer Divergenz entscheidet sie sich für soziale Harmonie und Gleichklang und gegen ihr gesundheitsbezogenes Wissen und ihre Überzeugung. Die daraus resultierende innere Dissonanz reduziert sie durch eine veränderte Begründung: nicht ihre Anpassung, sondern die quasi-objektive Knappheit ihres Zeitbudgets wird zum zentralen Argument. Gesundheitsbewußte Ernährung (kognitive Steuerung und Lustgewinn) wird dabei dann zur *Nebensache*.

Anders als im Forschungskontext der Strukturalen Hermeneutik (Oevermann, Soeffner) besteht unser Anliegen nicht allein darin, übergreifende Wahrnehmungs- und Deutungsstrukturen oder "biographische Konstruktionsmuster" (Kühnlein & Mutz, 1996) herauszuarbeiten. Die umfassende Bedeutung des Themas Gesundheit und dessen mögliche Einbettung in alle Lebensbereiche erfordern die Betrachtung des Gesamtinterviews. Deshalb ist es nicht ausreichend, sich in der hermeneutischen Auswertung auf die zentralen Strukturen der Selbstdarstellung zu Beginn des Gespräches zu beschränken.

Zudem ermöglicht unser Interviewkonzept durch die kommunikative Auseinandersetzung mit der individuellen gesundheitsbezogenen Lebensgestaltung eine Veränderung des Blickwinkels im Verlauf des Gesprächs: Ein solcher explorativer Effekt von Interviews zum Thema Gesundheit wurde in früheren Untersuchungen bereits festgestellt (Faltermaier, 1994). Auch vor diesem Hintergrund ist bei unseren Interviews nicht zu erwarten, daß sich die zentralen gesundheitsbezogenen Deutungen und Relevanzen bereits vollständig in der Eingangssequenz rekonstruieren lassen. Die Darstellung der Ergebnisse in den folgenden Kapiteln basiert deshalb auf der Auswertung der Gesamtinterviews.

4. Dynamische Gesundheitskonzepte und Gesundheitstheorien

Die allgemeine Zielsetzung dieser Untersuchung ist ein Beitrag zum Verständnis der subjektiven Konstruktion von Gesundheit im Rahmen der Salutogenese. Ein wesentlicher Schwerpunkt der empirischen Studie liegt auf der Frage, welche Vorstellungen sich gesunde, berufstätige Laien von Gesundheit machen. Hinter dieser Fragestellung steht zum einen die Annahme, daß in diesen Vorstellungen ein wesentlicher Teil des gesundheitsbezogenenen Wissens in der Bevölkerung zum Ausdruck kommt und daß damit eine subjektive Grundlage des Laiengesundheitssystems zu beschreiben ist, auf die sich auch gesundheitspolitische und -praktische Entscheidungen einlassen müssen. Zum anderen leitet uns die Annahme, daß diese gesundheitsbezogenen Vorstellungen von Menschen einen wesentlichen Einfluß auf ihr Gesundheitshandeln im Alltag haben, also zu berücksichtigen sind, wenn von professioneller Seite versucht werden soll, das Gesundheitsverhalten zu beeinflussen und damit Gesundheit zu fördern.

Gemäß unserer salutogenetischen Perspektive steht in dieser Studie Gesundheit und nicht Krankheit im Mittelpunkt; entsprechend haben wir uns auf subjektive Vorstellungen von Gesundheit konzentriert, in dem breiten Thema Gesundheit kann jedoch sowohl ein Gesundheitsdiskurs als auch ein Krankheitsdiskurs enthalten sein. Es wäre gerade wesentlich zu erfahren, welche Ausschnitte Menschen aus dem theoretisch breit verstandenen Kontinuum von Gesundheit und Krankheit herausgreifen, welche individuellen Schwerpunkte sie darin setzen.

Wie der Überblick in Kapitel 1 zeigte, lassen sich in der Forschungsliteratur zu gesundheitsbezogenen Vorstellungen von Laien sehr unterschiedliche theoretische Konstrukte erkennen: Zum einen werden breit angelegte Konstrukte verwendet, wie etwa das Alltagswissen von Gesundheit und Krankheit, Gesundheitsbewußtsein, subjektive Konzepte und subjektive Theorien von Gesundheit, subjektive Theorien von Krankheit. Zum anderen finden sich eher spezifische gesundheitsbezogene Kognitionen wie z.B. Kontrollüberzeugungen, Wahrnehmung von gesundheitlichen Risiken, Wahrnehmung der eigenen Bedrohung und Verwundbarkeit, oder subjektive Normen bezüglich eines angemessenen Gesundheitsverhaltens. Wir verwenden hier *Gesundheitsvorstellungen* als einen Sammelbegriff, der einen breiten Bereich von komplexen und spezifischen kognitiv-emotionalen Repräsentationen von Gesundheit umfaßt und mindestens die folgenden Bestandteile und Fragen einschließt: (1) Subjektive Konzepte von Gesundheit: Was versteht eine Person unter Gesundheit, insbesondere bezogen auf ihre eigene Gesundheit? (2) Subjektive Theorien von Gesundheit: Welche Einflußbedingungen sieht eine Person in Bezug auf ihre (eigene) Gesundheit? Lassen sich in diesen Vorstellungen komplexe Verknüpfungen nach Art von Theorien erkennen? Wesentliche Teilaspekte von subjektiven Theorien können die Wahrnehmung gesundheitlicher Ressourcen und Schutzfaktoren (die einer

Person helfen, gesund zu bleiben bzw. die eigene Gesundheit fördern), die Wahrnehmung von gesundheitlichen Risiken (im Sinne einer persönlichen aktuellen oder zukünftigen Gefährdung) und der persönlichen Verwundbarkeit sein, sowie die Vorstellungen von der personalen Kontrollierbarkeit der in den Theorien enthaltenen Einflußbedingungen auf Gesundheit.

Die Analyse des Forschungsstands (in Kap. 1) zu den subjektiven Konzepten und Theorien von Gesundheit hat einige Erkenntnisse, aber auch eine Reihe von Defiziten in der empirischen Forschung ergeben. So scheint eine relative Übereinstimmung über die zentralen Konzepte von Gesundheit zu bestehen, deren Handlungsrelevanz jedoch noch weitgehend unklar ist. Offen ist auch, ob damit die subjektiven Konzepte von Gesundheit schon erschöpfend beschrieben sind und wie sie nach verschiedenen soziokulturellen Gruppen (nach Geschlecht, Alter, sozialer Schicht, Berufsfeld) variieren. Noch wenig ist dagegen über komplexere subjektive Theorien von Gesundheit bekannt und wie diese mit den oft untersuchten spezifischen Kognitionen (Risikowahrnehmung, Kontrollüberzeugung etc.) zusammenhängen; diese Vorstellungen sind jedoch wesentlich für die Klärung der Frage, welche Richtung eine Person mit ihrem Gesundheitshandeln im Alltag einschlagen wird.

Wir haben uns in dieser Studie entschieden, Gesundheitsvorstellungen stärker als in anderen Untersuchungen in ihrem Kontext zu erfassen, insbesondere im Kontext der Lebenssituation (Berufsleben, Privatleben) und der Lebensgeschichte einer Person. Das methodische Prinzip der Untersuchung (vgl. Kap. 2) bestand darin, in der Datenerhebung wie in der Auswertung Raum für individuelle Relevanzsetzungen zu geben, Offenheit für die Äußerung von komplexen Vorstellungen zu schaffen und Verallgemeinerungen nur auf der Grundlage eines Verständnisses der Zusammenhänge in jedem Einzelfall vorzunehmen. Entsprechend unserem Interviewleitfaden wurden in den Gesprächen jeweils konkrete Fragen nach dem Verständnis von Gesundheit, nach den persönlichen Vorstellungen über mögliche Einflüsse auf die eigene Gesundheit, nach der Wahrnehmung von Ressourcen usw. gestellt. Häufig finden sich jedoch über den gesamten Interviewtext verstreut Hinweise auf das Gesundheitskonzept und die Gesundheitstheorien einer Person. Wir haben in den Fallanalysen alle diese Hinweise herangezogen, um das subjektive Konzept und die Theorie einer Person zu rekonstruieren.

Die folgende Darstellung der Ergebnisse erfolgt in mehreren Schritten: In Kapitel 4.1 werden wir zunächst die Dynamik in den subjektiven Konzepten von Gesundheit über vier Idealtypen vorstellen. Kapitel 4.2 wird dann beschreiben, wie sich die Dynamik und die Inhalte der Gesundheitskonzepte in komplexer Weise verknüpfen. In Teil 4.3 werden die in unserer Untersuchungsgruppe erkennbaren subjektiven Theorien von Gesundheit zunächst systematisch präsentiert und in einem abschließenden Teil 4.4 als komplexe Typen von Gesundheitsvorstellungen mit Fallbeispielen beschrieben. Fallmaterial wird in diesem Kapitel nur durch kurze Zitate einbezogen und dient an dieser Stelle lediglich zur Illustration der Ergebnisse; ausführliche Fallanalysen werden dann in Kapitel 6 vorgestellt.

4.1 Dynamische Konzepte von Gesundheit: Vier idealtypische Modelle

Über Gesundheit zu reden bedeutet Selbstreflexion. Bei unseren Interviewpartnern gab es große interindividuelle Unterschiede, welche Bedeutung für sie das Thema Gesundheit hatte und in welcher Weise sie bereits darüber nachgedacht haben; entsprechend weisen ihre Erzählungen über Gesundheit unterschiedliche Grade der Differenziertheit auf. Auffallend ist zunächst die stark individuelle Ausprägung in den Vorstellungen über Gesundheit. Laien entwickeln sich ihre Konzepte und Theorien über Gesundheit in der Regel auf der Grundlage ihrer eigenen Erfahrungen, seien diese nun persönlich erlebt oder sozial (über soziale Beziehungen, Medien und Experten) vermittelt. Laienvorstellungen sind somit Phänomene, die überwiegend in Lebenserfahrungen begründet sind. Trotz der stark individuellen Ausprägung der Gesundheitsvorstellungen lassen sich in der fallvergleichenden Auswertung der Interviews gemeinsame Merkmale erkennen, die Gegenstand der folgenden Ergebnisdarstellung sind.

Über unseren biographischen und rekonstruktiven Ansatz ließ sich eine dynamische und energetische Dimension von Gesundheit erkennen, die in dieser Form in anderen Studien noch nicht berichtet wurde. Im impliziten Verständnis der befragten Personen ist Gesundheit nämlich kein statischer Zustand, sondern sie verändert sich dynamisch über die Lebenszeit. Je nach der Art ihrer implizierten zeitlichen Bewegung über den Lebenslauf können verschiedene allgemeine Verlaufstypen differenziert werden, die jeweils unterschiedliche Implikationen für die Wahrnehmung von und den Umgang mit Gesundheit haben. Diese Dynamik in den subjektiven Konzepten von Gesundheit läßt sich in Metaphern einer elektrischen Energie veranschaulichen; zur Illustration der Konzepte werden daher im folgenden Energie-Modelle verwendet.

Auf der Grundlage unserer empirischen Analysen konnten wir *vier Typen von dynamischen Gesundheitskonzepten* rekonstruieren (sie sind auf der vertikalen Achse von Abbildung 4.1 aufgetragen). Sie werden im folgenden zunächst idealtypisch beschrieben und später in ihren empirisch gefundenen Kombinationen mit den Inhalten von Gesundheitskonzepten verdeutlicht.

A. Zustandsveränderung "On-off": Das Schalter-Modell von Gesundheit
Gesundheit wird bei diesem Typus als ein diskreter Zustand verstanden; die Dynamik ist dabei sehr einfach: Gesundheit ist entweder vorhanden oder nicht vorhanden. In der Energie-Metapher entspricht dieser Typus dem Modell eines *Schalters*, der im "on"-Zustand den elektrischen Strom fließen läßt, im "off"-Zustand nicht. Der dynamische Typus ist sehr eng mit einem dichotomen Konzept von Gesundheit und Krankheit verbunden; der Inhalt von Gesundheit wird dabei negativ über die Abwesenheit einer Krankheit definiert. Es gibt somit keinen positiv bestimmten Inhalt von Gesundheit, die Gesundheit selbst ist nicht wahrnehmbar; Herzlich (1973) nennt dieses Konzept entsprechend "Gesundheit

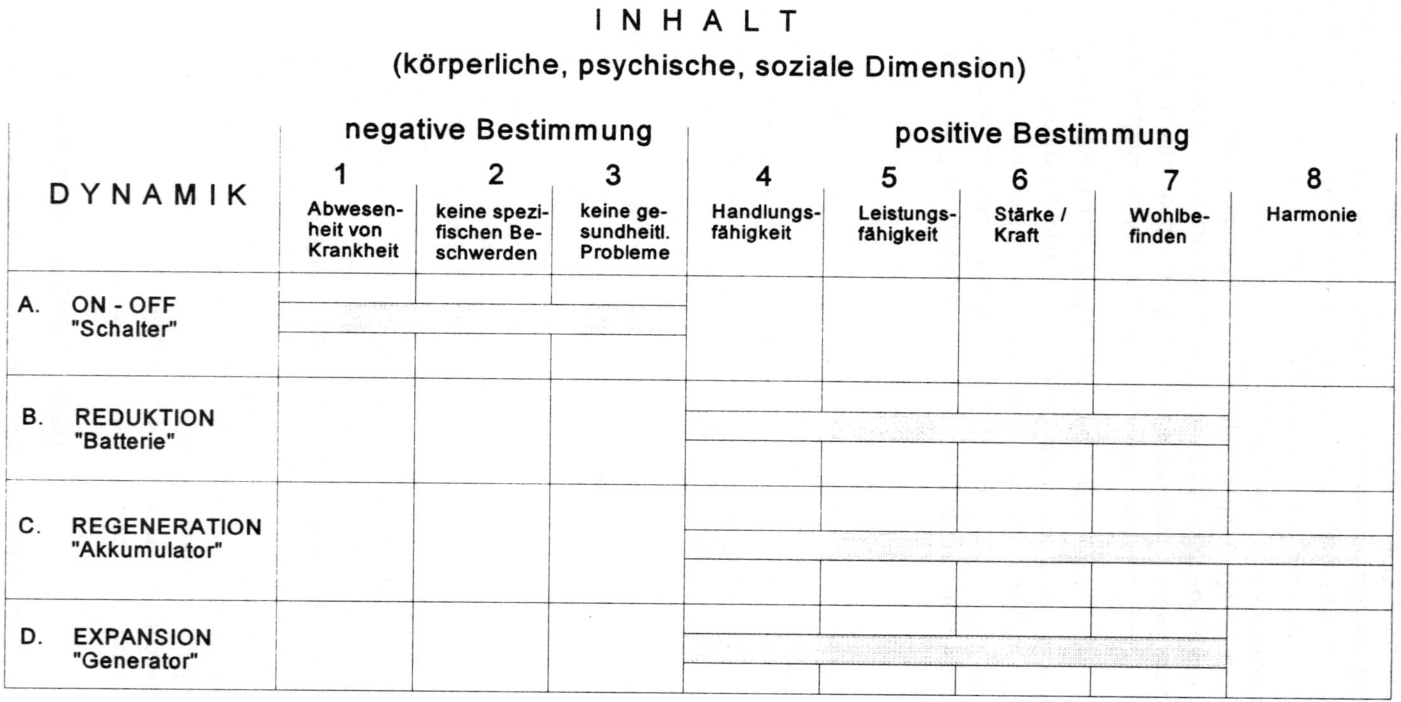

I N H A L T
(körperliche, psychische, soziale Dimension)

D Y N A M I K	negative Bestimmung			positive Bestimmung				
	1 Abwesenheit von Krankheit	2 keine spezifischen Beschwerden	3 keine gesundheitl. Probleme	4 Handlungsfähigkeit	5 Leistungsfähigkeit	6 Stärke / Kraft	7 Wohlbefinden	8 Harmonie
A. ON - OFF "Schalter"								
B. REDUKTION "Batterie"								
C. REGENERATION "Akkumulator"								
D. EXPANSION "Generator"								

Abb. 4.1: Subjektive Gesundheitskonzept: Inhalt / Dynamik

als Vakuum". Es gibt nur zwei unterscheidbare Zustände, die in sich als konstant wahrgenommen werden, Gesundheit und Krankheit. Die Gesundheit verschwindet automatisch, wenn eine Krankheit eintritt; fließende Übergänge sind nicht vorgesehen. Personen dieses Typus sehen in der Regel wenig Einfluß auf dieses Geschehen, ihre personalen Kontrollüberzeugungen sind oft niedrig. Sie erleiden mehr oder weniger passiv den Eintritt einer Krankheit und sind dann auf die Hilfe medizinischer Experten angewiesen, um die Krankheit zu heilen und damit Gesundheit wieder herzustellen. Die Selbstwahrnehmung dieser Personen konzentriert sich auf mögliche körperliche Anzeichen einer Erkrankung. Wenn überhaupt präventive Aktivitäten in Erwägung gezogen werden, dann kommen primär die Reduktion von Risikofaktoren für Krankheiten und die Früherkennung von Krankheiten durch ärztliche Vorsorgeuntersuchungen in Frage.

B. Reduktion eines begrenzten Reservoirs: Das Batterie-Modell von Gesundheit
Personen dieses Typus verstehen Gesundheit als ein endliches Reservoir, das sich - ausgehend von einem Idealzustand maximaler Gesundheit - im Laufe des Lebens abbaut und verbraucht. Der Inhalt von Gesundheit muß in dieser Vorstellung auch positiv bestimmt sein und kann dabei unterschiedliche Schwerpunkte haben (siehe 4.2). Im Gegensatz zum Schalter-Modell impliziert dieses Konzept von Gesundheit keine Dichotomie und keine diskreten Zustände; es gibt fließende Übergänge zwischen Gesundheit und Krankheit. Die Dynamik von Gesundheit verläuft in einer kontinuierlichen Veränderung, die jedoch nur in eine Richtung geht: von einem Ausgangspunkt maximaler Gesundheit reduziert sich das Potential kontinuierlich, mehr oder weniger stark und unterschiedlich schnell. In der Energiemetapher verhält sich Gesundheit folglich nach dem Modell einer *Batterie*, die sich durch Gebrauch langsam, aber stetig entleert. Gesundheit stellt also ein umgrenztes Reservoir an Energie dar, das im Laufe des Lebens zwangsläufig abnimmt, entweder durch den Alterungsprozeß oder durch andere negative Einflüsse. Das Augenmerk des gesunden Menschen wird daher darauf gerichtet sein, jene Belastungen und Risiken sowie riskanten Lebens- und Verhaltensweisen zu vermeiden, die das Reservoir vorzeitig ausschöpfen könnten. Es dominiert daher tendenziell eine defensive Lebenshaltung, die darauf gerichtet ist, das vorhandene Gesundheitspotential zu schützen und möglichst lange zu erhalten. Gesundheit wird durch ihre Endlichkeit ein entsprechend kostbares Gut, das möglichst frühzeitig und effektiv geschützt werden muß. Dieser Typus entspricht im wesentlich der Dimension, die Herzlich (1973) als "Reservoir an Gesundheit" bezeichnet hat.

C. Regeneration eines Potentials: Das Akkumulator-Modell von Gesundheit
Bei diesem Typus wird Gesundheit so verstanden, daß sich das Potential an Gesundheit nicht nur verbraucht, sondern auch wieder aufgefüllt werden kann; Gesundheit ist somit regenerierbar. Diese Dynamikvorstellung impliziert eine kontinuierliche Veränderung von Gesundheit; im Gegensatz zum Batterie-Modell sind nun aber Bewegungen in beide Richtungen möglich: Gesundheit kann sich abbauen, aber durch Ausgleichsprozesse oder andere Einflüsse auch wieder auf-

bauen. Die Energiemetapher legt in diesem Fall das Modell eines *Akkumulators* nahe, der verbrauchte Energie wieder aufladen kann: Das Potential an Gesundheit, die verfügbare Energiemenge, wird durch bestimmte Einflüsse erschöpft, sie kann aber grundsätzlich auf unterschiedliche Weise wieder aufgefüllt oder regeneriert werden. Gesundheitliche Schwankungen werden dabei häufig sehr aufmerksam wahrgenommen, um alle Möglichkeiten zum Ausgleich von gesundheitlichen Abbauprozessen oder zur Wiederherstellung eines Gesundheitspotentials auszuschöpfen. Personen dieses Typus haben daher oft differenzierte Gesundheitskonzepte, die die körperliche, seelische und soziale Ebene einbeziehen, und komplexe Gesundheitstheorien, die ein Netz verschiedener Einflußbereiche und -prozesse vorsehen. Die subjektiven Kontrollmöglichkeiten sind hier in der Regel vielfältiger, denn sie zielen nicht nur auf den Schutz vor zu schnellem Abbau, sondern auch auf aktive Bemühungen zur Wiederherstellung eines Potentials an Gesundheit.

D. Expansion eines Potentials: Das Generator-Modell von Gesundheit

Gesundheit kann schließlich auch als *Expansion* eines Potentials gedeutet werden. Gesundheit verändert sich auch bei diesem subjektiven Konzept in einem kontinuierlichen Prozeß und nicht als Wechsel diskreter Zustände. Aber für Personen mit dieser Vorstellung dominiert die Vergrößerung und Ausweitung des Potentials, die Erweiterung von Grenzen. Das vorhandene Energiereservoir kann hier durch bestimmte Einflüsse oder aktive Bemühungen vergrößert werden, und diese Möglichkeit steht subjektiv im Vordergrund; ein Abbau von Gesundheit, ein Energieverbrauch, wird tendenziell negiert oder steht im Hintergrund. So können beispielsweise in bezug auf die körperliche Gesundheit eher riskante Verhaltensweisen gleichzeitig als Zuwachs des psychischen Wohlbefindens oder Selbstvertrauens verstanden werden. Grundlage für dieses dynamische Konzept ist daher ein multidimensionales inhaltliches Gesundheitskonzept, das eine körperliche, seelische oder auch soziale Ebene vorsieht. Dieser Typus entspricht dem Modell eines *Generators*, der Energie erzeugen kann. Durch die Dominanz einer Expansionsvorstellung, die gesundheitliche Veränderungen in eine positive Richtung betont, besteht die Gefahr, daß nicht nur die personale Kontrollierbarkeit von Gesundheit überschätzt wird, sondern daß auch reale Grenzen oder Gefährdungen ignoriert werden.

Die hier rekonstruierten Typen dynamischer Modelle von Gesundheit deuten einen interessanten neuen Aspekt in der Untersuchung von subjektiven Konzepten an: Laien stellen Gesundheit in eine dynamische und lebenszeitliche Perspektive. Das impliziert, daß Veränderungen im Gesundheitzustand als selbstverständlich betrachtet und in einen Zusammenhang mit dem individuellen Lebenslauf und dem eigenen Handeln gebracht werden. Die unterschiedlichen dynamischen Modelle von Gesundheit stehen in engem Zusammenhang mit den Inhalten von Gesundheitskonzepten und mit den Gesundheitstheorien, da sie Konsequenzen für die Aufmerksamkeit und das Handeln einer Person haben. Wer Gesundheit beispielsweise nach einem Schalter- Modell entwirft, der nimmt

Veränderungen nicht kontinuierlich, sondern nur als diskrete Zustandsänderungen wahr. Das Batterie-Modell läßt dagegen die subjektive Wahrnehmung eher auf die Erhaltung eines Gesundheitspotentials konzentrieren und auf Einflüsse, die eine Abnahme dieses Potentials beschleunigen oder verlangsamen.

4.2 Subjektive Gesundheitskonzepte: Inhalt und Dynamik

Die oben beschriebenen dynamischen Modelle von Gesundheit lassen es noch weitgehend offen, was Laien inhaltlich unter Gesundheit verstehen. Daher werden im folgenden zuerst allgemein die inhaltlichen Aspekte in den subjektiven Konzepten von Gesundheit dargestellt, die wir aus dem empirischen Material rekonstruieren konnten. In einem zweiten Schritt werden wir dann die empirisch gefundenen Verknüpfungen zwischen der dynamischen und inhaltlichen Dimension von Gesundheit näher ausführen und durch Fallmaterial illustrieren. Erst dann ist die Komplexität erreicht, die notwendig ist, um die subjektiven Gesundheitskonzepte angemessen zu charakterisieren.

In der Abbildung 4.1 sind die Ausprägungen der dynamischen und inhaltlichen Dimension in den *subjektiven Konzepten von Gesundheit* und ihre Zusammenhänge in eine Systematik gebracht. Die Matrix enthält zwei Hauptdimensionen: auf der vertikale Achse ist die gerade beschriebene *Dynamik* von Gesundheit aufgetragen, auf der horizontalen Achse die *Inhalte* von Gesundheit.

4.2.1 Die Inhalte von subjektiven Gesundheitskonzepten

Eine erste zentrale inhaltliche Differenzierung der Gesundheitskonzepte stellt die Unterscheidung zwischen einer *negativen und positiven Bestimmung* von Gesundheit dar; beide können jeweils sowohl körperliche als auch psychische Aspekte mit einschließen. Gesundheit kann durch die Festlegung eines spezifischen Inhalts positiv umschrieben werden; oder sie kann durch die Festlegung ihres Gegenteils negativ definiert werden. Der klassische medizinische Gesundheitsbegriff definiert beispielsweise Gesundheit insofern negativ, als auf die Abwesenheit einer Krankheit verwiesen wird.

Nach unseren Ergebnissen lassen sich in Hinblick auf eine *negative* inhaltliche Bestimmung von Gesundheit die folgenden drei Aspekte unterscheiden:

(1) Gesundheit als *Abwesenheit von Krankheit*: Als gesund in diesem Sinne bezeichnen sich Menschen automatisch dann, wenn keine medizinisch definierte Krankheit erkennbar ist. Die Gesundheit selbst ist nicht wahrnehmbar, sie stellt ein "Vakuum" dar und ist deshalb lediglich am Fehlen einer Erkankung festzustellen. Dieses Laienkonzept entspricht dem klassischen medizinischen Begriff von Gesundheit.

(2) Gesundheit als das *Fehlen spezifischer* körperlicher (oder psychischer) *Beschwerden:* Im Unterschied zu (1) wird hier Gesundheit nicht am Fehlen einer

Krankheit, sondern am Fehlen von subjektiv wichtigen Beschwerden festgemacht. Dabei werden unterschiedliche Formen von Einschränkungen thematisiert und häufig auch Schmerzen angesprochen. Die Befragten können sich als mehr oder weniger gesund erleben, wenn diese Beschwerden nicht oder in einem geringen Maß vorhanden sind.

(3) Gesundheit als das *Fehlen von gesundheitlichen Problemen:* Hier werden keine spezifische Beschwerden angesprochen und benannt, sondern Gesundheit wird daran festgemacht, daß im allgemeinen keine gesundheitlichen Probleme, Einschränkungen oder Störungen vorhanden sind.

Bei einer *positiven* inhaltlichen Bestimmung in den subjektiven Konzepten von Gesundheit läßt sich die Beschreibung eines Aktionspotentials unterscheiden von der Beschreibung des eigenen Befindens. Gesundheit *aktional* oder handlungsbezogen zu bestimmen, kann zweierlei bedeuten:

(4) Gesundheit als generelle *Handlungsfähigkeit:* Die Handlungsfähigkeit kann sich entweder auf basale Alltagshandlungen beziehen (z.B. am Morgen gut aufstehen zu können, sich ohne Einschränkungen bewegen, essen oder trinken zu können) oder auf die Möglichkeit, persönlich wichtige Angelegenheiten im Leben verfolgen zu können. Der Leistungsaspekt steht hier nicht im Vordergrund..

(5) Gesundheit als *Leistungsfähigkeit:* Dabei wird zumeist das körperliche und psychische Leistungsvermögen im Beruf oder die körperliche Fitness (z.B. im sportlichen Sinn) angesprochen; Gesundheit kann aber auch ganz allgemein auf die Arbeitsfähigkeit bezogen werden, nämlich in der Lage zu sein, der Erwerbstätigkeit oder der Hausarbeit nachzugehen.

Wenn Gesundheit über die *Beschreibung des eigenen Befindens oder als Zustand* definiert wird, dann kann damit eine wahrgenommene Stärke oder Kraft gemeint sein, ein körperliches und/oder psychisches Wohlbefinden oder ein nahezu optimaler Gesundheitszustand, der mit Harmonie bzw. Gleichgewicht umschrieben wird:

(6) Gesundheit als *Stärke oder Kraft:* Es bedeutet die Wahrnehmung des eigenen Potentials an Energie, meist im Sinne eines Energieüberschusses ('vor Kraft strotzen'). Stärke kann sich sowohl auf die körperliche als auch auf die psychische Ebene beziehen oder auf beides zusammen. Bei diesem Verständnis von Gesundheit wird zwar in der Regel das eigene Befinden beschrieben, diese Kategorie läßt sich aber auch als Potential zum Handeln verstehen und kann somit auch im Übergangsbereich zwischen Befinden und Aktionspotential eingeordnet werden.

(7) Wird Gesundheit als *Wohlbefinden* verstanden, dann kann sich das sowohl auf die körperliche Ebene beziehen (sich im eigenen Körper wohl fühlen) als auch auf die psychische Ebene (zufrieden, ausgeglichen, mit sich in Einklang sein). Beide Ebenen können relativ gleichwertig nebeneinanderstehen und sich

ergänzen, häufig lassen sich jedoch Schwerpunkte im körperlichen *oder* im psychischen Bereich erkennen.

(8) Gesundheit als *Harmonie* oder Gleichgewicht beschreibt entweder ein positives oder sogar ein optimales Verhältnis zwischen der Person und ihrer (sozialen) Umwelt, d.h. einen gelungenen Ausgleich zwischen den personalen Möglichkeiten und den Anforderungen der Umwelt; oder sie bezieht sich stärker auf die Harmonie zwischen den körperlichen, psychischen und sozialen Anteilen einer Person. Auch Herzlich (1973) beschreibt in ihrer Untersuchung diese Vorstellung von "Gesundheit als Gleichgewicht". Diese stelle einen nahezu idealen, damit auch seltenen Gesundheitszustand dar, als Gesundheit im höchsten Sinn, in der sich die subjektive Erfahrung eines körperlichen und psychosozialen Wohlbefindens mit guten Beziehungen zu anderen Menschen verbindet.

In den subjektiven Konzepten von Gesundheit, die über die Aussagen unserer Interviewpartner rekonstruiert wurden, spiegelt sich eine komplexe subjektive Wirklichkeit wider, die weit über diese einfache Aufteilung in acht Kategorien hinausgeht. In den individuellen Vorstellungen können positive oder negative Bestimmungen von Gesundheit dominieren; häufig treten sie in vielfältigen Kombinationen auf. Insgesamt überwiegen in unserer Untersuchungsgruppe deutlich die positiven Definitionen von Gesundheit. Dieses Ergebnis steht in Einklang mit der Forschungsliteratur (vgl. Kap. 1.3). Gerade jene Personen, die positive Inhalte zur Bestimmung von Gesundheit heranziehen, nehmen oft auch sehr differenzierte Konzeptualisierungen vor. Eine ausschließlich negative Definition von Gesundheit als Abwesenheit von Krankheit war in dieser Untersuchungsgruppe wie auch in anderen Untersuchungen über Gesundheitskonzepte von Laien die absolute Ausnahme.

Es muß aber festgehalten werden, daß Gesundheit sehr häufig gleichzeitig in positiver und negativer Weise bestimmt wird, d.h. die meisten Befragten verwenden beide Definitionsmöglichkeiten gleichzeitig; positive und negative Bestimmungen von Gesundheit schließen sich somit keineswegs aus, sondern können einander ergänzen. Wenn wir allgemein feststellen, daß der überwiegende Teil der Befragten ein positives Konzept von Gesundheit vertritt, so unterscheiden sie sich aber darin, wie dominant sie diese positive Seite sehen und ob sie stärker die somatische oder psychische Ebene (oder ihre Wechselwirkung) betonen; und sie unterscheiden sich darin, welche Inhalte der Gesundheit jeweils im Mittelpunkt stehen.

Diese erste systematische Beschreibung der rekonstruierten subjektiven Konzepte läßt eine Vielfalt von subjektiven Konstruktionen von Gesundheit in unserer Untersuchungsgruppe erkennen, die für den Umgang mit Gesundheit jeweils unterschiedliche Konsequenzen haben werden (vgl. Kap. 5). Die inhaltliche Bestimmung von Gesundheit lenkt den Blick auf unterschiedliche Ausschnitte der subjektiven Wirklichkeit: Wer Gesundheit beispielsweise als Leistungsfähigkeit versteht, der nimmt in der Selbstbeobachtung andere Aspekte wahr, als eine Person, die das psychische oder körperliche Wohlbefinden betont. Wer Gesundheit als Abwesenheit einer Krankheit begreift, wird dazu tendieren, seine gesundheitlichen Belange solange nicht wahrzunehmen wie nicht Zeichen einer Krankheit oder Hinweise auf Risiken für eine Erkrankung bestehen.

4.2.2 Typische Kombinationen von Dynamik und Inhalt

Nachdem die rekonstruierten subjektiven Konzepte zuerst in ihren dynamischen Idealtypen und dann in ihren inhaltlichen Bestimmungen beschrieben wurden, sollen nun typische, in unserer Untersuchungsgruppe vorkommende Kombinationen zwischen den dynamischen und inhaltlichen Konzepten von Gesundheit aufgezeigt, beschrieben und durch Fälle illustriert werden. In Abbildung 4.1 ist diese Systematik in einem zweidimensionalen Raster erkennbar; die zentralen Kombinationsmöglichkeiten sind durch Balken veranschaulicht. Wir folgen damit der empirisch feststellbaren Verteilung der Fälle und zeigen im folgenden die wichtigsten Kombinationen von Dynamik und Inhalt in den subjektiven Konzepten von Gesundheit.

Typus A1: On-off-Modell und Abwesenheit von Krankheit
Die dynamischen Vorstellung von Gesundheit als "Alles oder Nichts", also das energetische "Schalter"-Modell, tritt in der Regel in Verbindung mit einem negativ bestimmten Konzept von Gesundheit als Abwesenheit von Krankheit auf. Gesundheit ist in diesem Konzept keine wahrnehmbare Größe; erst wenn sie verschwunden ist, indem eine Krankheit (von bestimmter Schwere) übergangslos eingetreten ist, wird sie über ihr Fehlen erkennbar.

Frau Zemann nimmt beispielsweise Gesundheit als ein Vakuum wahr, über das sich nicht sprechen läßt, das nur durch ihr Verschwinden eine Bedeutung erhält. Auf die direkte Frage der Interviewerin nach ihrer Vorstellung von Gesundheit antwortet sie:
> *Gesundheit? Ja. .. Was ist? Daß man gesund bleibt <lacht>. .... Daß man ... gesund bleibt. <6 Sek. Pause> Ich weiß nicht <lacht>.* (433-434)

Die erkennbare Ratlosigkeit, Gesundheit zu definieren, zeigt das Fehlen eines positiven Gesundheitsbegriffs. In ihrer zweifachen Formulierung *gesund bleibt* wird die Bedrohlichkeit des Verschwindens von Gesundheit deutlich; Gesundheit kann nicht hergestellt, sondern allenfalls daran gehindert werden, verloren zu gehen.

Gesundheit wird aber auch an der Seltenheit einer Erkrankung oder an dem Fehlen gesundheitlicher Probleme festgemacht. Herr Hoch bringt beispielsweise Gesundheit schon bei der Eingangsfrage damit in Verbindung, daß Krankheiten bei ihm selten vorkommen und leitet daraus ab, daß für ihn Gesundheit eine geringe Bedeutung hat.
> *Ja also in dem Sinn .. Rolle net viel, weil ich an sich selten krank bin. Also ich glaub, wenn ich also in den vierzehn Jahren, was ich jetzt in dem Betrieb drin bin, .. drei Wochen Krankheit zusammenbring, .. ist es viel.* (12-14)

Er bringt Krankheit unmittelbar mit seiner Arbeit in Verbindung und assoziiert Krankheit - ab einer bestimmten Schwere - unmittelbar mit Arbeitsunfähigkeit. Mit Stolz hebt er hervor, wie wenig seine Arbeitsfähigkeit in der Zeit seiner bisherigen Berufstätigkeit eingeschränkt war. Der Gesundheitsdiskurs ist ihm eher fremd. Er erzählt im gesamten Interview immer wieder von Krankheiten, wenn er auf Gesundheit angesprochen wird. Krankheiten sind für ihn Störungen im Leben, vor allem in der Arbeitsfähigkeit, und scheinen aus seiner Sicht plötzlich und schicksalhaft einzutreten, was aber bei ihm aber glücklicherweise nicht der Fall sei: *Also ich persönlich bin da gut verschont.* (28-29)

Typus B 5: Reduktion eines Reservoirs an Leistungsfähigkeit
Die dynamische Vorstellung von einem Gesundheitspotential, das man sich im Laufe des Lebens möglichst lange erhalten kann, das aber unweigerlich irgendwann abnimmt und sich verbraucht, ist häufig mit der positiven inhaltlichen Konzeption von Gesundheit als Leistungsfähigkeit verknüpft.
Herr Paul betont beispielsweise den körperlichen Aspekt von Gesundheit und dabei neben dem Wohlbefinden insbesondere die Leistungsfähigkeit. Indem er Gesundheit und das Leistungsvermögen in ein Verhältnis zum Lebensalter (er ist 47 Jahre alt) setzt, impliziert er den gesundheitlichen Abbau durch einen Alterungsprozeß, der mehr oder weniger schnell verlaufen kann:
Ich versteh unter Gesundheit, wenn man sich wohl fühlt,.. und man ist, sagen wir mal vom körperlichen her gut drauf noch, .. und man kann doch alles noch, sagen wir mal, im Alter, sagen wir mal im bestimmten Alter noch alles mitmachen. Wo ich sag, das kann ich nicht mehr, oder das kann ich, oder jenes kann ich nicht mehr. Oder das tut mir weh, oder ... da muß ich zurückstecken, da muß ich sagen, dann stimmt's mit der Gesundheit nicht mehr, irgendwas-- (1457-1462)

Auch der 41-jährige Herr Neumann mißt seine Gesundheit an der Leistungsfähigkeit in seinem Beruf und bringt sie mit dem Alter in Verbindung; er markiert sogar ein konkretes Lebensalter, ab dem nach seiner Erfahrung ein gesundheitlicher Umbruch eintritt und ab dem eine Schonung des Energiereservoirs notwendig wird:
Scheinbar ab dreißig, fünfunddreißig, daß man da so irgendwie in den Umbruch kommt. So scheint mir.../.../ Und dann wennst ein bißl Alkohol trinkst oder irgendwie was sowas, dann merkt man das mehr. Auch vom, von der Arbeit her. Bringst halt dann auf einmal nimmer seine Leistung, so irgendwie weil's du einfach, du bist einfach geschaffter. Und brauchst auch länger den Schlaf und irgendwie was. (39-44)

Das Batterie-Modell eines umgrenzten Potentials an Gesundheit (Leistungsfähigkeit, körperliche Energie) ist in beiden Fällen gut erkennbar. Nur geht Herr Paul damit eher optimistisch um, indem er das trotz seines Alters noch gute Leistungsvermögen hervorhebt; hingegen hat Herr Neumann eine defensive Sicht, in der schon in relativ frühem Lebensalter Schonung angesagt ist, um sich das Reservoir an Gesundheit noch möglichst lange zu erhalten.

Denselben Typus verkörpert auch Frau Beckmann, sie spricht den energetischen Aspekt der Leistungsfähigkeit direkt an. Aufgrund ihrer Lebenssituation als (halbtags) berufstätige Frau, die gleichzeitig für eine fünf-köpfige Familie verantwortlich ist, konzentriert sie sich aber mehr auf den Bereich der Hausarbeit; ihre Äußerung erweitert den Leistungsaspekt, indem sie Leistung nicht nur im körperlichen, sondern auch im psychisch-motivationalen Bereich ansiedelt:

> *Sagen wir mal, daß ich mich fit fühl, daß ich mich .. rundum fit fühl, ja, und Energie hab, und halt alles so machen kann halt. Man sieht das praktisch erst, wenn man, wenn es mal so schlecht geht, daß man zu nix Lust hat und zu sich, zu nix aufreiben kann, daß man jetzt noch weiß Gott was tun soll.* (650-653)

Es ist an dieser Stelle bereits ersichtlich, daß sich in den Konzepten von Gesundheit inhaltlich die Lebenserfahrungen und -situationen spiegeln. Die Befragten wählten jene Leistungsbereiche, die in ihrem Leben dominant für sie sind. Überwiegend wurde die Leistungsfähigkeit im Bereich der beruflichen Arbeit angesprochen, gelegentlich aber auch Leistungsbereiche wie die Hausarbeit und der Sport.

Typus B 7: Reduktion eines Reservoirs an Wohlbefinden
Das dynamische Gesundheitsmodell einer "Batterie" wird oft auch mit der inhaltlichen Dimension des Wohlbefindens verbunden.
Herr Winter betont in dem folgenden Zitat, was für ihn als früheres Ideal an Gesundheit erscheint, das er jedoch heute keinesfalls mehr erreicht:

> *Gesundheit ist in meinen Augen, wenn Du Dich rundum pumperlwohl fühlst, keinerlei Beschwerden hast, irgendwie kannst die höchsten Berg naufkraxeln, ohne daß Dir die Luft ausgeht, ohne daß Dir irgendwas zieht oder, also wenn Du Dich halt ganz pudelwohl fühlst.* (760-763)

Deutlich wird hier, daß für Herrn Winter der körperliche Aspekt im Vordergrund steht. Zudem ist jedoch die Kombination mehrerer Aspekte von Gesundheit gut zu erkennen, denn er spricht hier auch die Leistungsfähigkeit und die Abwesenheit von Beschwerden an. Das Batterie-Modell ist daran abzulesen, daß er Gesundheit deutlich mit dem Alter verknüpft und von dieser optimalen Gesundheit wie aus der fernen Vergangenheit erzählt; er fühlt sich nämlich heute (mit 37 Jahren) weder körperlich *pudelwohl* noch derartig leistungsfähig und hat zudem eine Reihe von *Wehwehchen*, ohne daß damit für ihn ein Anlaß zu einem Gesundheitshandeln gegeben wäre.

Das körperliche Wohlbefinden spielt zwar auch bei Herrn Esser eine zentrale Rolle, für ihn gehört aber auch ein geistiges Wohlbefinden zur Gesundheit. Obwohl er sich mit der Frage, was Gesundheit für ihn darstellt, noch wenig befaßt hat, wie seine zögernden Reaktionen auf die entsprechende Frage zeigen, läßt sich sein Konzept doch in dieser längeren, durch mehrere Präzisierungsfragen des Interviewers geprägten Passage ablesen:

> *E: Gesundheit? ... Wohlfühlen. ..*
> *I: Mmh.... Körperlich, psychisch-- ?*

E: Also ich fühl mich gesund, wenn ich mich wohlfühle.
I: Mmh.. . . Und was meinen Sie mit dem Wohlfühlen? Können Sie es
noch mal genauer beschreiben, also meinen Sie, daß Sie körperlich sich
wohlfühlen--?
E: Ja, wenn ich, . . wenn ich mich körperlich wohlfühle, wenn ich mich
geistig wohlfühle, wenn ich keine Probleme hab, ich find, das gehört
auch ein bißchen dazu. Zur Gesundheit. (866-880)

Wohlfühlen wird hier nicht nur plakativ hervorgehoben, sondern es wird im weiteren Gesprächsverlauf konkretisiert und subjektiviert am Beispiel seines leichten Übergewichts. *Sich im Körper wohlfühlen* ist dabei sein zentrales Kriterium und nicht das objektive Gewicht oder *sichtbare* Ringe am Bauch. Obwohl er sich heute als sehr gesund einschätzt, bemerkt er doch einen gewissen Verlust von Gesundheit insofern, als er sich früher geistig und körperlich besser gefühlt habe; er begründet das mit einer berufsbedingten mangelnden sportlichen Betätigung. Das dynamische Konzept der Reduktion eines Gesundheitspotentials wird somit weniger mit dem Alter als mit der Lebensweise begründet.

Typus C5: Regeneration eines Potentials an Leistungsfähigkeit
Im dynamischen Regenerationsmodell des "Akkumulators" wird die Möglichkeit angenommen, daß das Reservoir an Gesundheit, in diesem Fall bestimmt durch das eigene Leistungsvermögen, nicht nur schwinden kann, sondern sich unter bestimmten Bedingungen auch wieder auffüllen kann.
Bei Herrn Krause läßt sich ein stark körperbezogenes Konzept von Gesundheit feststellen, das sowohl die körperliche Leistungsfähigkeit als auch das körperliche Wohlbefinden betont. Er betreibt sehr intensiv Sport und kann sich damit aus seiner Sicht immer wieder regenerieren, wenn Belastungen durch ungesunde Aspekte seiner Arbeit (Bewegungsmangel), ungesunde Umwelt und lästige familiäre Verpflichtungen das Wohlbefinden und seine Fitness gefährden.

...wenn ich vom Sportverein, wenn ich zurückkomm, des geht mir oft so,
wenn jetzt im Geschäft es den ganzen Tag irgendwie hektisch war, und
man kommt abends heim, ist irgendwo total geschafft, und weiß, jetzt um
sieben ist Training, dann hab ich eigentlich auch keine Lust net, daß ich
da hingeh, und jedesmal wenn ich da, ich hab das a paarmal gemacht,
da bin ich wirklich net gegangen, weil ich einfach keine Lust gehabt hab,
und ich hab mich ein paarmal auch wirklich dann aufgerafft, hab den
inneren Schweinehund überwunden, und wenn ich dann war-, hinterher,
da war ich topfit, gell, da ist da alles wie weggeblasen. Also es ist ir-
gendwo schon der Ausgleich zum Alltag, wenn man sich einfach betätigt,
körperlich. (141-151)

Die schwierige psychische Motivierung zum Sport nach einem anstrengenden Arbeitstag lohnt sich somit für ihn und bringt ihn gesundheitlich wieder zu körperlicher Fitness und zu körperlichem Wohlbefinden.

Eine ähnlich dominante Rolle spielt die sportliche Betätigung für die Aufrechterhaltung und Wiederherstellung von Gesundheit auch bei Frau Müller.

Nur betont sie neben dem körperlichen auch das geistige Leistungsvermögen. Gesundheit bedeutet für sie

.. in erster Linie schon ein gesunder Körper. Also .. ein gesunder Körper und ein gesunder Geist, um das mal richtig zu sagen. Das wär ja furchtbar schlimm, wenn das eine nicht wäre. Und .. und ich glaub das wär es schon. Wenn Körper und Geist intakt sind und altersentsprechend beweglich, also sowohl Körper und Geist, dann find ich, ist jemand schon gesund. (770-775)

Beide Aspekte der Leistungsfähigkeit werden durch den Zusatz *altersentsprechend* relativiert, weil es aus ihrer Sicht wohl unrealistisch wäre, sich als 42-jährige Frau mit Jüngeren zu vergleichen. Diese Beweglichkeit, und damit Gesundheit, muß sie sich aber immer wieder erneuern, indem sie Anforderungen an ihren Körper und Geist stellt; ihr Mittel dazu ist zum einen der gymnastisch orientierte Sport und zum anderen sind es ihre kulturellen Interessen (z.B. Lesen).

Typus C6: Regeneration eines Potentials an seelisch-körperlicher Stärke
Ein in unserer Studie eher seltener inhaltlicher Aspekt von Gesundheit betrifft eine sowohl körperlich als auch psychisch verstandene Kraft und Stärke. Darin kommt gut das dynamisch-energetische Moment in den subjektiven Konzepten von Gesundheit zum Ausdruck; die Verbindung mit einem Regenerationskonzept liegt hier nahe. Frau Heyne ist ein gutes Beispiel für diesen Typus:

I: Und woran merken Sie, daß Sie gesund sind?
H: .. An meiner Kraft. (1266-1267)

Diese Kraft und Stärke äußert sich bei ihr konkret darin, daß sie sich körperlich und psychisch wach (konzentriert, handlungsbereit) fühlt. Sie sieht sich selbst in ihrem Leben als eine starke, widerstandsfähige Frau und fühlt sich aus diesem Grund auch nicht verwundbar gegenüber möglichen pathogenen Einflüssen (wie z.B. einer Krebserkrankung).

H: Und ich hab ziemlich viel, viel Kraft. Ich denk, daß ich sehr energiegeladen bin.
I: Körperlich oder auch psychisch?
H: Beides. Also umhauen tut es mich net so schnell. (1169-1172)

Diese Widerstandkraft ist jedoch im Leben gefährdet (z.B. durch Streßsituationen in einer Partnerbeziehung) und muß daher immer wieder aktiv hergestellt werden, der Energie-"Akkumulator" muß aufgefüllt werden.

Typus B7/C7: Gesundheit als seelisches und körperliches Wohlbefinden
Die inhaltlich positiven Gesundheitskonzepte des körperlichen Wohlbefindens und des psychischen Wohlbefindens kommen in unserer Studie sehr häufig vor; allerdings sehen nur wenige befragte Personen beide zusammen als die zentralen Merkmale von Gesundheit. Körperliches Wohlbefinden bedeutet überwiegend, sich im Körper wohl zu fühlen; dabei werden jeweils persönlich unterschiedliche Präzisierungen angeboten: das subjektiv passende Körpergewicht, die Figur, die Gelöstheit und Entspanntheit des Körpers. Psychisches Wohlbefinden wird be-

zogen auf positive Stimmungen, Gefühle und Einstellungen, auf die persönliche Zufriedenheit und vor allem auf eine innere Ruhe und Ausgeglichenheit; gelegentlich wird auch im umfassenden Sinn von Lebenlust gesprochen. Diese Wohlbefindenskonzepte sind sowohl in Kombination mit dem Batterie- als auch dem Akkumulator-Modell zu finden.

Frau Aschauer ist ein Beispiel für das Vorherrschen des körperlich-psychischen Wohlbefindens als Bestimmung von Gesundheit (Typus B7):

> *Ah, ja, Gesundheit ist für mich eigentlich schon körperlich und auch seelisch, daß es mir gut geht, daß ich mich wohl fühl, .. daß ich natürlich keine Schmerzen hab (schmunzelt). Ja aber, daß es mir auch vor allem seelisch dann auch gut geht.* (345-347)

Sie sieht sich in ihrer Gesundheit dabei jedoch durch eine Reihe von überwiegend beruflichen Risiken gefährdet, die sie einerseits zu minimieren sucht, denen sie andererseits durch gesundheitliche Aktivitäten gegensteuert. Diese Aufgabe der Aufrechterhaltung von Gesundheit nimmt einen großen Raum in ihrem Leben ein; dabei herrscht bei ihr eine defensive Haltung vor, die auf das energetische Modell einer Batterie hinweist.

Auch Herr Unger versteht unter Gesundheit ein

> *komplettes körperliches und geistiges Wohlbefinden.*
> *I: Mhm. Und was bedeutet das körperliche Wohlbefinden für Sie? Also oder das geistige Wohlbefinden?*
> *U: Ja, geistiges Wohlbefinden ist im Endeffekt . . , ja, wie soll ich es ausdrücken, . . . daß ich weiß, m-mir fehlt nix, ich kann abspannen, ich kann ausschalten, ich hab meine Kinder, das, was halt mich aufbaut irgendwo.* (911-916)

Er kann sich seine Gesundheit im Sinne einer psychische Ausgeglichenheit durch den Ausgleich in seiner familiären Umwelt immer wieder aufbauen, insofern entspricht er eher dem dynamischen Modell eines Akkumulators (Typus C7).

Für Frau Kaul schließlich müssen ebenfalls beide Aspekte des Wohlbefindens zusammenkommen, um sich als gesund zu bezeichnen:

> *Persönliches Wohlbefinden. .. Solang ich mich persönlich wohlfinde so, wohlfühle so wie ich bin,.. und mir nicht ständig irgendwelche Schmerzen.. oder ... irgendwelche Probleme auch .. entgegenkommen, bin ich gesund.*
> *I: Und das Wohlbefinden, meinen Sie das körperlich oder meinen Sie das --?*
> *K: Körperlich und seelisch, das gehört zusammen... Weil ich kann den Körper nicht ohne Kopf sehen, das geht nicht <lacht kurz>.* (754-760)

Typus C8:
Regeneration von Gesundheit als seelisch-körperlich-soziale Harmonie
Gesundheit wird hier als seelisch-körperliches Gleichgewicht oder sogar als harmonisches Gleichgewicht mit der sozialen Umgebung verstanden; es kann Ge-

sundheit im höchsten Sinn sein, ein nahezu idealer Zustand, ist daher auch entsprechend flüchtig, und muß im Leben immer neu hergestellt werden. Dieser Typus kommt in unserer Untersuchungsgruppe nicht oft vor, aber von den wenigen Fällen wird er sehr differenziert beschrieben. In dynamisch-energetischer Hinsicht ist damit ein Akkumulator-Modell verbunden, denn dieses gesundheitliche Gleichgewicht ist sehr labil und muß immer wieder regeneriert werden.

Herr Igel drückt das wie folgt aus:

> *... Gesundheit ist im Prinzip das, was ich persönlich positiv empfinde. Und jetzt nicht nur in Bezug auf meinen Körper, daß mir hier etwas weh tut oder nicht, sondern insgesamt .. ist Gesundheit ja nicht der Einklang von Körper und Geist, so wie gesagt möcht ichs nicht bezeichnen, sondern das positive Zusammenspiel von beidem. Also positiv heißt jetzt aber nicht, das .. heißt, soll nicht heißen absolut streßfrei oder so, sondern daß das eine wie das andere mit dem anderen in einem positiven Maß oder man kann vielleicht auch sagen, erträglichen Maß, im Zusammenspiel funktioniert und funktionieren kann.* (1444-1452)

Für ihn ist Gesundheit somit nicht unbedingt ein absolutes Ideal, vielmehr betont er, daß es auch auf einem niedrigerem Niveau und mit Einschränkungen ein positives Zusammenspiel zwischen Körper und Geist geben kann. Das gesamte Interview und seine Erzählungen über die Variation seiner Gesundheit in verschiedenen Lebensphasen machen deutlich, daß Herr Igel Gesundheit auf einem Kontinuum differenziert, in dem es auch den Pol von *extrem gesund* (14) gibt. Damit vertritt er ein dynamisches Akkumulator-Modell von Gesundheit. Es stellt sich die Aufgabe, durch Erkenntnisse über seinen Körper und durch eine entsprechende Lebensweise dieses Gleichgewicht auf möglichst hohem Niveau immer wieder herzustellen.

Auch für Herrn Reimer bedeutet Gesundheit:

> *Gesunder Geist, gesunder Körper. Das ist so . n Motto, das gehört immer zusammen, also . das kann keine Schale haben, die gesund ist und innen verschimmelt man.., gell.* (639-641)

Gesundheit ist für ihn ein seelisch-körperliches Potential für die weitere Lebensgestaltung. Gesundheit umfaßt dabei sowohl ein psychisches und körperliches Wohlbefinden als auch eine soziale Harmonie, die durch die Gestaltung seiner familiären und kollegialen Beziehungen erreichbar ist. Im Sinne eines Akkumulator-Modells bemüht er sich, Gesundheit immer wieder herzustellen, wobei für ihn die Zielvorstellung einer körperlich-psychisch-sozialen Harmonie leitend ist und kognitive Einsichten funktional für die Zielerreichung sind.

Typus D5/D7: Gesundheit als Expansion von Leistungsfähigkeit/Wohlbefinden
Der dynamische Verlaufstypus von Gesundheit als Expansion mit der energetischen Vorstellung eines "Generators" ist in unserer Studie ein seltener Typus. Er impliziert, daß das Potential an Gesundheit, hier vorwiegend verstanden als Wohlbefinden oder Leistungsfähigkeit, auch expandieren kann. Die Gesundheit kann somit aus subjektiver Sicht auch gesteigert und Grenzen können erweitert werden.

Herr Frei verkörpert dynamisch das Generator-Modell und vertritt inhaltlich ein positives Konzept von Gesundheit, in dem körperliches und psychisches Wohlbefinden sowie die Handlungsfähigkeit im Mittelpunkt stehen:

> *Ja mei, wenn es mir halt gut geht. <lacht> Wie soll man das jetzt sagen, .. wenn ich mich einfach wohl fühle und wenn ich mit mir selber zufrieden bin einfach, dann und wenn ich eigentlich auch alles machen kann, was ich will, dann fühl, mein ich eigentlich, daß ich gesund bin.* (690-693)

Das Potential an Gesundheit kann sich auch für ihn durch bestimmte Einflüsse verringern und wieder auffüllen. Er geht jedoch über das Akkumulator-Modell hinaus, wenn er von der Expansion seines psychischen Wohlbefindens spricht. Durch eine entsprechend positive Lebenseinstellung und durch befriedigende Aktivitäten läßt sich Gesundheit steigern, gerade auch durch Freizeithobbys, die andere eher als gesundheitlich riskant einschätzen würden: Motorradfahren oder Gleitschirmfliegen bedeuten für ihn einen positiven Streß, der seine Gesundheit steigern kann:

> *Ja, einen Kick braucht man. <I lacht> Also ich brauche es zumindest ab und zu, also, Adrenalin ist was Feines.* (401-402)

In dieser Darstellung wurden acht zentrale empirisch rekonstruierbare Kombinationen von Dynamik und Inhalten in den subjektiven Gesundheitskonzepten näher beschrieben. Als ein zentrales Ergebnis dieses Untersuchungsteils kann festgehalten werden, daß die befragten berufstätigen Erwachsenen überwiegend sehr differenzierte subjektive Konzepte von Gesundheit zeigen. Verschiedene inhaltliche Aspekte eines positiven Verständnisses von Gesundheit kombinieren sich mit negativen Bestimmungen und stehen in komplexen Zusammenhängen mit einer dynamischen Dimension von Gesundheit, die in vier grundlegenden Modellen typisiert wurde.

Es erscheint uns wesentlich hervorzuheben, daß die Befragten sehr häufig eine Kombination von positiven und negativen Konzepten vertraten. Der von uns gewählte methodische Zugang konnte diese Komplexität sichtbar machen. Obwohl Laien sehr häufig einen positiv differenzierten Gesundheitsbegriff haben, spielt oft gleichzeitig auch eine negative Bestimmung eine Rolle. Diese kann klassischerweise die Abwesenheit von Krankheit betonen, muß es aber nicht; denn wenn Gesundheit ergänzend negativ definiert wurde, dann wurde sie häufig auch über "keine gesundheitlichen Probleme" oder "keine spezifischen Beschwerden /keine Schmerzen" bestimmt. Eine Probandin mit einem ausgeprägten positiven Gesundheitsbegriff betonte bespielsweise, daß Gesundheit für sie gleichzeitig bedeute, *mit möglichst wenig Schmerzen ein gesundes Alter erreichen.* (Heyne, 1281)

Der Vergleich dieser Ergebnisse mit der Forschungsliteratur (vgl. Kap. 1.3) erbringt auf der inhaltlichen Dimension von Gesundheit eine große Übereinstimmung mit den vorliegenden Untersuchungen: Die positiven Gesundheitskonzepte des Wohlbefindens, der Leistungsfähigkeit und der Stärke sowie die negative

Konzeption von Gesundheit als Abwesenheit von Krankheit finden sich in einer Vielzahl an Studien mit unterschiedlichen Stichproben und Methoden. Unsere Replikation dieser Ergebnisse bei einer selten untersuchten Untersuchungsgruppe untermauert diese Befunde. Etwas überraschend ist vielleicht nur, daß auch die Gruppen von Handwerkern und Verwaltungsangestellten mittlerer Qualifikation ähnliche positive Konzepte von Gesundheit zeigen wie sie in mittleren und höheren Schichten gefunden wurden. Ein deutlicher *Schichtunterschied* in den subjektiven Konzepten von Gesundheit erscheint nach diesem Ergebnis zumindest für die deutsche Bevölkerung eher unwahrscheinlich. Wir fanden jedoch auch keine gravierenden Unterschiede zwischen unseren beiden tätigkeitsbezogenen beruflichen Kontrastgruppen. Die Hypothesen einer Differenz zwischen Kopf- und Handarbeit ließ sich somit nicht bestätigen, wenn das Schichtniveau konstant gehalten wird. Handwerker und Verwaltungsangestellte unterschieden sich lediglich leicht im dynamischen Konzept von Gesundheit: Der On-off-Typus der Konstanz (Schalter-Modell) kam häufiger bei den Verwaltungsangestellten vor, der Typus der Regeneration (Akkumulator-Modell) überwog bei den Handwerkern. Dagegen gab es bei den inhaltlichen Kategorien keine Unterschiede mit einer Ausnahme: Die eng mit dem On-off-Typus verbundene negative Definition von Gesundheit als Abwesenheit von Krankheit trat häufiger bei den Verwaltungsangestellten auf. Es zeigten sich weiterhin nahezu keine *Geschlechtsunterschiede* in den subjektiven Gesundheitskonzepten. Eine Differenz zwischen Frauen und Männern ließ sich lediglich auf der inhaltlichen Kategorie des Wohlbefindens erkennen: Männer definierten Gesundheit deutlich häufiger als primär körperliches Wohlbefinden, während Frauen ihre Gesundheit eher gleichzeitig auf der körperlichen und psychischen Ebene des Wohlbefindens ansiedelten. Nur insofern lassen sich Hinweise aus anderen Studien bestätigen, daß Frauen die Gesundheit stärker auf der psychischen Dimension und mit größerer Differenziertheit bestimmen. Bei allen anderen Kategorien zeigen sich keine Unterschiede.

Als neue Erkenntnis über die subjektiven Gesundheitskonzepte im engeren Sinn kann das Hervortreten einer *dynamischen Dimension* von Gesundheit gesehen werden. Es gibt in diesem Forschungsfeld nur eine Studie, in der Gesundheit nicht nur als statische Größe untersucht wurde. Die schon zitierte Studie von Herzlich (1973) scheint insofern eine dynamische Dimension von Gesundheit anzunehmen, als ihre Beschreibung von Gesundheit als Energiereservoirs eine Zeitebene und dynamische Metapher in unserem Sinne impliziert, wobei sie jedoch Inhalt und Dynamik von Gesundheit nicht voneinander differenziert.

Weiterhin muß die Differenzierung der *negativen Dimension* in drei verschiedene Kategorien erwähnt werden, die in der bisherigen Forschung so nicht vorgenommen wurde. Interessant sind weiterhin einige *positive inhaltliche Konzepte*, die in anderen Studien selten beschrieben wurden, insbesondere die Bestimmungen von Gesundheit als allgemeine Handlungsfähigkeit, als primär körperliches Wohlbefinden und als körperlich-psychisch-soziale Harmonie. In den von uns rekonstruierten subjektiven Konzepten von Gesundheit sind körperliche, psychische und gelegentlich auch soziale Dimensionen wie selbstverständlich enthalten. Natürlich setzen die Befragten dabei ganz unterschiedliche Schwerpunkte. Dieses Ergebnis bestätigt den wiederholt erhaltenen Befund, daß der Laienbegriff von Gesundheit auch in dieser Hinsicht *mehrdimensional* ist, somit in der breiten Bevölkerung ein biopsychosoziales Gesundheitskonzept vertreten wird.

Subjektive Konzepte von Gesundheit stellen grobe, aber grundlegende Orientierungen in der Aufmerksamkeit von Menschen dar. Die dynamische Dimension gibt eine erste Richtung einer vorgestellten Veränderung von Gesundheit an, damit auch eine Möglichkeit, wie eine Person handeln könnte, ohne aber schon genauer zu bestimmen, über welche Prozesse sich die Gesundheit verändert. Sie lenkt den Blick auf Veränderungen in den beschriebene Inhalten: Wer Gesundheit nach einem Batterie-Modell versteht, nimmt beispielsweise stärker die Reduktion des eigenen Leistungspotentials oder der eigenen Stärke wahr; wer Gesundheit als regeneratives oder expansives Potential sieht, wird seinen Blick auch auf die Möglichkeiten lenken, beispielsweise das körperliche oder psychische Wohlbefinden zu steigern. Die inhaltliche Dimension bestimmt dagegen den Fokus der Aufmerksamkeit, nämlich was als Gesundheit wahrgenommen wird und was nicht. Wir wissen jedoch damit noch nicht, wie sich eine Person im einzelnen vorstellt, daß ihre Gesundheit sich verändert, wie sie erhalten, gesteigert oder gefährdet werden kann. Dazu brauchen wir Erkenntnisse über die subjektiven Theorien, die sich Laien von Gesundheit machen. Wir werden sie im folgenden Abschnitt präsentieren.

4.3 Subjektive Gesundheitstheorien

Subjektive Theorien von Gesundheit werden jene Vorstellungen von Laien genannt, die (in welcher Weise auch immer) Aussagen über positive oder negative Einflüsse auf die eigene Gesundheit machen, ohne daß diese systematisch oder widerspruchsfrei (entsprechend wissenschaftlicher Theorien) formuliert sein müssen. Die in unserer Untersuchungsgruppe rekonstruierten subjektiven Theorien lassen sich - ähnlich wie die subjektiven Konzepte - auf zwei Dimensionen ordnen: auf einer dynamischen Ebene nach dem *Einflußprozeß*, d.h. wie sich eine Person Einwirkungen auf die eigene Gesundheit vorstellt, und auf einer inhaltlichen Ebene nach dem *Einflußbereich*, der auf die Gesundheit positiv oder negativ wirken soll.

Wir werden zunächst die dynamische Dimension der subjektiven Gesundheitstheorien von Laien über vier typische Prozesse (mit zwei zusätzlichen Varianten), die wir aus den Gesprächen mit unseren Befragten rekonstruieren konnten, allgemein beschreiben. Nach der Darstellung der wichtigsten inhaltlichen Einflußbereiche werden dann die empirisch erkennbaren Kombinationen von Einflußprozessen mit Einflußbereichen beschrieben und durch typische Fälle illustriert.

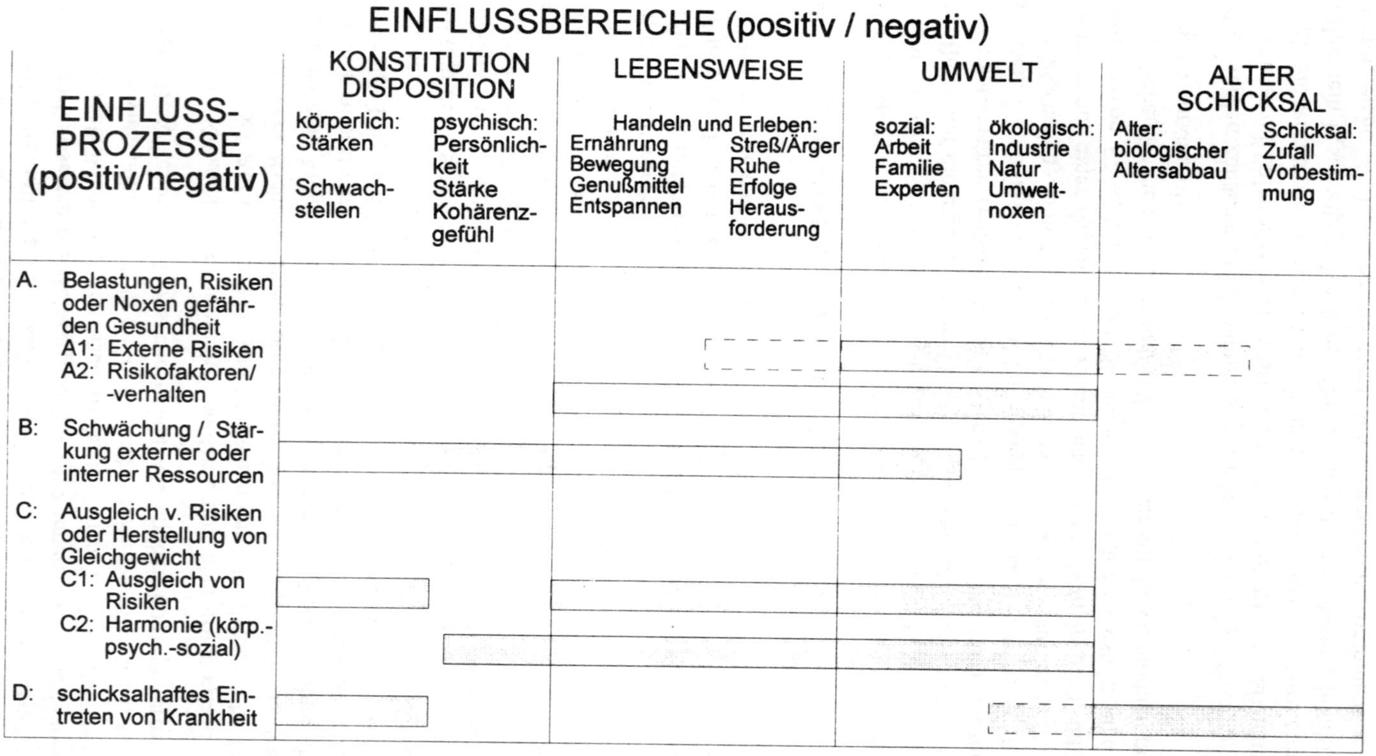

EINFLUSSBEREICHE (positiv / negativ)

EINFLUSS-PROZESSE (positiv/negativ)	KONSTITUTION DISPOSITION		LEBENSWEISE		UMWELT	ALTER SCHICKSAL	
	körperlich: Stärken / Schwach-stellen	psychisch: Persönlich-keit / Stärke / Kohärenz-gefühl	Handeln und Erleben: Ernährung Bewegung Genußmittel Entspannen	Streß/Ärger Ruhe Erfolge Heraus-forderung	sozial: Arbeit Familie Experten	ökologisch: Industrie Natur Umwelt-noxen	Alter: biologischer Altersabbau	Schicksal: Zufall Vorbestim-mung
A: Belastungen, Risiken oder Noxen gefähr-den den Gesundheit								
A1: Externe Risiken								
A2: Risikofaktoren/-verhalten								
B: Schwächung / Stär-kung externer oder interner Ressourcen								
C: Ausgleich v. Risiken oder Herstellung von Gleichgewicht								
C1: Ausgleich von Risiken								
C2: Harmonie (körp.-psych.-sozial)								
D: schicksalhaftes Ein-treten von Krankheit								

Abb. 4.2: Subjektive Gesundheitstheorien: Einflußbereiche /-prozesse

4.3.1 Die Einflußprozesse auf Gesundheit

Als dynamische Dimension der subjektiven Theorien wird der *Einflußprozeß* auf die Gesundheit konzipiert; er ist in Abbildung 4.2 auf der vertikalen Achse aufgetragen. Unter Einflußprozessen verstehen wir, in welcher Weise sich eine Person die Wirkung verschiedener Einflüsse auf die Gesundheit vorstellt, welcher gesundheitsbezogene Einflußmechanismus also beschrieben wird (*wie* wird Gesundheit beeinflußt?). Wesentliche Kriterien für die Differenzierung von unterschiedlichen Prozeßtypen waren folgende Fragen: Werden negative, riskante Einflüsse oder positive Ressourcen betont? Werden die wirksamen Kräfte primär in der Person oder in der Umwelt gesehen? Wird ein unidirektionaler Einwirkungsmechanismus auf das Individuum oder Interaktionsprozesse zwischen Person und Umwelt angenommen?

A. Belastungen, Risiken oder Noxen gefährden die Gesundheit
Diese subjektive Theorie läßt sich dadurch charakterisieren, daß Gesundheit primär durch ungünstige Einflüsse in Form von körperlichen oder psychosozialen Belastungen, durch verschiedene Risiken oder Risikofaktoren sowie durch Noxen gefährdet wird. Gesundheit läßt sich erhalten, indem diese negativen Einflüsse möglichst vermieden oder zumindest vermindert werden. Zwei verschiedene Varianten können dabei unterschieden werden: die Konzentration auf eher extern wahrgenommene Risiken oder Noxen (A1) und die Hervorhebung von persönlich bedeutsamen Risikofaktoren oder Risikoverhaltensweisen (A2).

A1. Externe Risiken und Noxen gefährden die Gesundheit
Im Vordergrund stehen hier negative Einflüsse auf die Gesundheit in Form von externen (körperlichen oder psychischen) Belastungen, Risiken oder Noxen. Es wird angenommen, daß sie als (physikalische, chemische, biologische) Schadstoffe der Umwelt oder als spezifische Risiken (z.B. am Arbeitsplatz) auf das Individuum einwirken und so seine Gesundheit gefährden bzw. Krankheiten hervorrufen können. In dieser Vorstellung wird ein mechanistischer Einwirkungsprozeß angenommen, bei dem das Individuum als passives Opfer externer Kräfte erscheint und wenig Kontrollmöglichkeiten hat, sofern es diese Risiken nicht ganz vermeiden kann. Dabei können die wahrgenommenen Risiken materiellstofflicher (als Schadstoffe) oder psychosozialer Natur (als Stressoren) sein. Wird dieser Einwirkungsprozeß mit der Vorstellung von einem natürlichen Abbau der Gesundheit mit zunehmenden Alter verbunden, dann erscheint eine Person mit zunehmenden Lebensalter noch verwundbarer für diese externen Einflüsse; das bedeutet, daß ab einem bestimmten Alter Schonung erforderlich ist, um sich möglichst wenig diesen schädlichen Einflüssen auszusetzen. Bei diesem Typus ist eine Nähe zum dynamischen Gesundheitskonzept einer "Batterie" zu erkennen, weil der Einflußprozeß nur in eine negative Richtung (Abbau eines Reservoirs) verstanden wird.

A2. Persönliche Risikofaktoren und Risikoverhalten gefährden die Gesundheit
Auch bei diesem Typus stehen gesundheitliche Risiken im Vordergrund und es

wird eine direkte schädliche Einwirkung auf das Individuum angenommen. Nur werden hier im Gegensatz zu Variante A1 die Risiken mehr in der eigenen Person oder im eigenen Verhalten verortet. Häufig wird eine Gefährdung der Gesundheit durch eine Reihe von Risikofaktoren angenommen, die mit den allgemeinen, medizinischen Risikofaktoren übereinstimmen, aber auch eine ganz persönliche Ausprägung und Bewertung haben können. Übergewicht, ein erhöhter Blutdruck, hohes Cholesterin oder ererbte oder erworbene Krankheitsanfälligkeiten werden beispielsweise genannt. Typischerweise werden auch Verhaltensgewohnheiten wie z.B. Rauchen, Alkoholkonsum, fette Ernährung, Bewegungsmangel als gesundheitliche Risiken gewertet. Diese Faktoren erhalten aber meist eine individuumspezifische Gewichtung und einen persönlichen Zuschnitt, indem z.B. erst ein spezifisches Nahrungsmittel, ein bestimmter Stil (oder Menge) des Rauchens oder eine bestimmte Menge an Alkohol als riskant gewertet werden. Auf jeden Fall wird ein persönlicher Einfluß auf die Gesundheit als prinzipiell möglich angenommen, indem die eigenen Risikofaktoren reduziert oder beseitigt werden bzw. indem das Risikoverhalten verändert wird.

B. Schwächung, Erhaltung oder Stärkung von Ressourcen
Bei diesem Prozeßtypus einer Gesundheitstheorie werden nicht Risiken, sondern primär Ressourcen als Einfluß auf die Gesundheit betont. Die Gesundheit kann entsprechend aufrechterhalten werden, indem vorhandene gesundheitliche Ressourcen erhalten und gestärkt werden oder indem neue Potentiale aufgebaut werden. Ressourcen werden in der Regel als Widerstandskräfte gegenüber schädlichen Einflüssen gedacht und gleichen sehr den im Modell der Salutogenese postulierten "allgemeinen Widerstandsressourcen". Dabei kann die Person entweder primär die internen Ressourcen im Auge haben, z.B. eine bestimmte körperliche Konstitution oder psychische Dispositionen und Kräfte (Selbstvertrauen, Bewältigungskompetenz) oder die externen Ressourcen, z.B. familiäre Unterstützung oder eine befriedigende Berufstätigkeit. Eine personale Kontrolle wird hier wahrgenommen, sofern die Ressourcen nicht überwiegend in konstitutioneller Stärke oder in einer in der frühen Kindheit erworbenen Disposition gesehen werden. Dieser Einflußprozeß kann in engem Zusammenhang mit dem dynamischen Gesundheitskonzept der Expansion stehen.

C. Ausgleich von Risiken oder Herstellung eines Gleichgewichts
Das zentrale Kennzeichen dieses Typus ist ihre interaktionistische Konzeption eines Einflusses auf Gesundheit. Risiken und andere schädliche Einflüsse wirken nicht direkt negativ auf die eigene Gesundheit ein, sondern sie können auf verschiedene Weise ausgeglichen oder kompensiert werden: Zum einen durch positive Einflüsse in anderen Lebensbereichen oder durch ein aktives Gegensteuern über positives Gesundheitsverhalten (C1), zum anderen durch die Herstellung eines Gleichgewichts zwischen körperlichen, psychischen und sozialen Kräften (C2). Dieser Theorietypus steht dem dynamischen Gesundheitskonzept des Akkumulators nahe, in dem die Möglichkeit der Regeneration eines Potentials angenommen wird.

C1. Ausgleich und Kompensation von Risiken

Erscheinen gesundheitliche Risiken oder Noxen in einem bestimmten Lebensbereich (z.B. in der Arbeit oder Umwelt) als nicht veränderbar, dann können diese zwischen verschiedenen Lebensbereichen ausgeglichen werden (z.B. durch die Regeneration im Freizeitbereich) und haben dadurch keine negativen Auswirkungen auf die Gesundheit. Es gibt dabei einige typische Kompensationsmechanismen: Ruhe und Entspannung gegenüber einem stressigen Arbeitsalltag; soziale Unterstützung in der Familie bei Interaktionskonflikten am Arbeitsplatz; Aufenthalte in der Natur und frischen Luft gegenüber einem ungesunden Raumklima im Beruf (z.B. Büro mit künstlichem Licht und schlechter Luft; Backstube mit heißem Klima); viel Sport und Bewegung gegenüber Bewegungsmangel in der Arbeit; Abschalten und Entspannen in der Freizeit gegenüber einer belastenden Arbeit; Herausforderungen im Privatleben gegenüber Langeweile und Routine in der Arbeitstätigkeit. Eine andere Form des Ausgleichs von Risiken wird in spezifischen gesundheitsbewußten Verhaltensweisen oder durch die Lebensweise im allgemeinen gesehen. Gesundheitlichen Risiken kann dadurch aktiv gegengesteuert werden, daß eine besonders gesunde Ernährung angestrebt wird, daß besonders sportlich gelebt wird, positive und befriedigende Anforderungen gesucht werden oder daß versucht wird, sehr bewußt gegenüber körperlichen Überforderung zu leben.

C2. Herstellen eines Gleichgewichts zwischen körperlichen, sozialen und psychischen Kräften

Diese Vorstellung eines Balanceprozesses geht konzeptionell über die Variante C1 hinaus, indem systemische Regulationen angenommen werden. Gesundheit wird als eine Einheit von körperlichen, psychischen und sozialen Prozessen verstanden, die sich in einem labilen Gleichgewicht befinden. Durch verschiedene Einflüsse und einseitige Anforderungen im Laufe des Lebens wird das Gleichgewicht und damit auch die Gesundheit permanent gefährdet, es muß durch entsprechende Gegenregulationen immer wieder neu hergestellt werden. Dabei wird angenommen, daß es für jede Person einen optimalen Gleichgewichtszustand gibt, bei dem sich das System in relativer Harmonie befindet. Es gibt individuumspezifische Schwerpunkte, welche Systemebene dabei im Mittelpunkt steht, die körperliche, psychische oder die soziale.

D. Schicksalhafter Verlust von Gesundheit durch Eintreten von Krankheit

Diese Vorstellung basiert auf einem im wesentlichen unkontrollierbaren Einwirkungsprozeß auf Gesundheit. Durch biologische Alterungsprozesse und durch zufällige, schicksalhafte und magische Einflüsse geht die Gesundheit verloren, indem eine Krankheit eintritt. Dieser Theorietypus steht in enger Verbindung zu dem dynamischen Gesundheitskonzept des Schalter-Modells, denn Gesundheit schwindet hier nicht kontinuierlich, sondern geht abrupt verloren. In seltenen Fällen wird dieser unkontrollierbare Einflußfaktor noch näher präzisiert, indem etwa auf Erbanlagen verwiesen wird. Diese Theorie war nur für wenige unserer Befragten dominant; aber es finden sich gelegentlich 'doppelte Buchführungen' in dem Sinn, daß zwar ein genereller persönlicher Einfluß auf die Gesundheit angenommen wird, bestimmte schwere Erkrankungen (Krebs, AIDS) aber als eine schicksalhafte Angelegenheit betrachtet werden. Das Schicksal kann aber nur ertragen werden und nicht entscheidend verändert werden. Durch magische Handlungen ("toi-toi-toi", dreimaliges Klopfen auf den Tisch) oder religiöse Handlungen (Beten) kann versucht werden, es günstig zu beeinflussen.

4.3.2 Die inhaltlichen Einflußbereiche auf Gesundheit

Die subjektiv wahrgenommenen (positiven und negativen) Einflüsse auf die eigene Gesundheit lassen sich in folgende inhaltliche Bereiche einteilen (vgl. die horizontale Achse in Abbildung 4.2):

(1) Disposition und Konstitution
Hier werden relativ stabile internale Merkmale der Person genannt, die in den Vorstellungen der Befragten eine wesentliche Rolle bei der Aufrechterhaltung oder Gefährdung der eigenen Gesundheit spielen. Es handelt sich zum einen um körperliche Einflüsse in Form von konstitutionellen (gelegentlich auch genetisch begründeten) Stärken und Schwachstellen; so ist zum Beispiel häufig die Rede von einer "robusten Konstitution" oder von geringer Krankheitsanfälligkeit als Kind. Psychische Dispositionen betreffen bestimmte Persönlichkeitsmerkmale, eine erlebte (psychische) Stärke oder Schwäche, große Bewältigungskompeten-zen bis hin zu einer komplexen Lebensüberzeugung nach Art des "Kohärenzge-fühls", in der das eigene Leben als sinnvoll, befriedigend und bewältigbar erlebt wird.

(2) Lebensweise und Verhalten
Die vermuteten Einflüsse der eigenen Lebensweise auf die Gesundheit betreffen das alltägliche Handeln und Erleben, das zumindest im Prinzip unter eigener Kontrolle gesehen wird. Die Befragten erwähnen in mannigfacher Weise die Einflüsse von gesunder oder ungesunder Ernährung und von verschiedenen For-men von Sport und Bewegung; natürlich wird auch immer wieder der Konsum spezifischer Genußmittel wie Rauchen, Alkohol oder Kaffee angesprochen. Es ist auffällig, daß hierbei ein breites allgemeines Gesundheitswissen zum Aus-druck kommt über die Schädlichkeit bestimmter Risikoverhaltensweisen (wie z.B. Rauchen oder fettreiche Nahrung) und über die Gesundheitsförderlichkeit des Konsums bestimmter Lebensmittel wie Obst, Gemüse, Vollkornprodukte oder des Betreibens von Sport. Gleichzeitig gibt es jedoch gravierende Unter-schiede darüber, welche Verhaltensstile für die eigene Person so relevant defi-niert werden, daß man sich eine Umsetzung in den eigenen Alltag vorstellen kann. Eine große Bedeutung haben aber auch die stärker psychosozialen Ein-flüsse der Lebensweise. Unsere Interviewpartner haben sie in negativer Hinsicht konkretisiert in Form einer streßreichen Lebensweise oder in viel Ärger im Leben, in positiver Hinsicht in Form von Ruhe und Entspannung im Leben, im kompetenten Umgang mit Lebensbelastungen, in einem befriedigenden und erfolgreichen Arbeits- und Familienleben sowie allgemein in Freude am Leben.

Diese Aspekte der eigenen Lebensweise wurden in der Regel in der eigenen Verantwortung gesehen, jedoch gab es eine Vielzahl von nachvollziehbaren Gründen, warum eine als gesund oder ungesund gekennzeichnete Lebensweise oder Verhaltensweise sich schließlich im Alltag nicht verwirklichen ließ (vgl. Kap. 5).

(3) Soziale und ökologische Umwelt
Verschiedene Aspekte der sozialen und ökologischen Umwelt werden hier in ihren positiven oder negativen Auswirkungen auf die Gesundheit beschrieben. In der sozialen Umwelt spielt die Arbeitswelt und die Familie eine zentrale Rolle: Die Befragten haben eine Vielzahl an gesundheitlichen Risiken in der Arbeit wahrgenommen. Sie reichten von Merkmalen der Arbeitsumgebung (z.b. räumliche und ergonomische Verhältnisse, Substanzen), über belastende Aspekte der Arbeitstätigkeit (z.b. Über- oder Unterforderung, Schichtarbeit) bis hin zu den Belastungen und Konflikten in der sozialen Interaktion mit Arbeitskollegen, Vorgesetzten und Kunden.

Wie zu erwarten war, zeigen die untersuchten Berufsgruppen unterschiedliche Schwerpunkte in der subjektiven Wahrnehmung von gesundheitlich negativen Einflüssen in der Arbeitsumgebung: So nennen Konditoren und Bäcker insbesondere das lange Stehen und Arbeiten an ergonomisch ungünstigen Arbeitstischen, die extremen Temperaturschwankungen zwischen Backstube und Kühlanlage oder schädliche Arbeitssubstanzen (z.B. den oft allergen wirkenden Mehlstaub oder den zu "Bäckerkaries" führenden Zuckerstaub). Für Friseurinnen dominieren Risiken wie das ständige Stehen oder das viele Arbeiten mit Wasser und chemischen Substanzen, das zu Hautallergien an den Händen führen kann. Elektroinstallateure nehmen dagegen gesundheitliche Risiken insbesondere durch schweres Heben oder häufiges Arbeiten auf den Knien, durch das Arbeiten mit schädlichen Substanzen und durch Unfallgefahren auf Baustellen wahr. Bei den Verwaltungsangestellten stehen schließlich Risiken im Vordergrund, die hervorgerufen werden durch eine ungünstige ergonomische Sitzhaltung beim Arbeiten an einem Bildschirmgerät in enger Kabine und gleichzeitiger Interaktion mit Kunden, durch schlechte Luft- und Beleuchtungsverhältnisse sowie durch den Verdacht auf eine Asbestgefährdung in den Arbeiträumen. Psycho-physiologisch wirksame Risiken durch negative Einflüsse am Arbeitsplatz betreffen alle Berufsgruppen. Hervorgehoben werden insbesondere psychische Belastungen durch einen massiven Zeitdruck, Überforderung durch eine zu große Arbeitmenge oder Unterforderung durch eine monotone, geistig anspruchslose Tätigkeit, sowie physiologisch ungünstige Arbeitszeiten (in Schicht- und Nachtarbeit). Schließlich spielen in der subjektiven Wahrnehmung der Befragten auch die gesundheitliche Risiken durch interpersonale Belastungen und Konflikte am Arbeitsplatz eine große Rolle. Je nach Arbeitsfeld und sozialer Organisation der Arbeit stehen Konflikte mit Kollegen und Kolleginnen, mit Vorgesetzten oder belastende Interaktionen im Publikumsverkehr im Vordergrund.

Positive Auswirkungen der Arbeit wurden selten gesehen; Ausnahmen betreffen den Einfluß eines positiven sozialen Klimas am Arbeitsplatz oder einer befriedigenden und anregenden Tätigkeit auf die Gesundheit. Die gesundheitliche Bedeutung der Familie wird generell als sehr groß eingeschätzt; spezifische Einflüsse auf die Gesundheit werden in harmonischen und unterstützenden Familien-, Partner- und Freundschaftsbeziehungen einerseits, in Spannungen und Konflikten in Ehe, Partnerschaft und Familie andererseits gesehen. Auffallend klein ist der Anteil der Befragten, die auch die Gesundheitsexperten (Ärzte, Heilpraktiker, Apotheker, psychosoziale Berufe) als gesundheitsrelevanten Teil der sozialen Umwelt einbeziehen; ihnen wird eine gewisse Bedeutung für die Aufrechterhaltung von Gesundheit zugeschrieben (z.B. durch Vorsorgeuntersuchungen, Ratschläge oder erfolgreiche versus mißlungene Behandlungsmaßnahmen), ihr Wirken oft aber auch sehr kritisch beurteilt.

Schließlich wird auch die ökologische Umwelt von vielen Befragten als relevant für die eigene Gesundheit eingeschätzt: In der subjektiven Wahrnehmung spielen als negative Einflüsse spezifische Umweltnoxen und Schadstoffe in der Nahrungskette, Risiken durch großtechnologische Anlagen (Atomkraftwerke, Müllverbrennungsanlagen) oder die generelle Luftverschmutzung die größte Rolle. Als positiver Umwelteinfluß wird das Leben in und das Erleben einer 'reinen' Natur genannt. In diesen Einflußzusammenhang können auch gesellschaftliche Entwicklungen eingeordnet werden, die von einigen wenigen Befragten als Hintergrund für zunehmende gesundheitliche Risiken (in der Arbeitswelt, in der aktuellen Umwelt- und Industriepolitik und in der Erosion sozialer Beziehungen) angesprochen werden.

Diese Einflüsse der Umwelt auf die Gesundheit werden von den Befragten in der Regel als schwer kontrollierbar wahrgenommen und daher auch die Verantwortung dafür oft external attribuiert.

(4) Alter und Schicksal

Ein weiterer Einfluß auf die Gesundheit wird in dem natürlichen, biologisch begründeten Abbau im Altersverlauf gesehen. Daneben spielen aber auch magische Vorstellungen ("toi-toi-toi"), die Wahrnehmung von Krankheiten als schicksalhafte Ereignisse oder der Zufall eine gewisse Rolle. Das wesentliche Kennzeichen dieses Einflußbereichs ist, daß das Individuum davon überzeugt ist, keinen Einfluß darauf zu haben. Unter diesen Umständen wird es als eher ungesund einschätzt, sich zu viele Gedanken über Gesundheit zu machen.

4.4 Komplexe Typen von subjektiven Gesundheitstheorien und Fallbeispiele

Typus A1: Externe Risiken und Noxen gefährden die Gesundheit

Fallbeispiel:
Herr Neumann, ein 41-jähriger, verheirateter Konditor, repräsentiert jenen Theorietypus, der externe Risiken in den Mittelpunkt stellt und bei dem eine de-

fensive, hier sogar pessimistische Haltung gegenüber der eigenen Gesundheit dominiert. Er sieht seine Gesundheit überwiegend durch externe Risiken gefährdet. Er fühlt sich insbesondere durch die ständig neuen Anforderungen in seinem Beruf überfordert, die für ihn auch ein Ausdruck einer negativen gesamtgesellschaftlichen Entwicklung sind. Die Arbeit ist für ihn die Quelle seiner großen nervlichen Belastung, der er sich nicht mehr gewachsen fühlt.

.. das ist auch, das ist auch ein bißle eine, hat auch mit der seelischen Sache irgendwie was zu tun, wie mit der Arbeitswelt heuzutage, daß man ... die das nicht irgendwie mehr sicher ist oder irgendwie was anderes, daß die Belastung einfach zu groß wird und das auf den ganzen Organismus auf einen einschlagt. Das macht heutzutag sehr, sehr viele Leute krank. Auch der ganze Streß, daß sie immer was Neues, und heutzutag ist doch so, wenn man das ganze Management da anschaut, neue Wege und was Neues, .. das gibts ja gar nicht. Man soll einmal die alten Wege richtig gehen, gescheit gehen, und nicht immer die neuen Wege, die unsicheren gehen. Und das ist, heutzutag das macht einen nervlich irgendwie fertig. Das ist, ich glaub, daß heutzutag nicht die körperliche oder organische Krankheit so groß ist, sondern die nervliche Krankheit, daß die heutzutag auf die Menschen mehr einwirkt als wie die organische. (976-989)

Er nimmt sich heute in seinem Alter als verwundbarer als früher wahr. Zudem beeinträchtigen aus seiner Sicht die kaum vermeidbaren Schadstoffe in der Nahrung die Gesundheit. Die Umwelt erscheint ihm insgesamt als feindlich, voller Noxen und Belastungen, er begreift sich als Opfer von wenig beeinflußbaren Verhältnissen. Die Familie stellt dabei für ihn einen Schutzraum und eine Rückzugsmöglichkeit dar, in der er diesen Risiken nicht ausgeliefert ist. Die einzige Möglichkeit, die er gegen diese Entwicklung eines Alterungs- und Abbauprozesses sieht, ist es, sich zu schonen und ein Leben zu führen, in dem Extreme und Veränderungen (und damit Belastungen) vermieden werden.

Bei diesem Typus einer subjektiven Gesundheitstheorie stehen Risiken und Gefährdungen für die eigene Gesundheit im Mittelpunkt. Die Wahrnehmung von Risiken ist hier sehr ausgeprägt. Diese Risiken werden dabei aber nicht in der eigenen Person sondern extern gesehen, also in der sozialen oder ökologischen Umwelt. Dabei dominieren Risiken am Arbeitsplatz, die in vielfältigen Formen und in berufsspezifischen Ausprägungen als deutliche Einflüsse auf die Gesundheit erlebt werden. Weiterhin werden häufig auch gesundheitliche Gefährdungen durch Einflüsse der ökologischen Umwelt gesehen (vgl. Kap. 4.3).

In den subjektiven Vorstellungen wirken nun derartige externe Risiken, Umweltnoxen oder psychische Belastungen relativ unmittelbar auf die Person und die Gesundheit ein. Dabei gibt es individuumspezifische Schwerpunkte, welche Risiken persönlich als besonders schwerwiegend eingeschätzt werden: Beispielsweise die Betonung beruflicher Stressoren, die durch immer neue Anforderungen als Überforderung erlebt werden (Herr Neumann), die Bedrohung vorwiegend durch chemischer Noxen, die auf dem Hintergrund einer bereits erfolgten Schädigung zu sehen ist (Herr Ullmann), oder die weitgehende gesundheitliche Gefährdung durch eine krisenhafte Partnerbeziehung (Herr Schmidt). Ein zentrales Kennzeichen dieser Gesundheitstheorie ist das Erleben einer starken Verwundbarkeit für diese externen Risiken: Die Betroffenen fühlen sich diesen schädigenen Kräften relativ schutzlos ausgeliefert; es kommt für sie daher primär darauf an, eine Exposition mit diesen schädigenen Faktoren zu vermeiden. Hinzu kommt oft die Annahme einer mit dem Alter steigenden Verwundbarkeit. Die Handlungsmöglichkeiten sind damit begrenzt, insbesondere wenn diese Risiken nicht zu umgehen sind, weil sie beispielsweise ein Teil der beruflichen Arbeit sind. Der Risikovermeidung kommt hier eine zentrale Bedeutung zu. Wo das nicht möglich ist, dann wird nur der möglichst häufige Aufenthalt in Schutzräumen (wie der Familie) oder die Schonung durch die Vermeidung von zusätzlich belastenden Lebenserfahrungen oder Risiken als geeignete Handlungsstrategien gesehen. Insgesamt überwiegt aber in dieser Gesundheitstheorie eine pessimistische Grundhaltung und eine niedrige Kontrollüberzeugung. Das dynamische Gesundheitskonzept der Reduktion eines endlichen Reservoirs oder das energetische Modell einer Batterie ist daher häufig mit dieser subjektiven Theorie verbunden.

Typus A2: Persönliche Risikofaktoren und Risikoverhaltensweisen gefährden die Gesundheit

Fallbeispiel:
Herr Igel, ein 30-jähriger, verheirateter Verwaltungsbeamter, sieht in seinem Leben eine Fülle von Risiken für die Gesundheit; diese seien jedoch nur zum geringeren Teil außerhalb seiner Kontrolle. Seine Berufstätigkeit weist aus seiner Sicht eine Reihe von Risiken auf: Er ist seit einiger Zeit durch eine verantwortlichere Position, durch viel Ärger im Publikumsverkehr und durch ständige Überstunden überfordert. Er bemerkt die gesundheitlichen Folgen in Form häufiger Infektionserkrankungen, die er auf diese Belastungen zurückführt. Zudem macht er die sitzende Arbeit und den Bewegungsmangel für seine Gewichtsprobleme mit verantwortlich. Er meint jedoch, daß er überwiegend selbst durch einige Aspekte seiner Lebensweise zu seiner gesundheitlichen Gefährdung beiträgt: Er sei z.B. übergewichtig, seit er den früher sehr intensiv betriebenen Sport aufgeben mußte. Und er schätzt seinen gelegentlich exzessiven Alkohol- und Süßigkeitenkonsum eindeutig als Risikoverhalten ein, versteht dieses aber auch als Bewältigungsreaktion auf seinen beruflichen Streß.

Es gibt eben so Phasen, Streß kompensiere ich gerne mit Essen, und zwar Essen zu falschen Zeiten. Wenn absolute Ruhe um mich herrscht, dann esse ich ganz gern mal was, was eben mein Gewicht auch mit erklärt. Und dieser Punkt der Gestaltung meiner wenigen freien Zeit, das ist halt ein ganz ein schlechter, ein ganz ein ungesunder Punkt, wo ich also mich auch überhaupt nicht disziplinieren kann, irgendwo auch nicht mag <lacht>, weil ich mir irgendwo sag, das brauch ich. (941-948)

Seine persönlichen Risikofaktoren scheinen ihm bewußt. Er beschäftigt sich in letzter Zeit viel mit dem Thema Gesundheit und seinen körperlichen Reaktionen auf diese Lebensweise. Seine subjektive Gesundheitstheorie ist somit multifaktorell angelegt und umfaßt überwiegend psychische und Verhaltensaspekte. Er ist davon überzeugt, daß er diese Risikofaktoren reduzieren muß, um auf Dauer gesund zu bleiben. Durch seine zunehmenden Einsichten in diese Zusammenhänge sieht er sich auch dazu in der Lage und ist gerade dabei, seine Lebensweise zu verändern. Ein Umzug der Familie auf das Land scheint ihm dazu die Gelegenheit zu geben; die gesunde Luft und Ruhe, die Umstellung der Ernährung (auf mehr Gemüse und Vollkornprodukte) und mehr Sport und Bewegung sind dabei die zentralen Ansatzpunkte.

Bei dieser Gesundheitstheorie steht ebenfalls die Wahrnehmung gesundheitlicher Risiken im Mittelpunkt; hier werden jedoch weniger externale als vielmehr internale Risiken gesehen, die in der eigenen Person, Lebensweise oder riskanten Verhaltensweisen liegen. Für Befragte mit diesem Vorstellungsmuster liegen die zentralen persönlichen Risiken oder Risikofaktoren im Übergewicht, im Rauchen, in häufigem Alkoholkonsum oder in spezifischen Formen ungesunder Ernährung (zu viel, zu fett, zu viele Süßigkeiten). Gelegentlich wird auch die gesamte Lebensweise als riskant eingestuft; dabei werden Verbindungen zwischen einzelnen Risikoverhaltensweisen und anderen Lebenskontexten hergestellt. So wurde z.B. starkes Rauchen und der starke Konsum von Alkohol oder Süßigkeiten oft als unangemessener Bewältigungsversuch von beruflichen oder privaten Belastungen interpretiert. Externe gesundheitliche Risiken (in Beruf und Umwelt) werden durchaus wahrgenommen, diese spielten jedoch subjektiv eine geringere Rolle. Positive Einflüsse auf die eigene Gesundheit werden bei diesem Vorstellungstypus kaum wahrgenommen, allenfalls ein persönliches Wissen um diese Risiken. Um die Gesundheit zu erhalten, wird es daher notwendig, negative Einflüsse in Form von internalen Risiken möglichst zu beseitigen. Die Überzeugung über die personale Kontrolle dieser Risiken war insgesamt und im Prinzip eher hoch, aber ihre konkrete Umsetzung in Form eines Abbaus von Risikofaktoren erwies sich aus unterschiedlichen Gründen als schwierig oder war aktuell auch nicht immer gewollt. Eine personale Kontrolle wurde primär in einer Veränderung des riskanten Verhaltens oder Lebensstils gesehen: Die Reduktion des Übergewichts durch Fastenkuren, verändertes Ernährungsverhalten und mehr Bewegung, das Aufgeben oder die drastische Reduktion des Rauchens, eine gesündere Ernährung durch die Vermeidung von ungesunden Nahrungsmitteln, ein besserer Umgang mit beruflichen Belastungen oder die generelle Veränderung eines riskanten Lebensstils wurden als Mittel der Wahl gesehen. Allgemein steht dieser Theorietypus in Verbindung mit dem dynamischen Gesundheitskonzept der Batterie, nämlich der Vorstellung, daß Gesundheit durch negative Einflüsse und Risiken reduziert wird, sich dieser Abbauprozeß aber aufhalten (jedoch nicht rückgängig machen) läßt, indem die Risiken beseitigt werden.

Typus B: Schwächung, Erhaltung oder Stärkung von Ressourcen

Fallbeispiel:
Frau Heyne, eine 30-jährige Friseurin, formuliert eine stark psychosomatische Gesundheitstheorie. Sie sieht den wichtigsten negativen Einfluß auf ihre Gesundheit in den Belastungen und Konflikten von Partnerbeziehungen. Sie hat schon häufiger die Erfahrung gemacht, daß derartige Belastungen gesundheitliche Folgen für sie hatten (z.B. für sie ablesbar jeweils an der Verschlimmerung einer Allergie). Dennoch sieht sie sich als gesundheitlich wenig gefährdet, weil sie an ihre eigene (psychische und konstitutionelle) Stärke glaubt und überzeugt davon ist, daß sie die Kompetenz und Erfahrung hat, mögliche Probleme zu bewältigen (ein starkes "Kohärenzgefühl"). Gesundheit wird aus ihrer Sicht also hauptsächlich durch einen psychischen Prozeß gefährdet, weil dieser die Abwehrkräfte schwächen kann und damit (zusammen mit anderen Einflüssen wie z.B. Schlafmangel, Rauchen) anfällig für Krankheiten macht. Sie versucht, sich ihre Gesundheit zu erhalten, indem sie sich diese eigenen Ressourcen erhält.
Gesundheitliche Ressourcen spielen für Frau Heyne somit eine zentrale Rolle. Im Vordergrund steht ihre körperliche und psychische Stärke, gute Bewältigungskompetenzen im Leben und eine harmonische Partnerbeziehung. Sie sieht sich damit zur Zeit gut ausgestattet und daher gesundheitlich wenig verwundbar. Die folgende Passage zeigt ihre an Stärke und psychischer Disposition (Bewältigungskompetenz) ausgerichtete Gesundheitstheorie, aber auch die Bedeutung von Harmonie in der Partnerbeziehung:

> *H: Ich halt mich für extrovertiert. Das halt ich für gesund, sag ich jetzt mal. Mein Freund ist introvertiert, insofern öfters (krank, d. Verf.), das seh ich jetzt so, ist vielleicht blöd, aber es kann ja sein. Und ich hab ziemlich viel, viel Kraft. Ich denk, daß ich sehr energiegeladen bin.*
> *I: Körperlich oder auch psychisch?*
> *H: Beides... Also umhauen tut es mich net so schnell. . . . Ja, das war es eigentlich.*
> *I: Das sind so die wichtigen Sachen.*
> *H: Mhm. Also eine gesunde Beziehung natürlich. Also eine Harmonie im Herzen ist mir schon auch wichtig.* (1185-1194)

Dieser Theorietypus betont nicht Risiken sondern gesundheitliche Ressourcen. Die Gesundheit läßt sich erhalten oder sogar steigern, indem die eigenen Ressourcen erhalten oder gestärkt werden. Die körperliche und/oder psychische Widerstandskraft spielt eine zentrale Rolle bei der Erhaltung von Gesundheit; ist diese geschwächt, so wird der Mensch anfällig für Krankheiten. In der Regel hatten Personen mit diesem Typus einen ausgeprägten Glauben an ihre eigene konstitutionelle oder psychische Stärke; diese persönliche Disposition war begründet entweder in einer positiven (natürlichen) Kindheit oder in (krisenhaften) Lebenserfahrungen, die einen Zuwachs an Stärke und Kompetenzen erbrachten. Es gibt jedoch Möglichkeiten, durch eine entsprechende Lebensweise diese Ressourcen weiter zu stärken, aber auch sie zu schwächen. Eine zentrale gesundheitliche Ressource wird zudem im sozialen Bereich gesehen: Eine positive Partner-beziehung und harmonische Familienverhältnisse tragen wesentlich zu einer psychischen Stärke und körperlichen Widerstandskraft bei. Diese gelte es somit durch entsprechendes familiäres Engagement oder durch eine positive Gestaltung von Beziehungen zu erhalten. Der Typus einer ressourcenorientierten Gesundheitstheorie steht in Verbindung mit der dynamischen Vorstellung der Regeneration eines Energiepotentials oder seiner Expansion. Die körperlichen Widerstandskräfte, die psychischen Kompetenzen oder die positiven Lebenseinstellungen (Zufriedenheit) können durch entsprechende Erfahrungen im Leben erhalten, wiederhergestellt und erweitert werden. Derartige Erfahrungen (im Beruf, in der Freizeit) lassen sich teilweise aktiv herstellen, auch indem gelegentlich Grenzen überschritten und dabei möglicherweise auch Risiken eingegangen werde

Typus C1: Ausgleich und Kompensierung von Risiken

Fallbeispiel:
Auch Herr Hoch, ein 35-jähriger, verheirateter Bäcker, glaubt in gewisser Weise an die Kraft seiner Ressourcen; für ihn stehen seine körperlichen Kräfte und der Rückhalt seiner Familie im Mittelpunkt. Er sieht die Hauptrisiken für seine Gesundheit in der Arbeit, die ihn belastet durch Schichtarbeit, ungünstige klimatische Arbeitsbedingungen (Hitze, Feuchtigkeit) und durch gelegentliche Konflikte mit seinem Chef. Einen großen Teil dieser negativen Einflüsse seines Berufes (die *Gift* für seine Gesundheit seien) kann er nicht beseitigen kann, aber er glaubt, sie in seiner Freizeit ausgleichen zu können: Häufiger Aufenthalt in der Natur, frische Luft und Bewegung sowie Abschalten auf der einen Seite, seine Familie als große Stütze gegenüber psychischen Belastungen auf der anderen Seite kompensieren für ihn diese Risiken. Damit lassen sie für ihn seine gesundheitliche Gefährdung letztlich gering erscheinen.
In seiner Familie, insbesondere in seiner Frau, sieht er einen großen Rückhalt für sich und eine große Unterstützung vor allem bei beruflichem Ärger und persönlichen Problemen. Durch ihr Verständnis und durch Gespräche lassen sich die Belastungen schnell verarbeiten.
Also, ich muß sagen, meine Familie ist eigentlich für mich .. der Rück-halt schlechthin. Wenns oft so innerlich... soweit ist, daß ich sag: Jetzt schmeiß ich ihm (dem Chef, d. Verf.) die Schürz' vor die Füß (d.h. kündi-ge, d. Verf.), .. dann denk ich an meine Kinder und denk an meine Fami-lie, und dann .. beruhig ich mich eigentlich ziemlich schnell wieder.
(547-550)
Die Familie wird als umfassende gesundheitliche Ressource konstruiert, sie wirke insbesondere als Schutz gegenüber psychischen Belastungen.
Also, ich mein, was für mich eine große Triebfeder ist, ist einfach meine Familie! (I: Ja.) Ich hab da einen unbandigen Rückhalt. Ich weiß genau, .. wenn ich jetzt irgendwie mal Scheiße mach oder so.. (leise), meine Fa-milie steht hinter mir. (1155-1158)

111

Bei dieser Art einer subjektiven Gesundheitstheorie stehen gesundheitliche Risiken und Ressourcen in einem Wechselverhältnis. Es wird angenommen, daß negative und positive Einflüsse ausgeglichen und ausbalanciert werden müssen, um die Gesundheit zu verhalten. Wenn Gefährdungen in einem Lebensbereich, insbesondere aus der beruflichen oder ökologischen Umwelt, nicht verhindert werden können, dann müssen sie dort, wo eine positive Einflußnahme möglich ist, d.h. zumeist im Freizeitbereich oder in der Familie, kompensiert werden. Der Ausgleich kann sich mehr auf den körperlichen Bereich beziehen: Körperliche Belastung und Erschöpfung, sowie negative Umwelteinflüsse können durch positive Maßnahmen der Regeneration, Entspannung, Naturerfahrung, Ernährung oder Bewegung beseitigt werden. Im psychischen Bereich können Belastungen, Überforderungen oder negative Emotionen durch positive Bewältigungskompetenzen und soziale Unterstützungen wieder abgebaut werden. Mit dieser Gesundheitstheorie ist sehr deutlich die oben beschriebene dynamische Vorstellung der Regeneration eines Potentials verbunden, also das Akkumulator-Modell. In dieser Vorstellung kann dem Abbau von Gesundheit durch negative Einflüsse aktiv gegengesteuert werden; die personale Kontrolle auf den Erhalt von Gesundheit wird daher in der Regel als hoch wahrgenommen.

Typus C2: Herstellen eines Gleichgewichts zwischen körperlichen, sozialen und psychischen Kräften

Fallbeispiel:
Herr Steiner, ein 35-jähriger verheirateter Verwaltungsbeamter, vertritt eine stark psychosomatisch orientierte Gesundheitstheorie, in der auch soziale Beziehungen eine wesentliche Rolle spielen. Er sieht seine Gesundheit insbesondere durch psychische Belastungen gefährdet, die aus sozialen Beziehungen entstehen. In seiner beruflichen Arbeit hat er die negativen gesundheitlichen Auswirkungen von sozialen Konflikten mit Kollegen und Vorgesetzten intensiv erfahren müssen; er beschreibt einen längerdauernden Mobbingprozeß, der bei ihm eine Reihe von gravierenden gesundheitlichen Beschwerden hervorgerufen habe. Die beruflichen Probleme waren letztlich nur durch einen Arbeitsplatzwechsel zu lösen; das angenehme soziale Klima an der neuen Stelle habe wesentlich dazu beigetragen, daß er sich nun gesundheitlich wieder völlig wiederhergestellt fühle. Diese krisenhaften Erfahrungen haben wesentlich zu seiner Überzeugung beigetragen, daß die Gesundheit insbesondere durch psychische und soziale Kräften beeinflußt wird.
Auch gesundheitliche Beschwerden interpretiert er überwiegend psychosomatisch. Durch die Herstellung von psychischem Wohlbefinden und sozialer Harmonie sowie durch die Erhaltung seiner robusten körperlichen Konstitution könne er sich Gesundheit erhalten. Soziale Konflikte und psychische Belastungen gefährden die Gesundheit und müssen möglichst vermieden werden. Nach seinen gesundheitlichen Überzeugungen gelte es daher insbesondere, seine sozialen Ressourcen, d.h. die gute Partnerbeziehung und das positive kollegiales Klima am Arbeitsplatz, und seine psychischen Ressourcen, d.h. sein Selbstvertrauen

und eine *starke Psyche* (z.B. Denkvermögen), zu erhalten, um gesund zu bleiben.

Auch in dieser Gesundheitstheorie werden sowohl Risiken als auch Ressourcen wahrgenommen und beide in einem Wechselverhältnis gesehen. Im Gegensatz zu Typus C1 steht hier jedoch nicht der Ausgleich von negativen Einflüssen im Vordergrund, sondern die Herstellung eines positiven Gleichgewichts zwischen körperlichen, psychischen und sozialen Kräften. Personen, die diese umfassende biopsychosoziale Gesundheitstheorie vertreten, haben daher inhaltlich ein mehrdimensionales Gesundheitskonzept, das psychische und körperliche Komponenten enthält; dynamisch liegt in der Regel die Vorstellung von der Erhaltung oder Regeneration eines Potentials vor. Die entscheidenden Kräfte dafür werden in psychischen und sozialen Ressourcen gesehen. Im Leben müsse daher möglichst psychisches Wohlbefinden und Zufriedenheit angestrebt und hergestellt werden; positive soziale Beziehungen müssen gefunden und erhalten werden, um gesund zu bleiben. Die Kontrollüberzeugungen, einen persönlichen Einfluß auf diese Prozesse zu haben, sind in der Regel hoch. Es geht in dieser Theorie zwar primär darum, in gesundheitlicher Hinsicht ein positives Gleichgewicht zu finden oder soziale Harmonie herzustellen. Im Unterschied zur ressourcenorientierten Theorie (Typus B) findet sich bei diesem Typus jedoch ein deutliches Bewußtsein für die negativen Auswirkungen von psychischen Belastungen und sozialen Konflikten (und oft auch entsprechende Erfahrungen).

Typus D: Schicksalhafter Verlust von Gesundheit durch Eintreten von Krankheit

Fallbeispiel:
Für Frau Zemann, eine 46-jährige verheiratete Verwaltungsangestellte, ist Gesundheit und Krankheit im wesentlichen eine Frage des Schicksals und damit kaum beeeinflußbar. Die wesentlichen Grundlagen werden aus ihrer Sicht schon durch eine *natürliche Kindheit* in gesunder Umwelt gelegt. Allenfalls durch eine bewußte Ernährung oder durch Sport lasse sich in sehr eingeschränktem Maße etwas für die Gesundheit tun. Die Verantwortung für die Wiederherstellung ihrer Gesundheit im Krankheitsfalle delegiert sie an medizinische Experten. Sie läßt sich darin auch nicht durch eine dramatischen Krankheitserfahrung (lebensbedrohliche Komplikationen nach einer Stirnhöhlenspülung) irritieren. Sie modifiziert lediglich den Zeitpunkt der Konsultationen, indem sie heute bei (Infektions-)Krankheiten früher zum Arzt geht. Gesundheitliche Risiken durch ihre Lebensweise sieht sie für sich kaum. Ansonsten treten in ihrer Vorstellung Krankheiten wie Schicksalsereignisse und extern determiniert ein. Sie hält sich trotz ihrer Krankheitserfahrung aber für wenig verwundbar und verweist dabei darauf, daß sie selbst und auch ihre Herkunftsfamilie selten krank gewesen seien.

Diese Gesundheitstheorie ist fokussiert auf den Eintritt von somatischen Krankheiten und nicht auf die Erhaltung von Gesundheit. Gesundheit geht im Sinne einer On-off-Dynamik verloren, wenn eine Krankheit schicksalhaft eintritt. Gesundheit wird in der Regel nicht positiv definiert, sondern als Abwesenheit von Krankheit verstanden. Die Kräfte, die zu einer Krankheit führen, sind extern determiniert und im wesentlichen außerhalb einer personalen Kontrolle. Erbliche Dispositionen, der biologische Altersabbau, externe Noxen und Ereignisse (Umwelt) und nicht weiter benennbare Kräfte des Schicksals oder Zufalls sind die hauptsächlichen Einflüsse auf das Entstehen einer Krankheit, wenn sie nicht als volkommen unerklärlich angesehen wird. Die gesundheitlichen Kontrollüberzeugungen sind daher in der Regel gering. Es wird aber oft auch kaum eine persönliche Verwundbarkeit für Krankheiten wahrgenommen, teilweise unter Verweis auf eine robuste Konstitution oder familiäre Disposition. Daraus ergibt sich kein präventiver Handlungsbedarf, allenfalls wird die Inanspruchnahme von medizinischen Experten zur Früherkennung und rechtzeitigen Behandlung als sinnvoll angesehen.

Diese Beschreibung von sechs Typen subjektiver Gesundheitstheorien basiert auf den von uns rekonstruierten Vorstellungen von Berufstätigen mittleren Alters und mittlerer Qualifikationsstufe. Sie demonstriert, welche komplexen Überlegungen Laien über die Erhaltung ihrer Gesundheit anstellen und welche große Spannbreite diese Vorstellungen (von einfachen Schicksalstheorien bis hin zu komplexen systemischen Theorien) umfassen. Da in der Forschungsliteratur bisher kaum Untersuchungen über derartig komplexe Laienvorstellungen vorliegen (vgl. aber z.B. Backett, 1992; Mullen, 1992; Saltonstall, 1993) stellt dieses Ergebnis allein schon eine Ermutigung dar, auf diesem Weg weiterzugehen. Theoretisch und praktisch bedeutsam ist dabei nicht nur die Komplexität vieler Theorien, sondern auch ihre inhaltliche Ausrichtung: So stehen vorwiegend risikoorientierte Überlegungen neben Ressourcentheorien, mechanistische Vorstellungen neben interaktionistischen und systemischen, somatische Schwerpunkte neben psychosomatischen oder biopsychosozialen Überzeugungen. Diese Breite an Vorstellungen spricht für unseren Ansatz, als breite Rahmentheorie von der Salutogenese auszugehen und darin die unterschiedlichen Schwerpunkte an subjektiven Vorstellungen zu verorten. Dies können Gesundheitstheorien sein, aber natürlich auch Krankheitstheorien.

Eine wesentliche Frage unserer Untersuchung zielt darauf ab, den Stellenwert kognitiver Prozesse für das Gesundheithandeln im Alltag zu eruieren (vgl. Kap. 5). Subjektive Theorien von Gesundheit haben dabei eine wesentliche Funktion, weil sie die subjektiv perzipierten Handlungsmöglichkeiten bestimmen. Legt das subjektive Konzept von Gesundheit die Grundlage dafür, welchen Wirklichkeitsausschnitt eine Person aus dem Universum gesundheitsrelevanter Phänomene fokussiert, so geben subjektive Theorien die Richtung an, in die eigenes Handeln vorstellbar ist. Die inhaltlichen Einflußbereiche markieren den Gegenstand, der als Handlungsziel in Frage kommt: die eigene Disposition, die Lebensweise, die soziale oder ökologische Umwelt oder Alter und Schicksal. Die dynamische Dimension der Einflußprozesse gibt an, was im Prinzip zu tun ist, um Gesundheit zu erhalten oder zu fördern bzw. um Krankheit zu verhindern.
Natürlich legt nicht jede Gesundheitstheorie nahe, daß überhaupt ein Handeln möglich oder sinnvoll ist. Eine für das Gesundheitshandeln wesentliche Kompo-

nente ist die in den Theorien zum Ausdruck kommende generelle Überzeugung der *personalen Kontrolle* von Gesundheit und die spezifische Überzeugung, in welchem Bereich ein eigener Einfluß möglich sein kann. Unter den rekonstruierten Typen von Gesundheitstheorien besteht die stärkste Handlungsimplikation, wenn die eigene Lebensweise als zentraler Einfluß auf die Gesundheit gesehen wird. Wie wir gesehen haben, werden dann aber bereits mehrere Kontrollmöglichkeiten wahrgenommen, wie die Verminderung von Risikofaktoren, die Veränderung eines Risikoverhaltens, der Ausgleich von Risiken oder die Stärkung positiver Ressourcen. Handlungsmöglichkeiten sind aber auch dann gegeben, wenn die Einflüsse mehr in der Umwelt oder in der persönlichen Disposition lokalisiert werden. Der Umgang mit beruflichen Risiken oder Umweltnoxen und mit belastenden Partnerbeziehungen stellt ebenso wie z.B. der Aufbau körperlicher oder psychischer Stärke ein schwieriges Handlungsziel dar. Ein erfolgreiches Gesundheitshandeln setzt daher oft soziale und kollektive Strategien voraus und ist in der Regel erst in einem langwierigen Veränderungsprozeß zu erreichen.

Damit stellen sich Fragen, die wir im folgenden Kapitel 5 ausführlich thematisieren werden, nämlich welche Formen des Gesundheitshandelns die befragten berufstätigen Erwachsenen realisieren konnten, welche motivationalen und lebensweltlichen Bedingungen für eine Umsetzung ihrer Vorstellungen in den Alltag gegeben sein müssen und welche Gründe für das Unterlassen oder das Scheitern von Handlungsintentionen vorliegen. Dabei wird dann auch erkennbar, daß es nicht ausreicht, Gesundheitsvorstellungen als isolierte gesundheitsbezogene Kognitionen zu verstehen. Vielmehr stehen sie im Kontext von Selbstkonzept und Lebenskonzept und werden erst dann angemessen verständlich, wenn diese Zusammenhänge berücksichtigt werden (vgl. Kap. 6). Weiterhin hängt der subjektive Stellenwert und die Handlungspriorität von Gesundheit im Lebensalltag zum einen von biographischen Entwicklungen und Veränderungen im Lebenslauf ab. Zum anderen wird sich zeigen, daß die Umsetzung eines intendierten Gesundheitshandelns in den Alltag von Bedingungen im persönlichen Lebenskontext beeinflußt wird, insbesondere von der aktuellen Lebenslage und von sozialen Beziehungsnetzwerken (vgl. Kap. 5).

5. Gesundheitshandeln als Lebensweise: Formen und Bedingungen

Das Gesundheitshandeln im Alltag kann ein breites Spektrum von Möglichkeiten umfassen und unterschiedliche Schwerpunkte haben. Entsprechend unserem Forschungsansatz haben wir uns in dieser Studie auf die individuellen und sozialen Bemühungen, Verhaltensweisen und Lebensweisen konzentriert, die Laien bewußt *für* ihre Gesundheit unternehmen, d.h. die aus ihrer Sicht dem Erhalt, der Förderung oder Wiederherstellung von Gesundheit dienen. Je nach den subjektiven Gesundheitsvorstellungen kann es sich dabei um mehr krankheitsverhindernde (präventive) oder um mehr die Gesundheit fördernde Aktivitäten handeln; das Gesundheitshandeln äußert sich aber auch im Umgang mit wahrgenommenen Risiken und Ressourcen sowie im Umgang mit alltäglichen Beschwerden.

Um das Gesundheitshandeln zu erfassen, haben wir im Interview unsere Gesprächspartner und -partnerinnen nicht nur nach gesundheitsfördernden Aktivitäten in unterschiedlichen Lebenskontexten gefragt, sondern auch nach Verhaltensweisen, die sie als kritisch oder riskant für ihre Gesundheit einschätzen. Wenn klassische medizinisch definierte Risikofaktoren und -verhaltensweisen angesprochen wurden, dann interessierte uns primär, ob von den Befragten ein gesundheitliches Risiko wahrgenommen wurde und welchen Stellenwert dieses in ihrer Lebensgestaltung hatte. In der interpretativen Auswertung war es uns wesentlich, die gesundheitsbezogene Lebensweise einer Person zunächst insgesamt zu rekonstruieren, deren Motivierung und die Bedingungen ihrer Umsetzung herauszuarbeiten und dann durch systematische Fallvergleiche Typen des Gesundheitshandeln zu generalisieren. Es kam uns dabei insgesamt weniger darauf an, die spezifischen Bedingungen eines umgrenzten Gesundheits- oder Risikoverhaltens zu analysieren, als vielmehr die generelle Ausrichtung einer gesundheitsbezogenen Lebensweise und ihre Motive zu verstehen.

Im Mittelpunkt unserer Studie stand die Frage, wie Laien ihr Leben in Bezug auf ihre gesundheitlichen Belange gestalten und welche Bedingungen die Verwirklichung eines subjektiv sinnvollen Gesundheitshandeln motivieren, erleichtern oder behindern. Wir werden zuerst das Spektrum der in unserer Untersuchungsgruppe erkennbaren Handlungsformen beschreiben, indem die wichtigsten Handlungstypen dargestellt werden (5.1); dann wird ein, für die Untersuchungsgruppe von berufstätigen Personen zentraler Handlungsbereich, nämlich der Umgang mit beruflichen Risiken, herausgegriffen und genauer ausgeführt (5.2). Schließlich werden zusammenfassend die subjektiven Bedingungen analysiert, die für die Umsetzung eines Gesundheitshandelns im Alltag vorliegen müssen, und in einem Modell integriert (5.3).

5.1 Gesundheitshandeln als Lebensweise: Typische Formen der Realisierung

Auch wenn viele Personen darauf hinweisen, daß für sie Gesundheit sehr wichtig ist (vgl. Kap. 3.2), so steht dennoch in ihrem Leben ein konkretes Gesundheitshandeln nicht zwangsläufig an erster Stelle. Das Gesundheitshandeln im Alltag wird vielmehr von den subjektiven Vorstellungen über Gesundheit und von den übergeordneten Lebenszielen beeinflußt. Die unterschiedlichen Formen des Gesundheitshandelns, die die befragten Personen in ihrem Alltag umzusetzen versuchen, werden zunächst differenziert nach der Art des angestrebten Gesundheitsziels und nach der Breite, in der ein gesundheitsbezogenes Handeln in die Lebensweise integriert ist. Dabei lassen sich drei typische Formen des Gesundheitshandelns unterscheiden: eine Lebensweise ohne ausgeprägtes Gesundheitshandeln (A), ein Gesundheitshandeln, das auf einen spezifischen Schwerpunkt konzentriert ist (B), und ein Gesundheitshandeln, das umfassend in die Lebensweise einer Person integriert ist (C).

Tab. 5.1: Formen des Gesundheitshandeln als Lebensweise

A Lebensweise ohne ausgeprägtes Gesundheitshandeln	B Gesundheitshandeln mit spezifischem Handlungsschwerpunkt	C Gesundheitshandeln integriert in Lebensweise
A1 kein bewußtes Gesundheitshandeln	B1 primär ernährungsbezogenes Gesundheitshandeln	C1 sozial motiviertes Gesundheitshandeln
A2 beschwerdenbezogenes Gesundheitshandeln	B2 primär bewegungsbezogenes Gesundheitshandeln	C2 psychisches und soziales Gesundheitshandeln
A3 riskanter Lebensstil	B3 primär naturbezogenes Gesundheitshandeln	C3 mehrdimensionales Gesundheitshandeln
A4 Ansätze eines bewußten Gesundheitshandelns	B4 primär noxenbezogenes Gesundheitshandeln	C4 Gesundheitshandeln dominiert Lebensweise
	B5 Gesundheitshandeln als Abbau eines Risikoverhaltens	

A. Lebensweise ohne ausgeprägtes Gesundheitshandeln
Bei einem Teil unserer Untersuchungspersonen hatten Aktivitäten zum Erhalt ihrer Gesundheit keinen großen Stellenwert: Sie zeigen entweder gar kein gezieltes Gesundheitshandeln (A1), ihr Gesundheitshandeln ist auf den Umgang mit

Beschwerden und Störungen beschränkt (A2), sie führen einen gesundheitlich eher riskanten Lebensstil (A3), oder sie zeigen einige wenige Ansätze zu einem präventiv orientierten Handeln (A4). Das gesundheitsbezogene Motivsystem ist bei diesen Formen wenig ausgeprägt und enthält kaum vorsorgende Orientierungen. Gesundheit wird überwiegend in der Dynamik eines Schalter-Modells konzipiert und als Abwesenheit von Krankheit, Beschwerden oder Störungen negativ definiert. In den Gesundheitstheorien besteht die Tendenz, Gesundheit und Krankheit als schicksalhaften Prozeß oder als Folge externer Risiken zu verstehen; die personalen Kontrollüberzeugungen sind daher eher niedrig.

A1. Kein bewußtes Gesundheitshandeln

Für einige befragte Personen hatte Gesundheit subjektiv einen sehr geringen Stellenwert im Leben. Ein Gesundheitsmotiv war bei ihnen nicht zu erkennen und aus ihren Äußerungen ließ sich *kein bewußtes Gesundheitshandeln* in ihrem Alltag ablesen. Gesundheit wird von ihnen in der Regel als Abwesenheit einer Erkrankung oder von gesundheitlichen Problemen verstanden; Krankheiten kommen dann eher durch schicksalhafte Einflüsse zustande und eine persönliche Einflußmöglichkeit wird nicht wahrgenommen. Diese Personen führten jedoch keinen riskanten Lebensstil und hatten auch keine gesundheitlichen Probleme.

Im Gespräch mit Frau Jahn, einer 23-jährigen ledigen Konditorin, läßt sich nur sehr wenig Motivation zu einem Gesundheitshandeln erkennen; sie zeigt keine gezielten Aktivitäten, um sich ihre Gesundheit zu erhalten. Gesundheit ist für sie kein Thema, über das sie sich bisher größere Gedanken gemacht hat, sie spielt *eigentlich noch keine Rolle* (16). Mit der Einschränkung (*noch*) deutet sie an, daß es vielleicht in Zukunft und eventuell mit zunehmenden Alter ein Thema für sie werden könnte. Da sie bisher aber kaum Überlegungen über Gesundheit angestellt hat, kann sie auch nur wenig gesundheitsbezogenes Wissen berichten. Für sie bedeutet Gesundheit einfach, keine Erkrankung zu haben; und das Eintreten einer Krankheit sei primär eine Frage des Schicksals. Sie sieht daher kaum eine Chance, durch eigenes Handeln eine Krankheit zu verhindern. Rauchen ist das einzige Thema, bei dem ihr persönliches Verhalten relevant erscheint. Sie betrachtet ihren Zigarettenkonsum (etwa eine Schachtel pro Tag) als einen Risikofaktor, aber da es ihr einziger sei, schätzt sie das Risiko nicht hoch ein. Dennoch deutet sie die Absicht an, ihr Rauchen irgendwann einmal einzustellen; dabei spielen jedoch auch andere Motive (unangenehmer Geruch in der Wohnung, Kosten) neben dem Gesundheitsmotiv eine Rolle.

A2. Beschwerdenbezogenes Gesundheitshandeln

Das Gesundheitshandeln ist hier nicht auf die Gesundheit und ihre Erhaltung bezogen, sondern es ist primär auf einen spezifischen Bereich von Beschwerden oder gesundheitlichen Störungen ausgerichtet. Diese Personen verstehen Gesundheit nicht nur entsprechend einem On-off-Modell, sondern auch positiv nach einem Batterie-Modell; und sie vertreten Gesundheitstheorien, in denen externe Risiken oder Risikofaktoren im Vordergrund stehen. Ein Gesundheitsmotiv ist somit durchaus vorhanden, wenn auch wenig an umfassender Vorsorge ausgerichtet. Das Gesundheitshandeln kann dabei aber durchaus ausgeprägt und weitreichend sein, es ist jedoch primär an der Vermeidung und dem Umgang mit spezifischen Beschwerden orientiert.

Herr Schmidt, ein 29-jähriger Elektriker, der kurz vor der Scheidung steht, kann hier als Beispiel genannt werden. Er berichtet von einem langjährigen Gesundheitsproblem, das seine empfindliche Magenschleimhaut betrifft; sein Gesundheitshandeln konzentriert sich auf die Kontrolle dieses Bereiches. Um seinen Magenbeschwerden vorzubeugen, habe er nämlich seine Ernährung umgestellt. Er erläutert eine Vielzahl von Ernährungsregeln, die er zum Teil auf der Grundlage eigener Erfahrungen entwickelt habe. Dazu gehört beispielsweise, auf vielseitige und vitaminreiche Nahrung (Vollkornprodukte) zu achten, dabei viel Salat und Gemüse und wenig Fett zu essen, Süßigkeiten und kalter Getränke (insbesondere Säfte und Cola) zu vermeiden, und stattdessen warme Getränke (auch Bier) zu trinken. Mit seiner neuen Partnerin könne er diese Form der Ernährung gut verwirklichen, weil diese auch Probleme mit dem Magen habe und zudem aus figürlichen Gründen daran interessiert sei. Diese Art der Ernährung hat für ihn zudem auch positive Auswirkungen in anderen Bereichen: Sie beuge auch einer gelegentlichen Migräne vor und beeinflusse seinen Kreislauf positiv. Demgegenüber spielen andere Handlungsbereiche eine untergeordnete Rolle: Rauchen stellt für ihn z.B. zwar eindeutig ein Risikoverhalten dar; er bezeichnet es als ein "Laster", das primär in der Arbeit und in Situationen von Streß (Leistungsdruck) oder Langeweile auftritt und damit Bewältigungsfunktion zu haben scheint. Er hält es jedoch für tolerierbar, weil er zum einen keine Beschwerden als Folge davon habe und zum anderen heute disziplinierter rauche als früher.

A3. Riskanter Lebensstil
Einzelne gesundheitlich riskante Verhaltensweisen wurden von sehr vielen Gesprächspartnern berichtet, jedoch nur wenige führten - aus ihrer eigenen Sicht - einen durchgehend *riskanten Lebensstil*. Gesundheitliche Fragen werden hier zwar durchaus bedacht, sie spielen jedoch in der Alltagspraxis keine Rolle; im Leben werden andere Prioritäten gesetzt. Die Gesundheit wird hier überwiegend nach dem Schalter- oder Batterie-Modell verstanden; in den Gesundheitstheorien dominieren negative Einflüsse auf die Gesundheit in Form von externen Risiken oder Risikoverhaltensweisen.

Ein Beipiel dafür ist der 23-jährige ledige Konditor Herr Fischer. Er hält sich zwar für gesund, berichtet aber dennoch von einer Reihe gesundheitlicher Probleme: Er habe vor allem ein deutliches Übergewicht, leide unter einem erhöhten Blutdruck und gelegentlichen Herzrhythmusstörungen. Aus seiner Sicht trägt er selbst durch seine Lebensweise zu diesen Problemen bei. Neben seinem körperlich anstrengenden Beruf als Konditor ist er in seiner Freizeit durch Hobbys und ehrenamtliche Funktionen sehr aktiv. Er wohnt und ißt zuhause bei seiner Mutter; dabei ernähre er sich ziemlich ungesund, weil er meist zu viel und zu fett esse; so schmecke es ihm jedoch am besten. Mehr sportliche Aktivitäten, meint er, täten ihm deshalb sicher gut, gerade um sein Übergewicht zu reduzieren; in seiner Bundeswehrzeit habe er durchaus positive Erfahrungen mit Sport gemacht und sich dabei auch körperlich wohler gefühlt. Heute habe er nach der Arbeit aber keine Lust mehr dazu; er fühle sich dann zu kaputt und habe außerdem in seinem ausgefüllten Privatleben keine Zeit dafür. Neben der ungesunden Ernährung und dem Bewegungsmangel berichtet Herr Fischer noch von weiteren Risikoverhaltensweisen: aus seiner Sicht trinke er bei seinen sozialen Aktivitäten zuviel Alkohol und bekomme oft auch zu wenig Schlaf.

Für Herrn Fischer steht Gesundheit in direkter Konkurrenz zu anderen Lebenszielen; er scheint zur Zeit in seinem Leben die Prioritäten so zu setzen, daß für die Gesundheit wenig Zeit und Raum bleibt. Er lebt und handelt eher lustbetont und in Einklang mit seinen vielfältigen Interessen. Seine Erzählung zeigt aber, daß er gesundheitliche Risiken durchaus wahrnimmt, wenn er sie auch wenig ernst nimmt. Er hält sich insgesamt für wenig gefährdet, weil er Gesundheit auch als eine Angelegenheit des Schicksals betrachtet und dabei mit viel (auch religiös motiviertem) Gottvertrauen an seine geringe Verwundbarkeit glaubt. Er deutet zwar an, daß er vielleicht seine Lebensweise langfristig wird ändern müssen, um gesund zu bleiben, ist aber zur Zeit noch nicht bereit dazu, die Befriedigungen aus seinem Lebensstil aufzugeben und Handlungsprioritäten zugunsten von Gesundheit zu verändern.

A4. Ansätze eines bewußten Gesundheitshandelns

Eine Reihe unserer Gesprächspartner zeigte insgesamt zwar relativ wenige, aber doch einige erkennbare *Ansätze eines bewußten gesundheitsbezogenen Handelns*. Motive zur Erhaltung von Gesundheit sind hier erkennbar, aber nicht sehr ausgeprägt. In den subjektiven Gesundheitstheorien werden vor allem Risiken thematisiert, sowohl in der Umwelt als auch im eigenen Verhalten. Aber es wird insgesamt wenig Handlungsbedarf gesehen. Wenn das dennoch erkennbare Gesundheitshandeln auch oft eher spontan eingesetzt wird und im Leben dieser Personen keinen großen Stellenwert hat, so könnten die vorhandenen Tendenzen jedoch durchaus in Zukunft erweitert werden und Anknüpfungspunkte für Maßnahmen der Gesundheitsförderung sein.

Herr Unger, ein 33-jähriger verheirateter Verwaltungsbeamter, berichtet insgesamt von wenigen gezielten Versuchen eines Gesundheitshandelns; in seinem Alltagsleben finden sich aber eine Reihe von Ansätzen, die aus seiner Sicht zu seiner Gesunderhaltung beitragen können. Ein wichtiger Handlungsbereich zeigt sich etwa im Umgang mit seinen beruflichen Belastungen: Der soziale Kontakt mit vielen Kunden und mit seinem Vorgesetzten führe gelegentlich zu psychischen Konflikten, Belastungen und zu Ärgerreaktionen, die er als gesundheitliche Risiken wertet. Herr Unger hat jedoch allmählich einen Bewältigungsstil entwickelt, der ihm hilft, die manchmal schwierigen Interaktionen mit (uneinsichtigen) Kunden zu überstehen, ohne sich dabei ständig zu ärgern: Er versucht, betont ruhig mit ihnen umzugehen, Provokationen zu ignorieren und Befriedigung aus positiv verlaufenden Kontakten zu ziehen. Er betrachtet seine inzwischen verfügbare Bewältigungskompetenz, psychisch abschalten zu können, als eine wichtige gesundheitliche Ressource. Sofern es ihm nicht gelinge, Belastungen am Arbeitsplatz zu lassen, was vor allem bei einem ungelösten Problem mit seinem Chef der Fall sei, dann helfe ihm seine familiäre Umgebung dabei, den Ärger zu vergessen und seine gewohnte psychische Ausgeglichenheit wiederherzustellen. Ein weiterer gesundheitsbezogener Handlungsbereich betrifft die Ernährung. Dieses sieht er zwar primär als Thema und Aufgabe seiner Frau, die auf gesunde Ernährung in Form von viel Salat und Obst sowie wenig fettes Fleisch achte; er unterstütze jedoch diese Bemühungen, solange sie nicht so weit getrieben werden, daß der Geschmack auf der Strecke bleibt. Als seinen Hauptrisikofaktor sieht Herr Unger das Rauchen an, das er trotz einiger Unterbrechungen in den letzten 10 Jahren kontinuierlich aufrechterhalten hat: Dieses Risiko scheint ihm jedoch tolerierbar, weil der Zigarettenkonsum (von etwa einer Schachtel pro Tag) sein einziges gesundheitliches Risiko sei. Er sieht daher hier keinen Handlungsbedarf. Rauchen erfüllt aus seiner Sicht eindeutig die Funktion einer Streßbewältigung; denn er rauche zuhause fast nicht, wohl dagegen in seiner Arbeit und in psychischen Streßsituationen (z.B. als vor kurzem sein Vater starb).

Insgesamt zeigt sich im Gespräch mit Herrn Unger kein sehr ausgeprägtes oder bewußtes Gesundheitshandeln, eine Reihe von Ansätzen zur Gesunderhaltung haben sich bei ihm aber eher spontan entwickelt. Im Zuge seiner in jüngster Zeit zunehmenden Sensibilisierung für Gesundheit erkennt er diese Ansätze als Ressourcen; es scheint durchaus vorstellbar, daß diese in Zukunft ausgebaut werden.

B. Gesundheitshandeln mit einem spezifischen Handlungsschwerpunkt
Die folgenden Formen eines Gesundheitshandelns sind dadurch gekennzeichnet, daß sie an der Vorsorge und nicht an Störungen orientiert sind, dabei aber einen ausgesprochenen Schwerpunkt in *einem* Handlungsbereich haben und nicht auf mehreren Ebenen in der Lebensweise einer Person verankert sind. Die spezifischen Handlungsschwerpunkte betreffen in unserer Untersuchungsgruppe den Bereich der Bewegung (B1), der Ernährung (B2), der Naturerfahrung (B3), den Umgang mit Umweltnoxen (B4) und den Abbau eines spezifischen Risikoverhaltens (B5). Alle diese Aktivitäten kommen häufig auch als Teilmoment einer gesundheitsbezogenen Lebensweise vor, hier dominiert jedoch jeweils ein Bereich des Handelns. Ein Gesundheitsmotiv ist bei Personen mit diesem Handlungstypus deutlich zu erkennen. Im Gesundheitsverständnis überwiegen positive Konzepte von Gesundheit und die dynamischen Vorstellungen der Reduktion und Regeneration eines Potentials. In den Gesundheitstheorien werden in der Regel Vorstellungen eines Ausgleichs von Risiken vertreten. Der realisierte gesundheitsbezogene Handlungsbereich ist im Leben oft bereits fest etabliert; er erfüllt damit für die Person mehrere Funktionen und dient nicht nur der Erhaltung von Gesundheit.

B1. Primär ernährungsbezogenes Gesundheitshandeln

"Gesunde" Ernährung ist in unserer Studie der am häufigsten genannte Bereich des Gesundheitshandelns und wird oft in fast stereotyper Weise konkretisiert (viel Gemüse und Salat, wenig Fett, wenig Fleisch etc.). Bei diesem Handlungstypus ist das Gesundheitshandeln jedoch primär auf den Ernährungsbereich konzentriert und bei den meisten Befragten in tiefen Überzeugungen und in einem breiten Hintergrundswissen verankert, das in der Regel über Bücher, Bekannte oder Kurse erworben wurde. Dabei werden dann intensive und aufwendige Formen der Ernährung (wie z.b. Vollwerternährung) praktiziert; oft ist damit auch ein ökologisches Motiv verbunden, indem auf die Vermeidung von Schadstoffen in der Nahrung geachtet wird. Dieses primär ernährungsbezogene Gesundheitshandeln ist meist auch sozial organisiert und erfüllt mehrere gesundheitliche Funktionen. Es dient vorwiegend der Überzeugung, damit gesundheitliche Risiken ausgleichen und (körperliche) Ressourcen stärken zu können. Das Gesundheitspotential könne damit wieder aufgefüllt werden. Die gesundheitliche Kontrollüberzeugung ist bei diesen Personen sehr hoch. "One of the easiest components of life-style to control is the intake of food" (Eyles & Donavan, 1990, 44). Die Ernährungsgestaltung dominiert manchmal die gesamte Lebensweise. Gelegentlich kann es in ein fast ideologisches Überzeugungsystem eingebunden und mit einer umfassenden Gesundheitsmoral verbunden sein. Andererseits können aber auch Momente des Genießens einfließen und damit die starke Kontrollmotivation auflockern. Soziale Motive spielen bei diesem Handlungstypus eine zentrale Rolle, etwa in Form der Erfüllung einer familiären Rolle oder als soziales Ereignis (z.B. gemeinsames Essen). Dieses primär ernährungsbezogene Gesundheitshandeln ist häufiger bei Frauen zu finden, was auf die enge Verbindung mit der traditionellen Frauenrolle zurückzuführen sein dürfte.

Ein Beispiel dafür ist Frau Lutz, eine 48-jährige Verwaltungsangestellte, die nach einer Scheidung nun in einer neuen Partnerbeziehung lebt. Sie erzählt, daß sie in der Vergangenheit mit ihrem früheren Mann eine extreme Form vegetarischer Ernährung gelebt habe; zumindest bei ihrem Mann habe das eine fast schon ideologische Fixierung angenommen, die sie heute aber ablehne. Aus dieser Zeit stamme jedoch ihr umfangreiches Wissen über gesunde Ernährung und gesundes Kochen. Sie berichtet, daß sie ihre Ernährung auf dieser Grundlage gestalte, heute jedoch in gemäßigter Form: Sie besteht aus vielen Vollkornprodukten, frischen Nahrungsmitteln und Rohkost; es wird wenig Fleisch gegessen und wenn möglich werden biologisch erzeugte Lebensmittel gekauft. Im Gegensatz zur früher asketischen Grundhaltung werde die Ernährung heute jedoch mit Momenten des Genießens verbunden; so gehöre etwa gelegentlich auch Wein oder Bier zu einem gemeinsamen Essen. Mit dieser Einstellung sei sie sich mit ihrem jetzigen Lebenspartner einig und scheint diese Lebensphase als sehr positiv einzuschätzen. Da sie mit ihrem Körpergewicht nicht zufrieden ist und deutlich abnehmen möchte, schiebt sie mehrmals im Jahr Phasen des Heilfastens ein. Diese erlebe sie fast euphorisch positiv; es sei eine *Reinigung des Körpers* und stärke das Immunsystem: *..und . irgendwie mir gehts auch so saugut, nach dem*

Fasten. Sie, des ist ein Gefühl, des ist ein Hochgefühl, des ist unwahrscheinlich. (86-87) Sie kann dazu auch Aussagen ihres Arztes heranziehen, der durch medizinisch *super Werte* ihre Überzeugung validiert.

Insgesamt trägt Frau Lutz aus ihrer Sicht durch diese Ernährungspraxis in unterschiedlicher Weise zur Erhaltung ihrer Gesundheit bei: Sie stärke damit ihre körperliche Widerstandskräfte und ihr körperliches Wohlbefinden, und sie versuche, einen ihrer Einschätzung nach zentralen Risikofaktor wie das Übergewicht zu beseitigen. Letzteres gelingt ihr aber letztlich nicht, weil sie nach dem Fasten regelmäßig wieder zunimmt.

B2. *Primär bewegungsbezogenes Gesundheitshandeln*

Das gesundheitsbezogene Handeln konzentriert sich hier auf sportliche und bewegungsbezogene Aktivitäten unterschiedlicher Art; diese sind in den meisten Fällen multifunktional und oft auch sozial organisiert. Gesundheit wird insbesondere im Sinn von Wohlbefinden und Leistungsfähigkeit verstanden. Mit der Dominanz des Gesundheitshandelns im sportlichen Bereich ist in der Regel die Überzeugung verbunden, damit gesundheitliche Risiken körperlich oder psychisch ausgleichen zu können und so das eigene Gesundheitspotential wieder auffüllen zu können. Personen dieses Handlungstypus nehmen eine hohe personale Kontrolle wahr, wobei sich Sport auch in besonderer Weise zur Kontrolle von Gesundheit eignet: "As well as diet, exercise is seen as an important and controllable aspect of life-style" (Eyles & Donovan, 1990, 44). In unserer Untersuchungsgruppe sind es vorwiegend Männer, die eine Präferenz für diesen bewegungsorientierten Handlungsstil äußern.

Für Herrn Krause, einen 33-jährigen Verwaltungsangestellten, stehen Sport und Bewegung im Zentrum seines Gesundheitshandelns. Er berichtet, daß er regelmäßig zum Waldlaufen und zum Bergwandern gehe und zudem intensiv Gymnastik betreibe. Diese sportlichen Aktivitäten sind sozial organisiert und damit fest in seinem Alltag etabliert: Er übt sie in einem Verein aus, in dem er gleichzeitig auch die Funktion eines Übungsleiters innehat; zudem ist auch seine Frau in diesem Verein sportlich aktiv und unterstützt seine Interessen. Seit beide jedoch ein kleines Kind haben, sei der gemeinsame Sport schwieriger geworden; er könne nun nur noch im Wechsel praktiziert werden. Neben dem Spaß an der körperlichen Bewegung, erfüllt Sport aus der Sicht von Herrn Krause eine Reihe von gesundheitlichen Funktionen: Die körperliche Anstrengung in der Natur stärke sein Leistungsvermögen und härte gleichzeitig den Körper ab, d.h. sie mache ihn widerstandsfähiger gegen Krankheiten. Er sei zudem ein wichtiger Ausgleich gegen beruflichen Streß, lasse ihn abschalten und entspannen; und der Sport steigere sein körperliches Wohlbefinden, damit ein zentrales Moment seines subjektiven Gesundheitskonzepts:

> *Genauso auch, wenn ich vom Sportverein, wenn ich zurückkomm, des geht*
> *mir oft so, wenn jetzt im Geschäft es den ganzen Tag irgendwie hektisch*
> *war, und man kommt abends heim, ist irgendwo total geschafft, und weiß,*
> *jetzt um sieben ist Training, dann hab ich eigentlich auch keine Lust net,*

*daß ich da hingeh. Und jedesmal wenn ich da, ich hab das a paarmal ge-
macht, da bin ich wirklich net gegangen, weil ich einfach keine Lust gehabt
hab. Und ich hab mich ein paarmal auch wirklich dann aufgerafft, hab den
inneren Schweinehund überwunden, und wenn ich dann war-, hinterher, da
war ich topfit, gell, da ist da alles wie weggeblasen. Also es ist irgendwo
schon der Ausgleich zum Alltag, wenn man sich einfach betätigt, körperlich.*
(141-151)

B3. Primär naturbezogenes Gesundheitshandeln

Ein auf die Natur bezogenes Gesundheitshandeln kommt als Teil einer gesundheitsbezogenen Lebensweise in unserer Untersuchungsgruppe relativ häufig vor.
Aber nur in seltenen Fällen standen jene Aktivitäten im Vordergrund, die ausgesprochen auf Erlebnisse und auf Bewegung in der Natur bezogen sind. Mit diesem Gesundheitshandeln werden dann mehrere gesundheitliche Funktionen verbunden: Die "frische Luft" kann ein ökologischer Ausgleich zum Leben oder
Arbeiten in ungesunder klimatischer Umgebung sein, das Naturerleben kann
aber auch als psychische Entspannung und zum Abschalten dienen; diese positiven Effekte von Natur lassen sich auch gut mit Bewegung kombinieren.

Herr Curti, ein 51-jähriger Verwaltungsangestellter, ist ein Beispiel für ein primär naturbezogenes Gesundheitshandeln: Er erzählt, daß er nach seiner Arbeit
regelmäßig und stundenlang allein mit dem Rad durch die nahegelegenen Wäl-
der fährt. *Da bin ich um halb drei daheim <von der Arbeit, d. Verf.> und auf
dem Radl drauf! Und bin gleich in ein paar Minuten im Wald, zum Radlfahrn,
ne. Und des ist für mich ein besonderer, guter Ausgleich.* (179-181)
Dabei steht für ihn offenbar nicht die sportliche Leistung im Vordergrund, sondern die Bewegung in der Natur. Diese Aktivität habe für ihn zwei Funktionen:
Einmal stellt sie einen wichtigen Ausgleich zu seiner Arbeit dar, weil sie durch
die körperliche Bewegung sowohl einen Ausgleich für seine sitzende Arbeitstätigkeit als auch ein psychisches Abschalten ermöglicht; zum anderen wirkt sie
gegen die erhöhten Cholesterinwerte. Es scheint ihm sehr wichtig zu sein, diese
Aktivitäten allein auszuführen und sich dabei auch spontan treiben zu lassen; das
deutet darauf hin, daß hier Momente der geistigen Entspannung und des "Gehen-
lassens" eine Rolle spielen. Darüberhinaus lassen sich aus seinen Erzählungen
kaum Hinweise auf ein vorsorgeorientiertes Gesundheitshandeln erkennen.

B4. Primär noxenbezogenes Gesundheitshandeln

Einer Reihe unserer Gesprächspartner war es wichtig, bestimmte Schadstoffe
oder Noxen zu vermeiden, weil sie als Risiken für die Gesundheit gesehen wurden. Die Vermeidung von Schadstoffen in der Nahrung, der Schutz vor gesund-
heitsgefährdenden Substanzen am Arbeitsplatz und die Wohnortwahl im Hinblick
auf ökologische Risiken (durch Luftverschmutzung oder Kernenergie) spielten
in der gesundheitsbezogenen Lebensweise vieler Personen eine wichtige, aber
nicht die zentrale Rolle. Bei einer einzelnen Person dominierte dieser Schwerpunkt jedoch das gesamte Gesundheitshandeln, und das hat einen besonderen
Hintergrund.

Das Gesundheitshandeln von Herrn Ullmann, einem 33-jähriger Elektroniker, ist geprägt von einer Lösungsmittelvergiftung, die er sich in seiner früheren Arbeit als Maler zugezogen hat. Er leidet seit 12 Jahren unter dieser Störung, die schwerwiegende gesundheitliche Folgen hatte, eine berufliche Umschulung notwendig machte und bis heute sein Leben dominiert: Wie er berichtet, treten durch die Anlagerung des Giftes im Fettgewebe und durch sein Freiwerden eine Reihe von Folgesymptomen auf. In der Akutphase litt er unter massiven Atembeschwerden, erhöhtem Blutdruck und Leberschmerzen; diese Symptome waren lebensbedrohlich und führten zu mehreren Behandlungen auf einer Intensivstation. Heute hat er diese Symptome weitgehend im Griff und sieht sich als gesund an; er muß jedoch in seinem Alltag eine Reihe von Vorsichtmaßnahmen treffen, um gesundheitliche Probleme zu vermeiden.

Vom Sportlichen her kann ich eigentlich nicht sehr viel tun. Durch das, daß dieses Gift eben im Fettgewebe drin ist, muß ich sehr vorsichtig mein Gewicht reduzieren. Denn zwei Kilo Gewichtsverlust reichen aus, um mir wieder Schwierigkeiten zu machen. Das heißt unwillkürliches Schwitzen, Muskelzucken, Allgemeinzustand ist dann sehr schlecht, also man sieht's mir teilweise an, wie ich momentan beieinander bin. . Wenn also ganz langsam das Gewicht reduziert wird, geht's. Wird's schneller, dann gibt's Schwierigkeiten,/.../ bis hin zum Nasenbluten. (93-101)

Herr Ullmann hat nicht nur über die Jahre weitgehend in Selbsthilfe ein umfangreiches Wissen über seine Störung und über deren Behandlungsmöglichkeiten erworben, sondern auch eine ausgeprägte Sensibilität für seinen Körper entwikkelt, die es ihm ermöglicht, Folgesymptome dieser irreversiblen Schädigung weitgehend zu vermeiden. Ein Teil dieser Sensibilierung bezieht sich auf den Umgang mit chemischen Substanzen in seiner Umwelt. Er achte heute sehr auf mögliche Noxen in seinem Beruf (z.B Lösungsmittel), in den Lebensmitteln (Konservierungsmittel) und in der Umwelt (im Haus und Auto) und versuche diese so weit wie möglich zu vermeiden. Auch in der Anwendung von Medikamenten sei er sehr kritisch geworden; er verzichtet auf chemische Arzneimittel und setzt gesundheitlich weitgehend auf Naturheilmittel. Insofern ist sein Gesundheitshandeln besonders auf die Vermeidung von spezifischen Noxen in seiner Umwelt gerichtet und geprägt vom Umgang mit der Vergiftung und deren gesundheitlichen Folgen.

B5. Gesundheitshandeln als Abbau eines spezifischen Risikoverhaltens
Diese Form des Gesundheitshandelns läßt sich dadurch charakterisieren, daß es auf ein spezifisches und umgrenztes Risikoverhalten bezogen ist und daß (mehr oder weniger erfolgreiche) Versuche unternommen werden, dieses Verhalten zu verändern. Die Bemühungen um die Veränderung eines riskanten Verhaltens konzentrierten sich in unserer Untersuchungsgruppe insbesondere auf Rauchen, Übergewicht und auf ein ungesund eingeschätztes Ernährungsverhalten. In den subjektiven Gesundheitstheorien stehen entsprechend Risikofaktoren für Krankheiten und Risikoverhaltensweisen als gefährdende Momente im Mittelpunkt. Der Abbau dieser Risiken wird zwar in der eigenen Verantwortung gesehen, der

Umsetzung in den Alltag stehen jedoch mannigfaltige Schwierigkeiten entgegen. Dieser Typus wird am Beispiel zweier Fälle dargestellt, deren Bemühungen unterschiedlich erfolgreich waren. Eine ausführlichere Darstellung soll die Gründe dafür nachvollziehbar machen.

Für die 27-jährige verheiratete Verwaltungsbeamtin Frau Kaul stehen zwei gesundheitliche Risiken im Mittelpunkt: Zum einen kämpfe sie schon seit ihrer Kindheit mit Übergewicht, zum anderen gehe sie davon aus, daß das regelmäßige Rauchen langfristig ein großes Risiko für sie darstelle. Ihr Gesundheitshandeln ist darauf gerichtet, diese beiden Risiken in den Griff zu bekommen. Was ihr Gewicht betrifft, so habe sie bereits mehrfach Versuche des Abnehmens unternommen. Das Motiv dazu lag zuerst mehr darin, ihr Aussehen und ihre Figur, damit auch ihr psychisches Wohlbefinden zu verbessern; mit der Zeit sei ihr aber auch bewußt geworden, daß das Übergewicht langfristig zu einem Problem für ihre körperliche Gesundheit werden kann. Die in Selbsthilfe unternommenen Versuche einer Gewichtsreduktion waren kurzfristig erfolgreich:

Ich hab vor zwei Jahr, glaub ich 15 Kilo .. mit Trinken abgenommen, also mit dem Essen und Trinken. Und des geht ganz gut, nur die Magenschleimhaut <kleines Lachen> ist danach erst einmal defekt. Muß man also a Zeitlang hinarbeiten, ganz langsam wieder anfangen, und insofern kann man's Gewicht auch gut halten. Des is also ganz .. gut. Allerdings nicht immer, zwei Wochen durchgehend. (433-437)

Jedoch war sie nicht in der Lage, das Gewicht dann dauerhaft zu halten, weil sie es zwar schaffe zu fasten, es ihr aber anschließend nicht gelinge, die Ernährung grundlegend und auf Dauer umzustellen. Das hänge auch mit der Gestaltung ihrer Partnerbeziehung zusammen: Ihr Mann habe zwar auch Übergewicht, er stehe jedoch dazu und habe daher keinerlei Interesse an einer Veränderung in der Ernährung. Sie sei in der Ehe zuständig für das Kochen und orientiere sich dabei auch an den Bedürfnissen ihres Partners:

Ich kann nur abnehmen, wenn ich nicht koche. ..Weil ich koch eigentlich blöderweise <lachend> immer so gut, daß es mir auch selber schmeckt, auch wenn ich da für meinen Mann koch. .. Und nur für mich jetzt zwei Gerichte kochen, für mich eins, für ihn eins, des is mir zu blöd. (468-471)

Aus der Sicht von Frau Kaul werden Erfolge in diesem Bereich vorwiegend dadurch verhindert, weil es nicht möglich sei, gemeinsam die Ernährung umzustellen, und weil sie nicht darauf verzichten könne zu essen, was sie gut und schmackhaft gekocht habe. Neben dem Problem einer fehlenden sozialen Abstimmung in der Partnerbeziehung scheint für sie somit implizit auch der Genuß so zentral, daß Motive zur Veränderung daran scheitern.

Auch in einem zweiten Handlungsbereich, nämlich bei ihren vergeblichen Versuchen, das Rauchen aufzugeben oder zumindest zu reduzieren, spielen soziale Motive eine Rolle. Eine Reduktion z.B. während eines Urlaubs halte zwar eine Zeitlang an, aber *dann wird's wieder, wenn man in Gesellschaft ist, dann wird's halt dann einfach mehr.* (537-538) Was die Partnerbeziehung betrifft, so ist diesem Fall die Situation genau umgekehrt wie bei der Ernährung: Sie rauche regelmäßig etwa eine Schachtel pro Tag, ihr Mann dagegen sei *absoluter Antiraucher*. Er wäre daher sehr an ihrem Aufhören interessiert; aber gerade wenn er sich über ihr Rauchen beschwere, dann halte sie aus Trotz daran fest:

> *Des kommt a bißl auf die Situation an, wenn mein, desto mehr daß mein Mann schimpft, ..desto mehr werd' ich so ein kleiner Revoluzzer. <lacht> Des is so, ich mach's nicht gerne, aber es ist einfach so. Ich kann's nicht verhindern. Und wenn ich dann grad einmal soweit bin, daß ich mir denk, .. ja, irgendwie schmeckt's mir jetzt aa net, dann kommt garantiert irgendso ne Stichelei, "Was rauchst schon wieder eine" <lacht> .. Und dann...(560-565)*

Wenn ein riskanter Lebensstil verändert werden soll, dann müssen in der Regel deutliche Umgewichtungen von Werten im Leben erfolgen; dazu bedarf es oft starker Anstöße in der Lebensgeschichte einer Person:

Frau Junghans, eine 30-jährige Verwaltungsangestellte, berichtet beispielsweise, daß sie vor zwei Jahren mit dem Rauchen aufgehört habe und außerdem inzwischen auf das intensive Sonnenbaden verzichte, das sie lange Zeit aus Schönheitsgründen gemacht habe. Den Beginn eines allmählichen Umdenkens, das zu einem stärkeren Gesundheits- und Risikobewußtsein führte, markiert sie in ihrer Lebensgeschichte mit dem Zeitpunkt, als vor einigen Jahren ihre Mutter mehrere Erkrankungen entwickelte, bei der unter anderem ein Verdacht auf eine Krebserkrankung bestand: *.. und da merkt man eigentlich dann, daß überhaupt sonst gar nichts Wichtiges ist. Also egal, ob jetzt Geld, ob jetzt Aussehen, egal was man sich sonst immer Gedanken macht, wo man unzufrieden ist, daß man zuwenig verdient, daß man zu dick ist oder irgend sowas, was eigentlich total unwichtig ist in dem Moment. (36-40)*
Seit dieser Zeit begann eine allmählich Umgewichtung von Werten. Standen früher für sie Aussehen, Geld und die Anpassung an ein Schönheitsideal als Frau im Mittelpunkt des Lebens, so gewann allmählich die Gesundheit eine größere Bedeutung:

> *Und es ist ja auch so in den ganzen Zeitschriften, in Filme, überall wird so ein bestimmter Maßstab wird da gezeigt, wie man, also was eine tolle Frau ausmacht, wie die halt ausschauen muß, genormt. Und so was war halt irgendwie wichtig, aber ich find, daß es viel wichtiger ist, daß man gesund ist und die Werte von einem Menschen. Also nicht jetzt, ob man jetzt ausschaut wie die Cindy Crawford oder nicht. (43-54)*

Entsprechend entstand bei ihr allmählich die Motivation, gesundheitliche Risiken abzubauen. Verstärkt wurden diese Motive noch dadurch, daß sie bemerkte, daß mit dem Rauchen auch gesundheitliche Beschwerden verknüpft sind und daß diese verschwinden, wenn sie auf das Rauchen verzichtet:

> *Ich hab es halt dann ausprobiert. Ich hab mir gedacht, jetzt rauchst du mal nichts, abends wenn du fortgegangen bist oder wenn irgendwie ein besonderes Fest war. Aber wenn ich jetzt irgendwie ein Glas Wein oder was getrunken habe und ein paar Zigaretten, dann war ich also am nächsten Tag*

dann meistens, also hab ich dann Migräne gehabt. Und rauchen tu ich jetzt nicht mehr, seit, ja, fast zwei Jahren. . Höchstens mal ab und zu, mal eine oder zwei, und das bleibt dann meistens nicht ungestraft. (343-349)
Einen weiteren Risikobereich in ihrem Leben verändert sie, als sie nach einer Hautveränderung von einem Arzt mit einem Melanomverdacht konfrontiert wurde. In der Auseinandersetzung mit der erfolgten operativen Entfernung eines Muttermals und dem belastenden Warten auf das Untersuchungsergebnis (und der Möglichkeit, daß sich ein Verdacht auf Hautkrebs bestätigen könnte) wird ein vorher allgemeines Risikowissen konkret und persönlich-bedrohlich. Seit dieser Zeit vermeide sie es weitgehend, sich einer intensiven Sonnenbestrahlung auszusetzen.

Diese Beispiele für jene Form des Gesundheitshandelns, die auf den Abbau spezifischer Risikoverhaltensweisen konzentriert ist, verdeutlichen erstens, daß die subjektive Motivationsrichtung vor allem in den Gesundheitstheorien bereits angelegt ist. Die Motivation für die Veränderung eines Risikoverhaltens kann aus allmählichen entstehenden Einsichten, aber auch aus erkennbaren Beschwerden entstehen. Zur Rechtfertigung eines noch andauernden Risikoverhaltens finden sich häufig Aufrechnungen der Zahl oder der Menge an gesundheitlichen Risiken und den wahrnehmbaren Beschwerden: Einzelne Risikofaktoren gelten als noch tolerierbar, solange keine gesundheitlichen Probleme entstanden sind. Es wird dann aber oft zugestanden, daß in Zukunft eine Notwendigkeit zur Veränderung eintreten könnte; gelegentlich werden bereits mögliche Anlässe (z.B. die Gründung einer Familie) genannt. Zweitens wird aber auch erkennbar, daß die Umsetzungschancen eines entsprechenden Handlungsmotivs wesentlich von der Gewichtung des Gesundheitsmotiv im Lebenskonzept einer Person und von den Handlungsstrukturen des Alltags abhängen: biographische Anstöße, Sensibilisierungen für gesundheitliche Risiken durch Beschwerden oder durch Expertenhinweise, soziale Erleichterungen oder Hindernisse, sowie die Einpassungsmöglichkeiten eines veränderten Verhaltens in den Alltag sind wesentliche Bedingungen dafür, daß sich ein intendiertes Gesundheitshandeln realisieren läßt.
Das Wechselspiel zwischen der individuellen Motivation zu einem Gesundheitshandeln und übergreifenderen Motiven sowie der sozialen Organisierung des Alltags ist ein typisches Muster in unserer Untersuchungsgruppe. Das Scheitern von Versuchen der Veränderung eines Risikoverhaltens hängt wesentlich mit den Schwierigkeiten zusammen, ein intendiertes Handeln in den Alltag zu integrieren, im obigen Fall in die Partnerbeziehung. Umgekehrt verbessern sich die Chancen zu einer einschneidenden Veränderung der gesundheitsbezogenen Lebensweise deutlich, wenn sich diese sozial organisieren und in den Alltag einpassen läßt.
Ob sich ein Risikoverhalten verändern läßt, hängt schließlich auch wesentlich von seinen psychischen und sozialen Funktionen ab: Hilft es beispielsweise bei der Bewältigung von Belastungen, sorgt es für Lebensgenuß und Sinn, hält es ein soziales Beziehungssystem aufrecht und bringt es Selbstwert und soziale Anerkennung mit sich?

C. Gesundheitshandeln integriert in Lebensweise

Dieser Typus eines Gesundheitshandelns ist ausgeprägt an der Erhaltung und Förderung von Gesundheit orientiert, setzt auf mehreren Dimensionen an und ist breit in die Lebensweise einer Person integriert. Das Handeln ist in der Regel sozial verankert und wird auf der Grundlage komplexer Gesundheitsvorstellungen gesteuert. Die verschiedenen Formen lassen sich danach unterscheiden, ob sie ausgesprochen sozial motiviert sind (C1), überwiegend auf einer psychischen und sozialen Ebene (C2) oder darüber hinaus auf mehreren Dimensionen (C3) ansetzen, sowie ob das Gesundheitshandeln die gesamte Lebensweise einer Person dominiert (C4). Die gesundheitsbezogene Motivation ist hier sehr deutlich erkennbar und basiert auf einem positiven subjektiven Konzept von Gesundheit; die Gesundheit wird als Regeneration eines Potentials verstanden und in den subjektiven Theorien werden dazu vorwiegend die Stärkung von Ressourcen und die Herstellung eines körperlich-psychisch-sozialen Gleichgewichts formuliert.

C1. Sozial motiviertes Gesundheitshandeln

Soziale Motive des Gesundheitshandelns sind in unserer Untersuchungsgruppe zentral; gleichfalls wird - wie schon angedeutet - das Handeln oft sozial abgestimmt und organisiert. Bei einigen unserer Gesprächspartner standen jedoch soziale Motive und Abstimmungen absolut im Vordergrund und dominierten den gesundheitsbezogenen Lebensstil. Die Orientierung an Familie, Partnerschaft oder Netzwerkbeziehungen kann dabei so eng mit einem gesundheitlichen Motiv verbunden sein, daß Handlungen nicht mehr darauf abzielen, die Gesundheit der eigenen Person herzustellen, sondern daß entweder die Gesundheit einer sozialen Gruppe im Mittelpunkt steht oder soziale Gründe die gesundheitlichen überlagern. Dabei finden wir bei diesem Handlungstypus durchaus verschiedenartige Gesundheitskonzepte und -theorien, sie müssen nicht unbedingt sozial geprägt sein. Jedoch wird das Gesundheitmotiv hier in einen unmittelbaren sozialen Zusammenhang gestellt und das Handeln eng damit abgestimmt.

Frau Beckmann, eine 46-jährige Elektrikerin, ist ein Beispiel dafür. Sie ist verheiratet und hat drei Kinder. Die Gesundheit der Familie steht für sie als Ziel ihres Handelns im Mittelpunkt und überwiegt sogar die Sorge um ihre eigene Gesundheit, die sie als funktional für die Familiengesundheit sieht:

..ich muß feststellen, wenn es mir gut geht, dann geht es den Kindern gut, dann geht es der Familie gut. Also ich muß schauen, daß ich ausgeglichen bin, daß also, daß alles läuft, und <ich> net unzufrieden bin, dann geht es nämlich den anderen auch alle gut, hab ich jetzt also festgestellt. (33-37)

Sie berichtet, daß ihre gesundheitlichen Handlungsschwerpunkte im Bereich der Ernährung, der Bewegung und der psychischen Regeneration liegen. Sie werden alle als gemeinsame Aktivitäten der Familie verstanden, sind also sozial organisiert und von Frau Beckmann wesentlich gestaltet. Gesundheit wird aus ihrer Sicht insbesondere über die gesunde Ernährung der Familie hergestellt; dabei geht es für sie aber nicht um die maximale Durchsetzung ihres erworbenen Wissens von gesunder Ernährung, sondern darum, durch Kompromisse auch die Akzeptanz der Familie zu erreichen.

Also Gesundheit, einmal Ernährung, da hab ich Vollkornkurse mitgemacht
und versucht, meine Familie damit zu ernähren. Aber es geht halt net ganz
in Vollkorn oder so <Lachen in der Stimme>, ich schwindel immer irgend-
was dazu. Also das klappt dort mittlerweile schon. (20-23)
Sie bemüht sich in der Ernährung der Familie darum, abwechslungsreich und mit
viel Gemüse, Obst und möglichst mit Vollkornprodukten zu kochen. Dabei versucht sie, einen Ausgleich zwischen den Wünschen der Familie und ihren Gesundheitsmotiven (für die Familie) herzustellen, indem sie beispielsweise in die
Lieblingsspeisen ihrer Kinder gesunde, aber nicht so beliebte Nahrungsmittel
einbaut. Ein weiterer gesundheitsbezogener Handlungsbereich der Familie ist
die Bewegung in der Natur: Die Familie ist - wie sie erzählt - in der Freizeit viel
unterwegs beim Wandern und Radfahren. Auch diese Aktivitäten sind sozial organisiert und werden häufig gemeinsam mit befreundeten Familien mit Kindern
unternommen. Deren regenerierende Wirkung für Körper und Psyche ist für sie
offensichtlich: *Und dann gehen wir halt spazieren, oder wandern, oder tun uns*
einfach erholen. Und das, wenn daheim jetzt einen Mord Streß hast, und fahrst
da rauf <in eine Ferienwohnung, d. Verf.> und da bloß zwei Tage, gell, da
kommst also wie neugeboren zurück, gell. (98-100)
Das gemeinsame Familienhobby, nämlich Musik zu machen, trägt als kreatives
Moment ebenfalls zur psychischen Ausgeglichenheit aller Familienmitglieder
und damit zur Gesundheit der Familie bei. Insgesamt scheint sich Frau Beckmann mehr um die Gesundheit der Kinder zu sorgen als um ihre eigene. Ihre
Beschwerden (Migräne) sind vorwiegend insofern für sie relevant, weil sie ihre
familäre und berufliche Arbeitsfähigkeit beeinträchtigen können.

Ein zentrales Kennzeichen für diese vorwiegend sozial motivierte Form des Gesundheitshandelns ist die soziale Abstimmung und Harmonisierung des Gesundheitshandeln. Das kann so weit gehen, daß Aktivitäten, die zunächst mit großer
Überzeugung praktiziert wurden, aufgegeben werden, weil sie innerhalb des sozialen Netzwerks nicht akzeptiert werden oder zu Konflikten führen. Das ist zum
Beispiel der Fall bei Frau Mertens, die eine Vollwerternährung abbrach, nachdem diese in ihrer Herkunftsfamilie und mit ihrer Mutter zu Konflikten führte
(vgl. die Analyse ihres Gesprächseinstiegs in Kap. 3.3).

C2. Gesundheitshandeln im psychischen und sozialen Bereich
Diese Form ist dadurch charakterisiert, daß das Gesundheitshandeln vorwiegend
auf den psychischen und sozialen Bereich gerichtet ist. Es dient dazu, psychisches Wohlbefinden oder soziale Harmonie als zentrale Momente von Gesundheit herzustellen. Dazu wird etwa versucht, berufliche Bedingungen und Karrieren so zu gestalten, daß sie zu Zufriedenheit und Selbstbewußtsein führen bzw.
daß psychische Überforderungen vermieden werden. Oder soziale und familäre
Beziehungen und Partnerschaften werden in einer Weise gepflegt, daß sie möglichst zu Harmonie und gegenseitiger Unterstützung beitragen und damit wiederum Zufriedenheit, psychische Ausgeglichenheit und Sicherheit fördern. Schließlich können auch Freizeitaktivitäten oder Hobbys eine zentrale gesundheitliche

Bedeutung bekommen, insofern sie zu psychischer Stärke, Ruhe, zu Selbstbewußtsein oder zu expansiven Grenzerfahrungen beitragen. Die subjektiven Grundlagen dieser Handlungstendenzen liegen in einem positiv gefüllten und psychisch geprägten Gesundheitskonzept und in Gesundheitstheorien, die sehr stark die psychosomatischen Zusammenhänge und psychosozialen Einflüsse betonen.

Herr Steiner, ein 35-jähriger verheirateter Verwaltungsbeamter, sieht beispielsweise einen engen psychosomatischen Zusammenhang zwischen seiner Arbeit und seiner Gesundheit: Er berichtet von Erfahrungen an einer früheren Arbeitsstelle, als er massive gesundheitliche Probleme (Schwindel, Herzrhythmusstörungen und ein allergisches Ekzem) bekam und diese als Folge von starken psychischen Belastungen am Arbeitsplatz (insbesondere durch Mobbing) attribuiert: *Ja, und da hat man also gemerkt, ich war also da völlig aus dem Gleichgewicht.*(86) Er habe dann gezielt aus gesundheitlichen Gründen den Arbeitsplatz gewechselt und eine für ihn neue, aber weniger interessante Aufgabe übernommen. Seither seien seine Störungen wieder verschwunden. Er fühle sich jetzt wohler, obwohl auch die aktuelle Arbeitstätigkeit große Anforderungen stelle; entscheidend sei aber, daß jetzt im Gegensatz zur vorherigen Stelle ein positives kollegiales Klima herrsche.

Weitere Momente zur Herstellung eines psychischen Wohlbefindens stellen für ihn Hobbys wie z.B. das Schachspielen oder die Beschäftigung mit Traumdeutung dar. Das Schachspielen stärke die Logik und Klarheit seines Denkens und sein Selbstvertrauen, während ihm die Auseinandersetzung mit seinen Träumen (angeleitet durch ein Buch) geholfen habe, in den krisenhaften Konflikten am Arbeitsplatz die richtige Entscheidung für sich zu treffen: Er hatte nämlich einen Traum,

> *wo ich dauernd Nadeln geschluckt hab, ne. Ich bin also, ich kann mich also erinnern, daß ich also alles voller Nadeln hatte. Ich wußte nicht, woher es kommt, aber ich hab keine Luft mehr gekriegt, das war alles voller Nadeln. Und dann kam /.../ meine jetzige Ärztin /.../ und die sagte dann, "ich kann Dir net helfen, Du hast einfach zu viele Nadeln geschluckt".* (567-573)

Die deutliche Wahrnehmung seines Leidens und der ärztliche Hinweis im Traum, daß ihm von außen und auf der körperlichen Ebene nicht mehr geholfen werden könne, brachte ihn zu der Erkenntnis, *daß ich gesagt hab, jetzt muß ich für mich etwas tun und jetzt muß ich diese Situation verändern, muß ich aus dieser Situation weg.* (584-585) Schließlich betrachtet er auch seine Familie, insbesondere die gute Partnerschaft, als eine wesentliche soziale Ressource, die ebenfalls dazu beitrage, Harmonie im Leben zu haben. Entsprechend werden Aktivitäten im Familienleben möglichst gemeinsam gestaltet.

Eine andere Variante für ein psychisch motiviertes Gesundheitshandeln läßt sich am Beispiel von Herrn Frei zeigen (vgl. die Fallanalyse in Kap. 6.4): Der 34-jährige Fernsehtechniker sucht durch die Gestaltung seiner Freizeit und seiner Berufstätigkeit ein ausgesprochen psychisches Bedürfnis nach Expansion und

Grenzerfahrung zu verwirklichen. Das berufsbezogene Handeln dient zwar auch der Vermeidung von Streßerfahrungen, wobei er insbesondere bemüht ist, den selbst erzeugten Leistungsdruck zu verhindern; noch wesentlicher ist ihm jedoch die Erhaltung eines Dispositionsspielraums in seiner Arbeit, d.h. sich in der Kundendiensttätigkeit die Zeit und soziale Kontakte selbst einteilen zu können. Sehr deutlich zeigen sich die psychischen Motive in seinen sportlichen Hobbys: Surfen, Motorradfahren, Bergwandern und Gleitschirmfliegen dienen insbesondere der Suche nach Grenzerfahrungen und psychischen Anregungen.

C3. Mehrdimensionales Gesundheitshandeln

Diese Form des Gesundheitshandeln ist dadurch gekennzeichnet, daß sie sehr breit, auf mehreren Dimensionen (körperlich, psychisch, sozial) und in mehreren Bereichen (Beruf, Familie, Freizeit) in die Lebensweise einer Person integriert ist. Neben der psychischen und sozialen Ebene (vgl. C2) spielen noch andere Handlungsschwerpunkte eine Rolle, etwa die Bereiche der Ernährung und Bewegung oder der Umgang mit Beschwerden. Oft ist mit diesem Handlungstypus auch eine grundlegende Änderung in der Lebenseinstellung und Lebensweise verbunden. Die subjektiven Gesundheitsvorstellungen dieser Personen sind entsprechend komplex und mehrdimensional; sie betonen die gesundheitlichen Einflüsse von verschiedenen Lebensbereichen und ihre Wechselwirkungen, etwa in subjektiven Theorien des Ausgleichs oder des Gleichgewichts zwischen körperlichen, psychischen und sozialen Kräften.

Frau Gabriel, eine 25-jährige ledige Verwaltungsbeamte, stellt ein Beispiel für diesen Typus dar. Ihr Gesundheitshandeln hat Schwerpunkte in der bewußten Ernährung, in ihren psychischen Einstellungen und im veränderten Umgang mit Beschwerden. Sie erzählt von einer massiven Veränderung in ihrer Lebenseinstellung und ihrer gesundheitsbezogenen Lebensweise, nachdem sie vor drei Jahren an einer schweren Grippe erkrankt war und lange Zeit brauchte, um diese auszukurieren:

Ja, also ich muß sagen, frühers hat mich eigentlich Gesundheit, mei, sicher, wenn man net direkt betroffen ist, hat mich das eigentlich weniger . vielleicht berührt beziehungsweise ich hab mir weniger Gedanken gemacht. Aber so vor drei Jahren, . drei Jahren ist das jetzt glaub ich her, ja. Da hab ich eine Grippe gehabt und hab die verschleppt. Und da ist mir eigentlich, erst ein bißl so, hab ich erst eine andere Lebenseinstellung gekriegt. Muß ich ehrlich sagen. Und zwar ich hab die Grippe net losgekriegt. (10-15)

Die als Folge dieser Krankheitsepisode stärkere Gewichtung von Gesundheit in ihrem Leben und eine Reihe von Einsichten in gesundheitliche Zusammenhänge hatten deutliche Auswirkungen auf ihre Lebensweise: Sie stellte zum einen ihre Ernährung um, versucht sich jetzt vielseitiger zu ernähren, mit mehr Vollwertprodukten, Vitaminen und Naturprodukten aus dem Reformhaus. Sie berichtet zum anderen von zentralen Veränderungen im Umgang mit ihrem beruflichen und privaten Streß: Die Erkenntnis, daß die Anfälligkeit für Infektionen wesentlich mit einem schwachen Immunsystem zusammenhänge und daß diese Abwehrschwäche eine Folge von psychischen Belastungen sein könne, sensibilisierte sie allmählich für ihren Körper. Sie lernte den Ruhebedarf ihres Körpers besser kennen, versuchte weniger hektisch zu agieren und mit den Streß- und Ärgererfahrungen in der Arbeit anders umzugehen. Das führte aus ihrer Sicht dazu, daß sie auch eine andere Lebenseinstellung gewann: Die Einsicht, daß sie sich oft zu hohe Ziele stecke und sich dadurch überfordere, und die Rückmeldung aus Gesprächen mit ihrem Freund, daß sie oft unzufrieden und aggressiv sei und selbstzerstörerisch mit sich umgehe, lösten bei ihr eine allmähliche Umorientierung aus. Sie sei nun lockerer in ihrer Lebenseinstellung geworden, überfordere sich nicht permanent, denke mehr an sich und sei dadurch letztlich auch zufriedener mit ihrem Leben geworden. Die Krankheitsphase hat dazu aus ihrer Sicht einen entscheidenden Anstoß gegeben, weil sie ihr die eigene Verwundbarkeit zum ersten Mal bewußt gemacht habe und sie damit für sich selbst und für den Erhalt ihrer Gesundheit sensibilisiert habe.

Und das war eigentlich das erste Mal bewußt, daß ich auch nicht unfehlbar bin, vielleicht irgendwie so in der Beziehung. Daß mir eigentlich auch genauso einmal geht, also daß ich genauso krank werden kann wie jeder andere. Und das ist eigentlich auch das, wo es mir jetzt eigentlich bewußt ist, daß ich sag, ich kann jetzt auch mal, ich werde jetzt krank oder was passieren oder sonst irgendwas, da bin ich auch nicht davor gefeit. Aber das war vorher für mich eigentlich überhaupt gar keine Frage, weil ich lebe ja gesund. Das war für mich eigentlich vollkommen klar, also, weil eben, die Gesundheit ist da und dann genießt man das eigentlich nicht so. Aber wenn man dann mal in so einer Situation gestanden ist, dann denkt man halt doch, dir kann es vielleicht auch mal anders gehen. Und da ist man dann vielleicht froh über jeden Tag, der kommt und man ist gesund /.../ aber ich muß sagen, ich hab wirklich eine ganz andere Lebenseinstellung seitdem. Und da, über die Einstellung bin ich eigentlich froh, weil ich sage es mal so, und das ist eigentlich das, wo ich sage, den Dämpfer habe ich gebraucht, daß ich einfach mal anders denke. (932-947)

Als Folge dieser Entwicklung gehe sie heute auch mit Beschwerden anders um: Beeinflußt durch ihren homöopathisch orientierten Arzt gebe sie sich jetzt bei Erkältungen mehr Zeit, um diese auszukurieren, suche auch nach den (psychischen) Ursachen dafür und wende insgesamt - auch prophylaktisch - eher Naturheilmittel und Hausmittel anstatt chemische Medikamente an.

C4. Das Gesundheitshandeln dominiert die Lebensweise
In dieser Form des Gesundheitshandeln ist das Gesundheitsmotiv so zentral geworden, daß die gesamte Lebensweise und -gestaltung unter das Primat von Gesundheit gestellt wird. Es kam in unserer Untersuchung nur in einem Einzelfall vor, ist aber ein interessantes Beispiel für eine extreme Form des gesundheitsbewußten Lebens und Handelns. Gesundheit ist dabei sozusagen zum Lebensziel geworden und alle Lebensvollzüge werden darauf ausgerichtet, einen möglichst hohen Beitrag zur Gesundheit zu leisten. Eine derartige gesundheitsbezogene

Lebensweise bedeutet eine starke kognitive Steuerung und Kontrolle des Handelns.

Frau Aschauer, eine 33-jährige ledige Friseurin, ist ein Beispiel für diesen Handlungstypus (sie wird in Kap. 6.2 in einer Fallanalyse ausführlicher dargestellt). Gesundheit ist für sie ein zentraler Wert im Leben; entsprechend hat sie eine sehr starke präventive Motivation, sich Gesundheit zu erhalten. Ihre Handlungsschwerpunkte liegen dabei im Bereich von Ernährung, von Gymnastik und Bewegung, sowie in der Verringerung von psychischen Belastungen. Eine gesunde Ernährung bedeutet für sie beispielsweise, regelmäßig zu essen, dabei mindestens eine warme Mahlzeit am Tag zu haben und möglichst vollwertig zu kochen. Das sei aber sehr aufwendig, daher scheitere sie wegen Zeitmangels an ihren Ansprüchen, so gesund zu kochen, wie sie es eigentlich für richtig hält.

Auch die Reduktion ihrer Arbeitszeit ist eindeutig gesundheitlich motiviert und dient dazu, den psychischen Streß der Arbeit zu verringern und die Erholungs- und Regenerationszeiten zu vergrößern. Selbst in der Partnerschaft und Urlaubsgestaltung spielen die gesundheitlichen Motive eine zentrale Rolle; Urlaube werden danach geplant, gesundes Essen, frische Luft, Natur und Bewegung zu haben: *also gesünder geht's schon gar nicht mehr* (385).

Die Dominanz des Gesundheitsmotivs und die gleichzeitige Einsicht in die Aufwendigkeit an Zeit und Energie bei allen als gesundheitlich sinnvoll eingeschätzten Aktivitäten bringt sie in eine paradoxe Situation: Indem sie versucht, sich ihre Gesundheit mit viel Disziplin und Kontrolle zu erhalten, verbraucht sie die Energie, die sie sich eigentlich bewahren will, und sieht dadurch wiederum ihre Gesundheit tendenziell gefährdet.

Diese verschiedenen Formen eines im Alltag umgesetzten Gesundheitshandelns zeigen zum einen die unterschiedlichen Schwerpunkte, die die befragten Personen gesetzt haben. Sie demonstrieren zum anderen aber auch das Spektrum an Möglichkeiten, wie sich das Gesundheitsmotiv und die subjektiven Gesundheitsvorstellungen in der Lebensweise einer Person niederschlagen können. Die Spannweite reichte in unserer Untersuchungsgruppe von einer weitgehenden Ignorierung gesundheitlicher Belange in der Lebensweise bis zu einer weitgehenden Integration des Gesundheitshandelns in die Lebensweise. Es deutet sich an, daß jeder Handlungstypus motivational durch ein komplexes Zusammenwirken von subjektiven Gesundheitskonzepten und Gesundheitstheorien gesteuert, vom eigenen Stellenwert der Gesundheit im Leben geprägt und mit der sozialen Umwelt abgestimmt wird; die Möglichkeiten einer Einpassung des Gesundheitsmotivs in den lebensweltlichen Kontext geben weitere Rahmenbedingungen und Variationen für die Umsetzung des intendierten Handelns ab. Schließlich war gelegentlich bereits erkennbar, daß das Gesundheitshandeln auch mit einer umfassenden Veränderung der Lebensweise verknüpft sein kann und daß hierzu soziale Anstöße und biographische Sensibilisierungen eine zentrale Rolle spielen.

War die bisherige Darstellung deskriptiv ausgerichtet, so soll nun im folgenden stärker analytisch vorgegangen werden und die Gründe für die Umsetzung eines bestimmten Handelns herausgearbeitet werden. Dazu wird zunächst ein Bereich des berufsbezogenen Gesundheitshandelns herausgegriffen (Kap. 5.2) und dann ein Bedingungsmodell dargestellt, das zur Erklärung des Gesundheitshandelns im Alltag dienen kann (Kap. 5.3).

5.2 Gesundheitshandeln als Umgang mit beruflichen Risiken

Wir stellen hier das Gesundheitshandeln im Bereich der beruflichen Arbeit deshalb in den Vordergrund, weil die Erwerbsarbeit eine große Bedeutung für die Gesundheit hat und sich daher die Frage ergibt, wie sich das aus der Sicht der Berufstätigen selbst darstellt. Erwerbsarbeit sichert den Lebensunterhalt der Erwerbstätigen, ist aber über weite Strecken nicht selbstbestimmt; aus dieser Arbeit können auch gesundheitliche Gefährdungen entstehen, die Bedingungen dafür sind aber von den Beschäftigten nur zu einem Teil kontrollierbar. Wir stellen uns die Frage, welche Zusammenhänge die befragten Personen zwischen ihrer Arbeit und ihrer Gesundheit herstellen und welche praktischen Schlußfolgerungen sie aus diesen Vorstellungen für die Gestaltung ihres Gesundheitshandelns ziehen.

Subjektiv bildete sich die Arbeit für die Befragten überwiegend über die Wahrnehmung von gesundheitlichen Risiken ab; positive Einflüsse der Arbeit wurden nur selten gesehen (vgl. Kap. 4.3). Welche gesundheitlichen Risiken werden also von unseren Gesprächspartnern in der Arbeit gesehen und wie wird damit umgegangen? Wir gehen im folgenden aus von der Wahrnehmung beruflicher Risiken, werden dann exemplarisch den Umgang mit den speziellen Risiken in der Arbeitsumgebung und durch psychische Belastungen herausgreifen, und schließlich die Rolle eines Ausgleichs beruflicher Risiken in der Freizeit beleuchten.

5.2.1 Die Wahrnehmung von beruflichen Risiken

Die Voraussetzung für ein risikobezogenes Gesundheitshandeln am Arbeitsplatz ist, daß die Berufstätigen überhaupt ein gesundheitliches Risiko wahrnehmen. Die Risikowahrnehmung variierte in unserer Untersuchungsgruppe beträchtlich: Aus den verschiedenartigen Arbeitsbedingungen der befragten Berufsgruppen ergaben sich natürlich unterschiedliche Möglichkeiten für die Entstehung von gesundheitlichen Gefährdungen. Aber auch Beschäftigte an einem sehr ähnlichen Arbeitsplatz zeigten Differenzen in der Wahrnehmung und Bewertung von Risiken. Weiterhin ergab sich aus unserem kontextuellen Untersuchungsansatz die Erkenntnis, daß die Wahrnehmung von beruflichen Risiken erst im Zusammenhang mit der subjektiven Gesundheitstheorie einer Person zu verstehen ist (vgl. Kap. 4.3), und daß zudem die subjektive Bedeutung der Arbeit als Teil eines Lebenskonzeptes einen wesentlichen Einfluß auf die Risikoeinschätzung am Arbeitsplatz hat. Allgemein gesagt, tendierten jene Befragten, die den Stellenwert der beruflichen Arbeit in ihrem Leben als sehr hoch einschätzten und sehr zufrieden damit waren, auch dazu, die Risiken ihrer Arbeit eher gering einzuschätzen.

Insgesamt waren die wahrgenommen gesundheitlichen Risiken in den untersuchten Berufgruppen aus dem Handwerk (Friseure, Konditoren und Bäcker, Elektroinstallateure) und der Verwaltung sehr vielfältig. Sie lassen sich zum *Überblick* in folgenden Bereiche einteilen:

(1) Risiken in der Arbeitsumwelt:
  a. Arbeitsumgebung: Temperatur (Hitze/Kälte); Lärm; schlechte Beleuchtung; schlechtes Raumklima; Klimaanlage (Zugluft); ungünstige Arbeitstische und -stühle;
  b. Arbeitssubstanzen: chemische und allergene Substanzen; Zuckerstaub; Mehlstaub; Asbest; rauchende Kollegen;
  c. Körperliche Belastungen: schweres Heben; ständiges Sitzen oder Stehen; Bewegungsmangel; Arbeiten in knieender Position;
  d. Technologie/Geräte: Bildschirmgeräte; Strahlung; Elektrosmog;
  e. Unfallgefahren: gefährliche Maschinen; elektrischer Strom; Autoverkehr; Baustellengefahren;
(2) Psycho-physiologische Risiken durch Arbeitsbelastungen:
  a. Streß; Zeit- und Termindruck;
  b. Überforderung durch die Menge/Schwierigkeit der Arbeit; Unterforderung (Monotonie);
  c. Ausführungsprobleme und Unterbrechungen bei der Arbeitstätigkeit;
  d. Zu hohe oder geringe Verantwortung;
  e. Ungünstige Arbeitszeiten: Schichtarbeit; Nachtarbeit; sehr früher Arbeitsbeginn (z.B. 4.00 Uhr); langer Arbeitsweg;
(3) Psycho-soziale Risiken durch interpersonale Belastungen und Konflikte:
  a. Mit Kollegen;
  b. Mit Vorgesetzten;
  c. Mit Kunden;
  d. Mit Auszubildenden;
(4) Risiken durch die Gefährdung der Existenzsicherung:
  a. Niedrige Entlohnung;
  b. Gefahr des Arbeitsplatzverlustes.

Diese Aufstellung zeigt, daß insgesamt gesehen in der Wahrnehmung der befragten Laien nahezu alle jene gesundheitlichen Risiken (mit sehr unterschiedlicher Häufigkeit) auftauchen, die auch zu den Erkenntnissen wissenschaftlicher Untersuchungen gehören. Es sind weitgehend auch jene berufstypischen Risiken abgebildet, die unsere ausgewählten Berufe betreffen (vgl. Schnabel, Vehrs & Bokel, 1996): Langes Stehen und hautallergene Substanzen im Friseurhandwerk; Mehlstaub und Zuckerstaub, schweres Heben und langes Stehen im Bäcker- und Konditorhandwerk; Unfallgefahren, schweres Heben, Arbeiten in kniebelastenden Positionen bei den Elektroinstallateuren; körperliche Belastungen durch ständiges Sitzen und durch ergonomisch ungünstige Arbeitshaltungen, Überforderungen und Monotonie sowie Konflikte mit Kunden in den Verwaltungsberufen. Diese subjektiven Risikoeinschätzungen werden oftmals durch eigene Erfahrungen unterstrichen, indem die Befragten typische Beschwerden angeben, die mit einem bestimmten Risikofaktor verbunden waren: z.B. Hautallergien, Mehlallergien, Bäckerkaries, Rückenbeschwerden, Verletzungen durch Unfälle, Streß und Ärgersymptome. Dieser globale Blick auf die Gesamtuntersuchungsgruppe verdeckt jedoch, daß die Personen individuell sehr unterschiedlich disponiert waren, gesundheitliche Risiken überhaupt wahrzunehmen, und daß es in den subjektiven Vorstellungen jeweils ganz unterschiedliche Risikoprofile gab. Genau diese subjektiv wahrgenommene und individuell variierende Risikokonstellation ist aber die Voraussetzung für ein bestimmtes Gesundheitshandeln einer Person.

Ein weiterer zu berücksichtigender subjektiver Einfluß auf das risikobezogene Handeln ist die Wahrnehmung der personalen Kontrollierbarkeit dieser Risikobedingung. Auch dabei gibt es unter den Befragten große individuelle Unterschiede. Für die Erklärung des berufsbezogenen Gesundheitshandelns muß untersucht werden, welche Arbeitsbedingungen subjektiv als Risiko wahrgenommen werden, welches Ausmaß an persönlicher Gefährdung damit verbunden wird, ob diese von der betroffene Person als kontrollierbar eingeschätzt werden, und welche Form der Umsetzung einer Handlungsmöglichkeit dann daraus resultiert - jeweils soweit dies aus der Erzählung einer Person rekonstruiert werden kann.

Da es aber nicht möglich ist, den Umgang mit der ganzen Palette an genannten Risiken zu analysieren, werden wir im folgenden zwei häufig vorkommende Formen gesundheitlicher Risiken herausgreifen: den Umgang mit den wahrgenommenen Risiken in der Arbeitsumwelt und den Umgang mit psychischen Belastungen.

5.2.2 Gesundheitshandeln im Beruf als professionelles Arbeiten: Der Umgang mit Risiken der Arbeitsumwelt

Ein großer Teil unserer Untersuchungsgruppe berichtet von spezifischen gesundheitlichen Risiken in der Arbeitsumwelt, überwiegend liegen sie in der Umgebung des Arbeitsplatzes, in schädlichen Substanzen, spezifischen körperlichen Belastungen und Unfallgefahren. Diese Risiken wurden zwar selten als hoch gewertet, aber sie wurden dennoch von vielen Befragten auch mit eigenen gesundheitlichen Beschwerden zusammengebracht: Beschwerden an den Füßen und Beinen (Krampfadern) werden beispielsweise auf das lange Stehen auf harten Böden zurückgeführt und vorwiegend von Bäckern, Konditoren und Friseurinnen genannt; Rückenbeschwerden werden als Folge des Arbeitens an zu niedrigen Arbeitstischen oder schlechten Stühlen attribuiert. Im Umgang mit diesen

Risiken lassen sich zwei Stile unterscheiden: professionelles Arbeiten und Bagatellisierung des persönlichen Risikos.

Der Konditor Herr Esser zeigt beispielweise einen eher rationalen und kontrollierten Stil im Umgang mit diesen Risiken: Er nennt eine Reihe berufsbezogener Risiken, bewertet sie aber als nicht sehr hoch und als kontrollierbar. Den richtigen Umgang mit diesen Risiken sieht er als Ausdruck einer Professionalität im Konditorberuf, die er für sich selbst unterstellt und auch an Lehrlinge weitervermittelt. So achtet er darauf, sich zur Prävention des Bäcker-Karies regelmäßig während der Arbeit die Zähne zu putzen und zur Vermeidung von Rückenbeschwerden die Höhe der Arbeitstische den Erfordernissen entsprechend anzupassen. Zum anderen geht er davon aus, daß jeder selbst auf sich aufpassen muß, indem er eine richtige Arbeitshaltung (einschließlich der Organisation der Tätigkeit) einnimmt und auch das richtige Stehen lernt. Gleiches gilt für das Unfallrisiko, das in Form von Verbrennungen und Schnittwunden sowie im Umgang mit den Maschinen gegeben ist. Auch hierbei ist große Selbstkontrolle notwendig, aber bei einem konzentrierten Arbeitsstil erscheint ihm das eigentlich kein Problem.

In ähnlicher Weise scheint auch der Bäcker Herr Hoch mit Risiken in seiner Arbeitstätigkeit umzugehen. Manche Risiken im Beruf werden von ihm jedoch eher bagatellisiert und externalisiert. Sie passen nicht zu seiner subjektiven Theorie, die Gesundheit mit dispositioneller Stärke und Schicksal verbindet:

> .. da hat er <ein Kollege, d. Verf.> auch so eine komische Allergie <Mehlallergie, d. Verf.>. Und da denk ich mir auch wieder: toi toi toi, bin ich gesund, hab nix .. Kann alles essen und trinken, was mir schmeckt. Wenn du dann so einen siehst-- (352-355)

Wird er mit potentiellen Gefährdungen (z.B. Unfallgefahr durch Laugen) konfrontiert, dann scheinen sie ihn persönlich überhaupt nicht zu betreffen, sondern nur seine Untergebenen, oder durch individuelle Vorsichtsmaßnahmen (*Aufpassen*) einfach in den Griff zu bekommen.

> Man muß halt aufpassen! Das ist das, was ich auch oft meine Leut sag - also, "meine Leut" ist gut gesagt - wenn einer irgendwie eine Lauge in einen Literbecher reinschüttet .. "Schutzbrille aufsetzen!" Es ist ja alles da! Aber meistens sind sie dann zu g'stinkerd <faul, d. Verf.>, daß schnell hingehen und die Brille raus-- Und dann .. Da ist's schon mal vorgekommen, daß einer einen Spritzer ins Auge gekriegt hat, aber war selber schuld! (371-377)

Ein professioneller Arbeitsstil bei kontrollierbaren Risiken oder die Bagatellisierung von gesundheitlichen Risiken, die zum Beruf gehören und nicht zu vermeiden sind, lassen sich in den Erzählungen der Handwerker als häufige Umgangsstile erkennen. Das trifft auch für die gesundheitlichen Gefährdungen von Friseurinnen durch Allergien zu.

So leidet Frau Ismayl etwa unter Hautallergien; sie attribuiert diese jedoch unter Hinweis auf eine ärztliche Untersuchung als nicht extern-stofflich, sondern wahrscheinlich psychisch bedingt. Sie ergreift dennoch die vorgeschriebenen Schutzmaßnahmen gegen allergene Substanzen (Schutzhandschuhe, Hände eincremen) und sieht diese in der Verantwortung des Einzelnen und als Teil eines professionellen Handelns:

> *Normalerweise sollt jeder Chef des jedesmal immer wieder wiederholen, von mir aus zweimal am Tag, Hände eincremen, von mir aus, Handschuhe benützen und sonst was. Normalerweise muß er des bloß einmal oder zweimal sagen und die Person, die wo sich nicht dran hält, is selber schuld, denk ich mir, weil, entweder ich paß auf meine Hände selber auf-. /.../ Wenn ich weiß, ok ich bin allergisch gegen dieses Präparat, dann benutz ich einfach Handschuhe, oder nach den Handschuhen gleich waschen die Hände, von mir aus und eincremen, des war's dann auch und ../.../ Also ich mein, jeder lernt des doch in der Schule, von der Lehre schon an, lernt er des, wie er mit der Hygiene und mit der Gesundheit umgehen soll. Wie er des macht, des ist seine eigene Sache.* (413-430)

Wie unterschiedlich gleiche objektive Bedingungen in der Arbeitsumgebung subjektiv interpretiert werden und dann jeweils verschiedene Handlungskonsequenzen haben, läßt sich besonders gut am Umgang mit einer Klimaanlage in einer Backstube zeigen, in der wir mehrere Konditoren befragt haben: Unterschiedliche Lebenskonzepte und subjektive Gesundheitsmodelle führen zu jeweils verschiedener Wahrnehmung des Risikos und seiner Veränderungsmöglichkeiten. Ein Gesprächspartner, Herr Langer, erwähnt die Klimaanlage in seiner Erzählung überhaupt nicht. Aufgrund der fehlenden Risikowahrnehmung entfällt für ihn auch ein diesbezüglicher Handlungsbedarf. Ein zweiter Kollege, Herr Neumann, beklagt ausschließlich die Belastungen durch die Klimaanlage (*Das ist ein Teufelszeug. /.../ Die wenn nicht richtig eingestellt ist, das ist-- Grad die Frauen und so, . die beschweren sich schwer;* 131/143-144). Diese depressiv-passive Sichtweise zieht sich durch die verschiedenen Themenbereiche im Interview mit Herrn Neumann: Insbesondere im beruflichen Bereich sieht er sich grundsätzlich bedroht und überfordert, ohne sich erwehren zu können. So thematisiert er in Bezug auf die Klimaanlage weder individuelle Veränderungs- noch persönliche Einflußmöglichkeiten. Seine Gesundheitsvorstellungen entsprechen, ebenso wie die des dritten Kollegen dieses Betriebes, Herrn Paul, dem Reduktions-Modell. Dieser erwähnt die Klimaanlage mit folgenden Worten: *eine große Rolle <spielt> die Klimanlage, wo also sehr viele darunter leiden, praktisch. Man hat es jetzt etwas verbessert* (31-33). Beide stellen den Belastungseffekt in den Vordergrund, wobei Herr Paul zumindest die Veränderung erwähnt, auch wenn der Akteur dieser Handlung anonym bleibt (*man*). Er selbst, so läßt sich daraus vermuten, war jedenfalls nicht aktiv an der Verbesserung beteiligt. Herr Paul sieht damit auch das Risiko, aber keine persönliche Veränderungsmöglichkeit. Er ist auf die Aktion anderer angewiesen. Eine weitere Variante des Themas wird aus dem Interview mit Frau Oberndörfer erkennbar. Sie verweist zuerst auf dem Umstand, daß sie nicht alleine unter der Klimaanlage gelitten habe. *Und dann das, haben wir nochmal so einen Fall in der Arbeit und* *der hat es dann auch unwahrscheinlich gespürt. Und dann haben wir das zwar alles ein bißchen verstellt und so, net so wie das normal mechanisch so laufen würde. Aber so kann ich mich net beschweren* (917-920). Die Lösung dieser Problematik führt sie auf eine gemeinschaftliche Aktion im Kollegenkreis, auf eine Selbsthilfe der Betroffenen ohne Rücksprache mit dem Chef, zurück. Diese Wahrnehmung der Situation enthält expansive Elemente, wie sie auch in anderen Interviewsequenzen mit Frau Oberndörfer enthalten sind. Dabei steht die Erweiterung des persönlichen Entscheidungs- und Handlungsspielraums im Vordergrund. Herr Reimer schließlich verweist auf eine gemeinsame Intervention beim Chef: *Wir haben da mit dem Chef schon darüber gesprochen, dann hat er's nachbessern lassen.* (465-466) Hier zeigt sich sein Lebenskonzept der sozialen Harmonie; er wird im gemeinschaftlichen Handeln für sich und die Kollegen aktiv.

Diese unterschiedlichen Risikowahrnehmungen machen, in Kombination mit den jeweiligen Gesundheitsmodellen, deutlich, zu welchen unterschiedlichen Belastungswahrnehmungen und Bewältigungshandlungen gleiche Risiken führen können.

Insgesamt wird in unserer Untersuchungsgruppe ein Teil der beruflichen Risiken durch professionelles Handeln am Arbeitsplatz als kontrollierbar wahrgenommen. Bekannte Risiken eines Berufs, auf die auch in der Ausbildung hingewiesen wird und die individuell kontrollierbar sind, haben dabei eine relativ gute Chance, beachtet zu werden. Es gibt jedoch einen beträchtlichen Teil von subjektiv wahrgenommenen Risiken der Arbeitsumwelt, die nicht zu Gesundheitshandlungen am Arbeitsplatz führten. Diese wurden einerseits als so selbstverständliche Teile eines Berufes angesehen, daß sie nur durch einen Berufswechsel zu vermeiden seien (z.B. Schichtarbeit, Arbeiten im Stehen und extreme Temperaturwechsel im Bäcker- oder Konditorenhandwerk; ständiges Stehen und Hantieren mit allergenen Substanzen im Friseurhandwerk; schweres Heben im Beruf eines Elektroinstallateurs oder Fernsehtechnikers). Einige unserer Befragten hatten bereits einen gesundheitsbedingten Berufswechsel hinter sich, beispielsweise wegen einer Mehrallergie als Bäcker oder einer Lösungsmittelvergiftung als Maler; andere waren durch gesundheitliche Beeinträchtigungen davon bedroht. Eine andere Interpretation dieser Risiken war jene, daß sie am Arbeitsplatz nicht veränderbar sind und daher außerhalb der Arbeitszeit kompensiert werden müssen. Dieser Einschätzung steht jedoch entgegen, daß manche dieser Risiken der Arbeitsumgebung zumindest im Prinzip vermindert oder beseitigt werden könnten, nur eben nicht allein durch das individuelle Handeln eines Beschäftigten. So ist beispielsweise ein Teil der befragten Verwaltungsangestellten nach ihren Erzählungen mit einer eigentlich unzumutbaren Arbeitsumgebung konfrontiert, die durch räumliche Enge, schlechte Belüftung und Beleuchtung und ungünstige ergonomische Verhältnisse bei der Bildschirm- und Öffentlichkeitsarbeit sowie den Verdacht auf Asbest im Raum gekennzeichnet wurde. Viele dieser Verwaltungsangestellten führten gesundheitliche Beschwerden wie Rückenbeschwerden, Augenbeschwerden, Kopfschmerzen, Müdigkeit und Infektanfälligkeit auch auf diese Bedingungen zurück. Obwohl diese Risiken eigentlich alle Befragten betrafen, von vielen als Risiko wahrgenommen wurden, waren aus den Gesprächen keine Hinweise auf kollektiv organisierte Gesundheitshandlungen am Arbeitsplatz gegen diese räumliche und ergonomische Bedingungen erkennbar.

5.2.3 Der Umgang mit psychischen Arbeitsbelastungen: Bewältigung und Ausgleichen

Psychische Belastungen in der Arbeit werden von vielen der von uns befragten Personen als ein beträchtliches gesundheitliches Risiko eingeschätzt. Die Hauptquellen für diese subjektiv wahrgenommenen Arbeitsbelastungen werden zum einen in der Arbeitstätigkeit selbst gesehen (die zu bewältigende Arbeitsmenge oder ein starker Zeit- und Termindruck), zum anderen in den sozialen Interaktionen am Arbeitsplatz (durch interpersonale Konflikte mit Kollegen, Vorgesetzten und Kunden). Für die Betroffenen können daraus Erfahrungen der Überforderung, der Überlastung oder des Ärgers entstehen, deren gesundheitlichen Auswirkungen teilweise auch als körperliche Beschwerden erlebt werden (wie z.B. in Erschöpfung, Müdigkeit, Infektionsanfälligkeit und sogar Herzbeschwerden). Die eigene gesundheitliche Gefährdung wird auch in Zusammenhang mit der in der Regel langen Dauer dieser Belastungen (und einem möglichen zukünftigen Andauern) gebracht. Die Wahrnehmung einer psychischen Belastung in der beruflichen Arbeit als gesundheitliches Risiko schlägt sich entsprechend in den subjektiven Gesundheitstheorien der Befragten nieder (vgl. Kap. 4); je nach ihrer Gewichtung und je nach den personalen Kontrollüberzeugungen im Arbeitsbereich zieht sie entsprechende Handlungsmotive nach sich mit dem Ziel, die eigenen Streßerfahrungen zu reduzieren. Ein erheblicher Teil unter den befragten Personen berichtet jedoch entweder überhaupt nicht von psychischen Belastungen an ihrem Arbeitsplatz oder er schätzt die wahrgenommenen Belastungen als gesundheitlich unbedeutend ein.

In unserer Untersuchungsgruppe ließen sich verschiedene Formen des Umgangs mit berufsbedingten psychischen Belastungen erkennen: Zum einen wurden Versuche einer Bewältigung dieser Belastungen innerhalb der Arbeit berichtet, zum anderen Versuche des Ausgleichs durch Aktivitäten in der Freizeit. Die Bemühungen um eine Bewältigung psychischer Streßerfahrungen am Arbeitsplatz setzen voraus, daß die Betroffenen diese überhaupt als dort personal kontrollierbar einschätzen. Viele *Belastungen aus der Arbeitstätigkeit* wurden jedoch als so selbstverständlicher Teil der beruflichen Arbeit angesehen oder als so stark verankert in einen betrieblichen Arbeitsablauf, daß eine Gegenmaßnahme gar nicht vorstellbar war. Jene Personen, die von Belastungen aus einer zu großen Arbeitsmenge oder durch häufigen Zeitdruck berichteten, versuchten diese - wenn sie überhaupt eine Handlungsmöglichkeit sahen - dadurch zu bewältigen, daß sie ihre Arbeit anders organisierten, ihre persönliche Verantwortung begrenzten oder abgaben, sowie insgesamt sich darum bemühten, mehr Ruhe in den Arbeitsablauf zu bringen. Eine andere Möglichkeit ist die Verringerung der Arbeitszeit:

Frau Aschauer reduzierte beispielweise ihre Arbeitszeit um einen Tag pro Woche, um die psychische Belastungen durch ihre Arbeit zu verringern. Wenn die Arbeit einen gewissen Dispositionsspielraum bot, bestand eine weitere Bewältigungsmöglichkeit darin, die eigenen Leistungsanforderungen zu reduzieren. Das konnte in einer defensiven Variante aber auch bedeuten, daß interessante Arbeitsbereiche abgegeben wurden, um Stressoren zu reduzieren: Herr Neumann gab beispielsweise die Verantwortung für die Lehrlingsausbildung genau aus diesen Gründen ab. Eine niedrigere Arbeitszufriedenheit mußte damit in Kauf genommen werden und war möglicherweise mit einer generellen Abnahme der Arbeitsmotivation verbunden.

Insgesamt wurden die Veränderungsmöglichkeiten am Arbeitsplatz aber überwiegend als gering eingeschätzt. Die meisten Befragten konzentrierten ihre Bewältigungsversuche und gesundheitsbezogenen Handlungen daher auf die arbeitsfreie Zeit. Sie versuchten in der Freizeit, durch Ablenkung, Entspannung, körperliches Abreagieren (Sport) eine psychischen Ausgleich zu diesen Belastungen herzustellen (vgl. unten, Kap. 5.2.4).

Werden Arbeitsbelastungen mehr auf der sozialen Ebene gesehen, beispielsweise in *Interaktionskonflikten* mit Kollegen und Vorgesetzten oder in der Arbeit mit Kunden, dann ließen sich in den Erzählungen unserer Gesprächspartner zwei *Stile der Bewältigung* erkennen: Zum einen gibt es Versuche, einen angemessenen interpersonalen Umgangsstil am Arbeitsplatz zu entwickeln, der weniger psychische Belastung mit sich bringt. Zum anderen werden die Belastungen in der Freizeit kompensiert.

Der Verwaltungsbeamte Herr Unger macht zum Beispiel beides. Er hat überwiegend Spaß am Kontakt mit den Kunden; aber da er im Publikumsverkehr gelegentlich auch mit sehr ungeduldigen oder unhöflichen Menschen konfrontiert wird, könne die Arbeit schnell belastend werden. Er hat sich im Laufe seiner Berufstätigkeit einen persönlichen Bewältigungsstil im Kontakt mit solchen Kunden entwickelt und rechnet sich diesen als gesundheitliche Ressource an:

> .. *sobald es wirklich stressig wird, schalte ich ab, also schalte ich auf ruhig..., ich weiß net, wie ich das mach, keine Ahnung. Aber dann werde ich ruhig. Und dann mach ich das mit einer Seelenruhe alles dahin, zwar nicht langsam, schon zügig, aber dann bringt mich nix mehr aus der Ruhe.* (204-208)

Ein derartig gelassener Umgangsstil mit Kunden ist jedoch nicht selbstverständlich; viele Verwaltungsangestellte berichteten über beträchtliche Dauerbelastungen in der Arbeit an Publikumsschaltern, weil sie keinen Weg sahen, "schwierigen" oder ungerecht nörgelnden Kunden zu begegen. Die Ausführungen von Herrn Igel zeigen diese Schwierigkeiten und die möglichen Belastungen dieser Arbeit:

> *Ja, so ein besonderer Streßfaktor ist für mich immer Publikumsverkehr. Ich mach ihn zwar gern, aber .. ich bin jemand, der versucht, sich immer sehr beherrscht dem Bürger gegenüber zu geben, eher zurückhaltend, nicht unbedingt die übliche bayrische Hauruck-Art, sondern .. ich bins*

gewohnt, auch öfter was zu schlucken, ohne <lacht auf> mich deshalb
großartig aufzuregen. Ich bin halt jemand, der negative Dinge sehr gern
in sich hineinfrißt, und das ist natürlich dann .. schon ne merkliche psy-
chische Belastung gelegentlich, wenn man von einem Kunden unter Um-
ständen unberechtigt sehr heftig angegangen wird, und man sich sagt,
was soll ich mich ärgern und schluckt das runter ... (483-491)

In solchen Fällen werden die Belastungen oft mit nach Hause genommen und
müssen in der Freizeit bewältigt werden (vgl. Kap. 5.2.4).

Eher noch schwieriger ist Bewältigung von Belastungen, wenn sie aus Konflik-
ten mit Kollegen und Vorgesetzten resultieren. Überwiegend wurden in diesem
Fall die Bewältigungsmöglichkeiten am Arbeitsplatz als sehr begrenzt dar-
gestellt. Die daraus entstehenden teilweise erheblichen Dauerbelastungen und
Ärgerreaktionen konnten in der Regel nur außerhalb der Arbeit bewältigt wer-
den. Die Handlungsstrategien reichten von Ablenkung über verschiedene
Formen der Entspannung und des aktiven Streßabbaus durch Sport bis hin zur
Herstellung von sozialer Harmonie und familiärer Unterstützung. In extremen
Fällen von psychischen Belastungen durch Mobbingprozesse waren die gesund-
heitlichen Folgen nur durch einen Wechsel der Arbeitsstelle zu begrenzen.

Herr Unger, der berichtet, daß er den Streß in der Arbeit mit Kunden gut bewältigen kann, sieht sich jedoch außerstande, die Belastungen durch ein ständiges
Problem mit seinem Vorgesetzten in der Arbeit aufzulösen. Den aufkommenden
Ärger müsse er daher mit nach Hause nehmen: Das Spielen mit seinen Kindern
ermögliche ihm am besten, abzuschalten, zu entspannen und seinen Ärger und
seine Reizbarkeit wieder abzubauen. Auch Herr Hoch bewältigt den gelegentlichen Ärger über seinen Chef in seiner Familie. Dabei ist es ihm insbesondere
wichtig, über seine Probleme in der Arbeit mit seiner Frau reden zu können und
von ihr verstanden zu werden, auch wenn er spontan keine Lust zum Erzählen
habe. Durch sozialen Vergleich setzt er sich positiv von denen ab, die diese Ressource nicht haben:

Ja, ich kann mit meiner Frau über alles reden. Also, das ist eigentlich
der Punkt, wo ich wirklich froh bin .. Sie sieht's mir ja oft an, wenn ich
heimkomm: "Komm, was ist?" - "Nix, laß mir meine Ruh!" - "Komm,
was ist?" - "Ja, dies und jenes und welches." - "Komm, geh in dein
Bett!" - Dann red ich drüber, eine Viertelstunde lang. Scht! <Geste des
Verschwindens eines Problems>
I: Und das tut Ihnen dann gut?
H: Ja. Gott sei Dank hab ich so eine... Arme Hunde sind die, wo da
heimkommen und mit der Frau nix reden können. (553-560)

Wie diese Formen des Umgangs mit gesundheitlichen Risiken und Belastungen
zeigen, lassen sich aus der Sicht unserer Befragten diese Gefährdungen nur zum
geringen Teil innerhalb der Arbeit begegnen. Das Gesundheitshandeln konzentriert sich infolgedessen stark auf den Freizeitbereich und folgt - wie wir schon

bei der Darstellung der Gesundheitstheorien (Kap. 4.3) sahen - der subjektiven Logik des Ausgleichs von Risiken und der Regeneration. Diese Handlungsstrategie wird daher im folgenden gesondert dargestellt und dabei gefragt, welche Rolle im alltäglichen Gesundheitshandeln das Zusammenspiel von Arbeit und Freizeit spielt.

5.2.4 Arbeitsbezogenes Gesundheitshandeln als Ausgleich und Regeneration in der Freizeit

Den meisten gesundheitlichen Risiken durch psychische Belastungen am Arbeitsplatz oder durch ungünstige Bedingungen in der Arbeitsumgebung lassen sich aus der Sicht vieler unserer Gesprächspartner nicht direkt am Arbeitsplatz begegnen. Sie müssen vielmehr in der Freizeit kompensiert werden, um sich die Gesundheit zu erhalten. In den subjektiven Vorstellungen dominieren entsprechend Theorien der Regeneration eines durch die Arbeit erschöpften Potentials oder des Ausgleichs von negativen Einflüssen der Arbeit durch positive Aktivitäten in der Freizeit. Entsprechend berichteten die Befragten verschiedene Formen des Gesundheitshandelns, die aus ihrer Sicht das Ziel hatten, spezifischen oder allgemeinen Gefährdungen durch die berufliche Arbeit entgegenzuwirken. Je nach der individuell vorherrschenden Gesundheitstheorie dominierten dabei unterschiedliche Arten der körperlichen oder geistigen Entspannung und Formen des körperlichen Ausagierens.

Es gab aber große individuelle Unterschiede, in welcher Form beispielsweise die *Entspannung* in der Freizeit gesucht wurde: Aktive oder eher passive Formen der körperlichen oder geistigen Entspannung, gezielte Entspannungsübungen oder die Herstellung entspannender Momente im Alltagshandeln, bis hin zum Konsum von Genußmittel.

Für viele Befragte war es vor allem wichtig, nach Ende einer belastenden Arbeit *abzuschalten*. Frau Mertens gestaltet diese Phase des Ruhigwerdens, des Abschaltens und der Entspannung folgendermaßen:

> *Weil ich in der Arbeit schon einen gewissen Streß hab, und wenn ich dann heimkomm, dann brauch ich eine Weile, bis ich ein bißl ruhiger bin, bis sich das ein bißle gesetzt hat. Da komm ich dann heim und trink dann meistens noch einen Kaffee oder auch manchmal ein Müsli dann, weil in der Früh hab ich da meistens keine Zeit. Dann lies ich Zeitung... (245-249) Und da ists dann halt so, entweder ich leg mich dann vor den Fernseher. Das ist halt, mei, wenn ich mal Zeit hab, dann entspannt das unwahrscheinlich.(261-263)*

Herr Ingold findet dagegen die Entspannung in seinem Garten und besteht auf seiner subjektiven Empfindung, auch wenn es sein Arzt anders sieht:

> *Ich tröste mich dann immer wieder mit, naja gut, mei Garten, der verschafft mir sehr viel Entspannung, es ist --, mein Arzt sagt natürlich mit berechtigter Weise, das ist Arbeit, das ist kein Hobby, das ist Arbeit. Womit er natürlich nicht unrecht hat, man muß sich ja öfters bücken und da*

wird der Rücken schon belastet. Aber gut, für mich ist außer wieder, in-
sofern ganz wichtig, und des stell ich dann auch wieder mit dem Gesund-
heitlichen in Zusammenhang, weil es ist ein Hobby für mich, also für
mich ist das halt einfach Beschäftigung und diese Beschäftigung hilft
mir, sich --, mich zu entspannen. Wenn ich da mal a Stunde oder zwei
zugebracht hab, ja gut, dann bin ich a ganz --, man ist dann wieder et-
was lockerer einfach, man ist nicht mehr so ganz verkrampft wie wenn
ich unmittelbar vom Büro heimkomm und alles andere stürzt dann auf
einen ein. (97-109)

Das *Erleben der Natur* oder Bewegung in der Natur wird als weitere Möglichkeit gesehen, sich geistige und körperliche Entspannung zu verschaffen und damit arbeitsbedingte Gefährdungen zu kompensieren. Häufiger Aufenthalt in "frischer Luft" wird zudem als Ausgleich zu einer ungesunden Arbeitsumwelt verstanden.

Herr Hoch sieht etwa die Hitze und die Feuchtigkeit in der Backstube als Risiko
für die Gesundheit an. Da diese Risiken aber in seinem Beruf nicht zu vermeiden sind, glaubt er, sie mit viel "frischer Luft" ausgleichen zu können und fühlt
sich dadurch persönlich nicht gefährdet. Zudem pflegt er eher beschauliche Momente in der Natur als entspannenden Ausgleich zu seiner Arbeit als Bäcker und
gewinnt dabei auch seinen extremen Arbeitszeiten noch positive Seiten ab. Er
fährt regelmäßig über eine relativ große Strecke mit dem Fahrrad zur Arbeit:

Das ist das Schönste! Nachts um zweie, halb dreie, wenn die .. Vögel so
schön zwitschern und .. Lieber steh ich noch eine Viertelstunde früher
auf und fahr richtig schön gemütlich in die Arbeit. /.../ Oder abends,
nachmittags. Nachmittag, wenn ich halt heimfahr, fahr ich am A-Fluß
entlang rauf... Und wenn ich Zeit hab, dann hock ich mich halt kurz in
den A-Fluß runter und häng die Füß ins Wasser rein. Das ist echt-- .. Da
kannst momentan auch so richtig abschalten. (431-438)

Das negative Gegenbild geben Kollegen ab, die im Kontrast zu ihm diesen Ausgleich in der Freizeit nicht herstellen und entsprechend Angst um ihre Gesundheit haben müßten.

Oder was auch oft Ding ist, .. die Hitze und die Feuchtigkeit, also .. wenn
da net als Ausgleich so viel an der frischen Luft draußen bist... Ich seh es
ja oft bei uns, wenns so käsig <bleich, d. Verf.> sind. Ja mei, da flacken
sie in der Disco und dann rauchen sie wie die Weltmeister in die Dinger
... Das, .. da hätt ich eher noch Angst um meine Gesundheit dann. (422-
426)

Neben der Entspannung wurde *Sport und Bewegung* als aktiver Ausgleich be-
rufsbedingter Risiken praktiziert.

Herr Pfeifer betreibt etwa regelmäßig eine Reihe von Sportarten, die er als umfassenden Ausgleich zum Alltag und zu seiner Arbeit in der Kommunalverwaltung sieht:

Und dann vor allem, daß man halt eben Sport treibt. Das ist mein Ausgleich da zum Alltag. Und da versuche ich halt, daß ich dann dadurch etwas fit bleibe. (114-116)

Für Herrn Krause ist der regelmäßig und engagiert betriebene Sport sein gesundheitlicher Handlungsschwerpunkt. Die durch intensives Waldlaufen oder Bergwandern erreichte körperliche Anstrengung versteht er als guten körperlichen und geistigen Ausgleich zu seiner sitzenden Arbeit. Vor allem fühle er sich nach dem Sport immer körperlich wieder *topfit* und kann geistig abschalten.

Sportliche Aktivitäten wurden aber nicht nur als allgemeiner Ausgleich zu den Belastungen der Arbeit eingesetzt, sondern auch um spezifische Gefährdungsmomente zu kompensieren, die oft auch schon an Beschwerden ablesbar waren. Ein spezielles psychisches Ausgleichsmoment steht für die Friseurin Frau Ismayl im Vordergrund; sie betreibt Sport hauptsächlich zur Abreaktion von Ärger und Wut:

Des <Squash, d. Verf.> macht mir erst mal Spaß und zweitens kann i meine, meinen Streß dort rauslassen, also da kann i voll draufschlagen und des is mir egal, dann laß i mei Wut raus, des is auch irgendwo gut. (83-85)

Dagegen versucht Frau Mertens durch eine spezielle Sportart eine spezifische körperliche Belastung in ihrer Arbeit als Konditorin auszugleichen:

Ich geh also, wenn ich im Winter, /.../ geh ich zum Schwimmen einmal in der Woche. Und da schwimm ich halt meine 40 bis 50 Runden so hin und her, und dann gehts mir wieder gut. Weil ich das gemerkt hab, von der Arbeit her, das viele Stehen und Laufen, das hab ich dann in die Füße gemerkt. Irgendwie ich fühl mich krank oder, ja. Und dann bin ich zum Schwimmen gegangen, und dann war's, dann war's okay wieder. (176-182)

Gymnastik oder Formen eines Fitnesstrainings werden in ähnlicher Weise eingesetzt, um die sehr häufigen Rückenbeschwerden in vielen Arbeitskontexten auszugleichen.

Aus den Erzählungen von vielen Befragte läßt sich ablesen, daß sie in der Gestaltung ihrer gesundheitsbezogenen Lebensweise eine umfassende Balance zwischen ihrer beruflichen Arbeit und ihrer Freizeit herzustellen versuchen. Es ist ihnen klar, daß sie durch ihre Berufsarbeit gesundheitlichen Risiken ausgesetzt sind, die sich langfristig nicht vermeiden oder beseitigen lassen. Daher versuchen sie, ihr Privatleben bewußt so zu gestalten, daß sie diesen Gefährdungen begegnen oder sie kompensieren können. Die *Familie* spielte dabei vor allem für die befragten Männer eine zentrale Rolle; sie wird oft als die wichtigste gesundheitliche Ressource gegenüber den Belastungen der Arbeit verstanden. Wesentliche gesundheitliche Leistungen werden dabei von ihren Frauen übernommen; ihre Funktionen werden vor allem in der sozialen Unterstützung bei psychischen Belastungen (Verständnis und Gespräche), in der Gestaltung einer gesunden Ernährung sowie in der gemeinsamen Organisierung von gesundheitlichen Aktivitäten (wie z.B. gemeinsame Naturerlebnisse oder Sport) gesehen.

Herr Hoch betrachtet beispielsweise seine Familie, insbesondere seine Frau, als einen großen Rückhalt für sich und als eine große Unterstützung bei allen beruflichen und persönlichen Problemen; sie wird als die zentrale gesundheitliche Ressource gesehen. Die familiäre Unterstützung ist für ihn vor allem bei der Bewältigung von beruflichen Belastungen wichtig, die durch Konflikte mit seinem Chef entstehen.

Auf der anderen Seite können nicht alle beruflichen Risiken in der Freizeit durch ein positives Gesundheitshandeln kompensiert werden. Nicht selten sind beruflich bedingte psychische Belastungen sogar der Grund für ein riskantes Verhalten in der Freizeit. Der Konsum von Genußmitteln kann auch die Funktion einer Bewältigung gerade von Streßerfahrungen im Beruf haben und damit zu einem *Risikoverhalten* werden: Die Befragten nennen in dieser Hinsicht vor allem vieles und gutes (fettes) Essen, das Naschen von Süßigkeiten, starkes Rauchen, sowie das Trinken von viel Alkohol oder Kaffee und schildern oft deutlich die Mechanismen einer Streßbewältigung durch Genießen und Entspannen.

Herr Igel bemüht sich beispielsweise darum, eine Reihe von gesundheitlichen Aktivitäten in seine Freizeit zu integrieren; in seiner Familie werden gesunde Ernährung und möglichst bewegungsintensive Freizeitaktivitäten praktiziert, auch um seinen Bewegungsmangel in der Arbeit auszugleichen. Dennoch gibt es Phasen in seinem Privatleben, die er selbst als äußerst ungesund interpretiert und mit seinen beruflichen Belastungen zusammenbringt:

> *Nur die sogenannten Ausrutscher, die Phasen, die es eben so gibt, und da spielt .. die Familie eine geringere Rolle, mehr der Beruf. Es gibt eben so Phasen, Streß kompensiere ich gerne mit Essen, und zwar Essen zu falschen Zeiten. Wenn absolute Ruhe um mich herrscht <lacht>, dann esse ich ganz gern mal was, was eben mein Gewicht auch mit erklärt. Und ... dieser Punkt der Gestaltung meiner wenigen freien Zeit, das ist halt ein ganz ein schlechter, ein ganz ein ungesunder Punkt, wo ich also mich auch überhaupt nicht disziplinieren kann, irgendwo auch nicht mag <lacht>, weil ich mir irgendwo sag, das brauch ich. (940-947)*

An dieser Stelle zeigt sich ein wichtiger Aspekt in der Erklärung des gesundheitbezogenen Alltagshandelns: Gesundheit läßt sich nicht durch eine maximale *Selbstkontrolle* erreichen. Gerade die dargestellten Ausgleichshandlungen gegenüber wahrgenommenen beruflichen Gefährdungen durch die Integration von entspannenden Momenten in die Freizeit zeigen, daß die oft starke körperliche und psychische Disziplinierung im Arbeitsleben auch aus der subjektiven Sicht eine Gegenbewegung benötigt. Die Möglichkeiten, in seinem Privatleben wieder zu entspannen, loszulassen, "locker" zu werden, sowie das Leben zu genießen, gehören offenbar ebenso zu den Kräften, um die Gesundheit erhalten können, wie die gesundheitsbezogenen Aktivitäten, die Selbstkontrolle verlangen. Alle Anforderungen an Individuen, die Gesundheit ausschließlich auf dem Weg einer stärkeren Selbstdisziplinierung anstreben, sind daher nicht nur schwierig zu motivieren, weil sie Momente der Lebenslust und des Genießens aus dem Alltag verdrängen; sie verfehlen vermutlich das Ziel einer Gesunderhaltung erst recht, weil sie das Gleichgewicht zwischen Spannung und Entspannung, zwischen Expansion und Regeneration gefährden. Aus unserer Untersuchung bestätigt sich somit der empirische Hinweis aus einer anderen Studie, daß das Gesundheithandeln besser als Balance von Momenten von "control" und "release" (Crawford, 1987) zu verstehen ist.

5.3 Pyramidenmodell des Gesundheitshandelns: Motivation und Rahmenbedingungen

Zum Abschluß dieses Kapitels werden die motivationalen Bedingungen des Gesundheitshandelns zusammenfassend herausgearbeitet und in einer Systematik dargestellt (vgl. Pyramidenmodell in Abb. 5.1). Unsere Ergebnisse erbrachten verschiedene Ausprägungen an subjektiven Gesundheitsvorstellungen und zeigten ein breites Spektrum von Möglichkeiten, wie das Gesundheitshandeln in den Alltag umgesetzt wird. Es stellt sich die Frage, welche Rolle subjektive Vorstellungen für die Erklärung der gesundheitbezogenen Lebensweise einer Person spielen. Wie hängen die Gesundheitsvorstellungen und das Gesundheitshandeln im Alltag zusammen? Welche motivationalen und kontextuellen Bedingungen wirken zusammen, damit eine Handlungsintention umgesetzt wird?

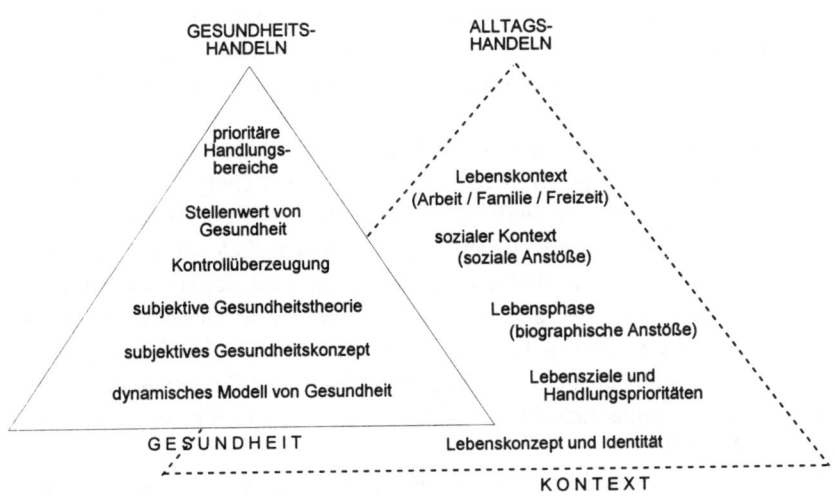

Abb. 5.1.: Gesundheitshandeln: Subjektive Bedingungen und ihre Einpassung im Kontext des Alltagshandelns

Jede Auseinandersetzung mit Gesundheit bedeutet *Selbstreflexion*: Die Wahrnehmung gesundheitlicher Phänomene und ihre kognitive und emotionale Verarbeitung impliziert eine Selbstwahrnehmung und sie erfordert eine begriffliche Konzeption von Gesundheit im Verhältnis zum Selbstkonzept und seinen Bestandteilen (z.B. dem Körperselbst). Es spricht daher vieles dafür, das subjektive Konzept von Gesundheit als Teil des Selbstkonzepts (vgl. Belz-Merk, 1995) oder der Identität zu verstehen. In der Auswertung der Interviews war erkennbar, daß sich die befragten Personen ganz verschieden auf das Thema Gesundheit bezogen und in sehr unterschiedlichem Maße bereits darüber nachgedacht hatten. Auch wenn Gesundheit als ein persönlich relevantes Thema gesehen wird, ist es kognitiv doch sehr unterschiedlich repräsentiert und entsprechend variiert das motivationale System, das ein aktives gesundheitsbezogenes Handeln begründen könnte. Auf der Grundlage der persönlichen Selbstreflexion und der daraus resultierenden kognitiven Repräsentationen ist das Gesundheitsmotiv somit individuell sehr unterschiedlich ausgeprägt.

Die Untersuchung der *subjektiven Konzepte von Gesundheit* bedeutet für die Frage nach der Handlungsmotivation zunächst ganz allgemein, welche *inhaltlichen* Ausschnitte des Selbst für eine Person unter den Bereich von Gesundheit fallen: Das können mehr körperliche oder eher psychische Phänomene sein. Wie wir in Kapitel 4 gezeigt haben, können begrifflich unter Gesundheit jene spezifischen Momente des Selbst gefaßt, die sich auf das (körperliche und/oder psychisch bestimmte) Wohlbefinden, die Leistungs- und Handlungsfähigkeit und die eigene Stärke oder das Energiepotential beziehen; es können aber auch Phänomene sein, die nicht mit Gesundheit selbst, sondern mit ihrer Negation zu tun haben: Gesundheit als die Abwesenheit von allgemeinen gesundheitlichen Problemen, von spezifischen Beschwerden oder von Krankheiten. Je nach dem Inhalt eines subjektiven Konzepts von Gesundheit wird eine Person unterschiedliche Phänomene an sich selbst wahrnehmen und kann dann entsprechend darauf reagieren.

Die *dynamische* Dimension des Gesundheitskonzepts haben wir in vier idealtypischen *Gesundheitsmodellen* abgebildet, nämlich den energetischen Modellen von Schalter, Batterie, Akkumulator und Generator. Sie deuten zusammen mit den genannten Inhalten der Konzepte die allgemeinen Ziele an, die im Gesundheitshandeln angestrebt werden könnten: einen eher regulativen Bezug auf bereits eingetretene Beschwerden oder Krankheiten; eine Orientierung auf die Schonung des Gesundheitspotentials im Batterie-Modell der Reduktion; eine Tendenz zum Ausgleich und zur Wiederauffüllung des Potentials beim Akkumulator-Modell; schließlich die Möglichkeit einer Expansion des Potentials im Generator-Modell.

Die *subjektiven Gesundheitstheorien* spezifizieren darüber hinaus diese allgemeinen Ziele, indem sie bestimmte Einflußrichtungen angeben, die eine Handlung nehmen könnte, um Gesundheit zu erhalten oder Krankheit zu vermeiden: Die Reduktion oder Vermeidung von Risiken und Belastungen, der Abbau von Risikofaktoren und Risikoverhalten, die Erhaltung von gesundheitlichen Ressourcen, der Ausgleich von Risiken oder die Herstellung eines körperlich-psychisch-sozialen Gleichgewichts. Die in den Theorien formulierten inhaltlichen Einflußbereiche geben an, wo eine Person die für sich gesundheitsrelevanten Kräfte sieht und was sie dabei als Risiko und Ressource versteht: die eigene Disposition und Konstitution, ihre eigene Lebensweise, die soziale und ökologische Umwelt oder das biologische Alter und Schicksal. Diese oft sehr komplexen Vorstellungen von Gesundheit geben zusammengenommen ein Verständnis von dem kognitiven System, der perzeptiven Aufmerksamkeit und der Denklogik einer Person in gesundheitlichen Fragen. Wir wissen aus diesen Vorstellungen etwas darüber, was Menschen in bezug auf Gesundheit wahrnehmen und in welchen Konzepten sie es verarbeiten. Sie können beispielweise bevorzugt Variationen in ihrem psychischen Wohlbefinden oder in ihrer körperlichen Leistungsfähigkeit bemerken; sie können Bedingungen ihrer Arbeit als körperliche Belastungen wahrnehmen, die das Wohlbefinden einschränken und diese - aufgrund ihrer Gesundheitstheorie - als gesundheitliche Risiken interpretieren. Sie können aber auch an ihrem Körper bevorzugt mögliche Symptome von Krankheiten wahrnehmen und diese - entsprechend ihrer Gesundheits- und Krankheitstheorie - als bedrohlich erleben. In den subjektiven Gesundheitstheorien tauchen natürlich auch Basisinformationen auf, die wir über gesundheitsförderliche und riskante Verhaltensweisen aus den Medien ständig erhalten. Beispielsweise äußerten unsere Befragten in fast stereotyper Weise, daß Rauchen und fettes Essen ungesund oder daß Sport und Bewegung oder abwechslungsreiche Ernährung gesund sei. Diese sozial vermittelten und oft stark normativen Gesundheitsregeln über 'richtiges' und 'falsches' Gesundheitsverhalten wurden jedoch individuell sehr unterschiedlich verarbeitet und in das kognitiv-emotionale System integriert; sie hatten deshalb auch divergente Implikationen für das Handeln. Aus allen diesen Hinweisen auf das Alltagswissen einer Person über Gesundheit und Krankheit können wir erkennen, in welchen Bereichen und in welche Richtungen eine Person handeln könnte; wir wissen daraus aber nicht, ob sie handeln wird.

Eine wichtige kognitive Komponente der subjektiven Gesundheitstheorien für die Erklärung des Handelns sind die *Kontrollüberzeugungen*: Sie zeigen, ob eine Person überhaupt eine internale Kontrolle in gesundheitlichen Fragen wahrnimmt, d.h. ob sie glaubt, im Prinzip einen Einfluß auf den Gesundheits- und Krankheitsprozeß zu haben. Wesentlicher als diese generelle Kontrollüberzeugung ist jedoch, ob eine personale Kontrolle in jenen spezifischen Einflußbereichen (Ernährung, Bewegung, Psyche, Familie, Umwelt) wahrgenommen wird, die in der subjektiven Gesundheitstheorie als zentral formuliert sind. Die Komponente der Kompetenzüberzeugung (Selbstwirksamkeit) wird dann noch genauer bestimmen, ob eine Person sich selbst in der Lage fühlt und sich die notwendigen Kompetenzen zuschreibt, einen Einfluß auszuüben.

Auf der Grundlage der bisherigen Überlegungen können wir rekonstruieren, welche gesundheitlichen Orientierungen eine Person hat, in welche Richtung ihr Gesundheitshandeln gehen kann und ob sie ein persönliches Eingreifen für sinnvoll und möglich hält. Wir wissen jedoch noch nicht, ob diese Person überhaupt ein Bedürfnis zu einem Gesundheitshandeln hat. Dazu müssen wir erfahren, wie wichtig Gesundheit für sie ist, welchen *Stellenwert* Gesundheit in ihrem Leben hat. Über plakative Bekundungen hinaus ("Gesundheit ist das Wichtigste!") können wir das jedoch nur einschätzen, wenn wir etwas über das Leben dieser Person wissen; wir müssen also den Kontext von Gesundheit (die rechte Pyramide in Abb 5.1) mitberücksichtigen, um die subjektive Bedeutung von Gesundheit im Lebensalltag verstehen zu können. Menschen leben in der Regel nicht für ihre Gesundheit. Sie haben neben ihren Gesundheitsmotiven eine Fülle anderer Anforderungen im Leben zu bewältigen und verfolgen übergeordnete Lebensziele, die mit Gesundheit nichts zu tun haben müssen. Es gibt ein individuumspezifisches Wertesystem, in dem Gesundheit und Krankheit einen bestimmten Stellenwert haben, aber nicht unbedingt oberste Priorität sind. Die *Identität* einer Person und ihr *Lebenskonzept* sagen etwas darüber aus, wie sich eine Person selbst wahrnimmt, an welchen Zielen und Werten sie sich im Leben orientiert und welche *Handlungsprioritäten* sie im Alltag setzt. So ist es beispielsweise wesentlich, welche subjektive Bedeutung zentrale Lebensbereiche wie Beruf, Familie, Freizeit oder Freundschaften für eine Person haben und welchen Raum und Stellenwert sie im Alltagshandeln einnehmen. In diesem subjektiven und sozialen Kontext ist das Gesundheitsthema verortet. Für die Erklärung des Gesundheitshandelns ist es deshalb zentral, die Integration des Gesundheitsmotivs und der Gesundheitsvorstellungen innerhalb von Identität und Lebenskonzept zu verstehen (vgl. Kap. 6) und nach der möglichen Einpassung von gesundheitsbezogenen Handlungsmotiven in die Struktur des Alltagshandelns zu fragen.

Die Identität, das Lebenskonzept und das persönliche Wertesystem einer Person sind jedoch nicht statisch, sondern können sich im Laufe des Lebens verändern; damit kann sich natürlich auch der Stellenwert von Gesundheit verschieben. Persönliche Erlebnisse und Erfahrungen sowie biographische Veränderungen können eine Person für gesundheitliche Fragen sensibilisieren und damit nicht nur die Aufmerksamkeit für die eigene Gesundheit erhöhen, sondern auch ein entsprechendes *Handlungsbedürfnis* hervorrufen. Dabei spielen zum einen bestimmte Lebensereignisse und biographische Übergangsphasen eine große Rolle. Lebenseinschnitte und Lebenserfahrungen wie eine neue Partnerschaft, eine Schwangerschaft und die Geburt von Kindern, eigene Krankheiten oder Erkrankungen von Bezugspersonen können für Gesundheit sensibilisieren und in der Auseinandersetzung damit zur Umgewichtung von zentralen Werten im Leben beitragen. Auch aus sozialen Beziehungen (Partnerschaft, Freundschaften, Kontakte mit informellen und professionellen Gesundheitsexperten) können wichtige Anstöße für die Auseinandersetzung mit gesundheitlichen Fragen kommen und damit Motive für eine Veränderung der gesundheitsbezogenen Lebensweise entstehen. *Biographische und soziale Anstösse* können für gesundheitliche Fragen sensibilisieren, damit den Stellenwert von Gesundheit im Leben erhöhen und so letztlich auch eine größere Handlungspriorität für Gesundheit mit sich bringen. In Lebensphasen des mittleren Erwachsenenalters erhöht sich die Wahrscheinlichkeit, daß derartige Sensibilisierungen für Gesundheit stattfinden; über die Wahrnehmung von Leistungsgrenzen, das gehäufte Auftreten von bestimmten

Beschwerden oder von Alterssymptomen sowie das Erkennen der eigenen Verwundbarkeit können Reflexionen über die eigene Gesundheit ausgelöst werden und die persönlichen Handlungsmöglichkeiten überprüft werden.

Das *Alltagshandeln* einer Person ist in der Regel nicht primär an Gesundheit ausgerichtet. Jeder Mensch verfolgt eine Fülle anderer und häufig prioritärer Ziele und hat dabei eine Fülle von Anforderungen zu erfüllen und Abstimmungen vorzunehmen. In Abbildung 5.1 ist daher auch die rechte Pyramide größer und repräsentiert den Kontext des Alltagslebens, in den das Gesundheithandeln eingepaßt werden muß. Sollen gesundheitliche Handlungsmotive im Alltag berücksichtigt werden, dann müssen sie nicht nur eine größere Handlungsprioriät bekommen, sondern auch mit den dominanten Handlungsbereichen einer Person wie Erwerbs- und Hausarbeit, Familie, Freizeit und soziales Netzwerk arrangiert werden. Ein intendiertes Gesundheitshandeln hat eine größere Realisierungschance, wenn es sich in die *Handlungsstruktur des Alltags einpassen* läßt. Sind beispielsweise Interessen und Handlungsstrukturen im Alltagsleben etabliert, die auch für die Gesundheit genutzt werden können, dann erhöhen sich damit die Chancen für die Umsetzung eines intendierten Gesundheitshandelns. Betreibt eine Person beispielsweise schon seit der Kindheit und mit Freude und Talent Sport, so kann sie in diesem Bereich leichter auch Gesundheitsmotive verwirklichen; besteht ein Interesse an Kochen und Essen, dann wird es naheliegend sein, damit auch Motive einer gesünderen Ernährung zu verwirklichen. Hat somit ein intendiertes Gesundheitshandeln multiple Funktionalität im Alltagsleben, dann läßt es sich leichter umsetzen. Das gilt allerdings auch für riskantes Verhalten: Wenn etwa der Konsum von Genußmitteln funktional für die Bewältigung bestimmter Alltagsanforderungen ist, dann erweist er sich oft als sehr veränderungsresistent. Umgekehrt kann ein realisiertes Gesundheitshandeln auch eine Bedeutung erlangen, die weit über das Gesundheitsmotiv hinausgeht; soziale Motive sind häufig mit gesundheitlichen verbunden, gelegentlich wird Gesundheit sogar zum Lebenssinn erhöht.
Soziale Bedingungen und Beziehungen spielen bei der Umsetzung des Gesundheitshandelns eine wesentliche Rolle: Soziale Bezugspersonen können nicht nur wichtige Anstöße für ein gesundheitsbezogenes Handeln geben und damit die Motivation erhöhen; die soziale Organisierung eines Gesundheitshandelns verbessert in der Regel auch die Chancen, daß es sich in den Alltag integrieren und damit auch längerfristig aufrechterhalten läßt. Wir haben von unseren Befragten eine Fülle von Beispielen für die *soziale Organisierung* eines Gesundheitshandelns erfahren: Das gemeinsame Gestalten einer gesunden Ernährung in der Familie oder Partnerschaft; die gemeinsamen sportlichen Aktivitäten mit Partnern, Kindern und Freunden; Naturerlebnisse als soziale Ereignisse; die Gestaltung familäre Harmonie. Umgekehrt erwies es sich oftmals als schwierig, ein Handlungsmotiv umzusetzen und vor allem längerfristig aufrechtzuerhalten, wenn es sich nicht in die sozialen Strukturen des Alltags einpassen ließ.
Das führt schließlich zur Frage, welche *Hindernisse* es in der Umsetzung eines intendierten Gesundheitshandelns gibt, warum Personen so oft daran scheitern,

ein subjektiv gewolltes und mit großer Überzeugung vertretenes Motiv zu verwirklichen. Viele Befragte in unserer Untersuchung sahen eine große Diskrepanz zwischen den sozialen Erwartungen an ihre gesundheitbezogenen Aktivitäten (sollen), ihren Handlungsintentionen (wollen) und der tatsächlichen Verwirklichung in ihrem Alltagsleben (können). Wie wir gesehen haben, ist der Schritt vom Sollen zum Wollen zentral für die Entstehung gesundheitlicher Handlungsmotive; werden soziale Gesundheitsregeln und normative Erwartungen nicht in die eigenen Gesundheitsvorstellungen eingepaßt, dann haben sie wenig Realisierungschancen. Subjektiv ist jedoch die Diskrepanz zwischen Wollen und Können noch zentraler und war ein häufiges Thema unserer Gespräche; oft werden hinderliche äußere Bedingungen dafür angegeben, daß sich ein gewolltes Gesundheitshandeln nicht umsetzen läßt: mangelnde Zeit, mangelnde Energie, aber auch die fehlende Kooperation von Bezugspersonen. Ein Blick in die Strukturierung des Alltags zeigt jedoch auch, daß im Leben vielfach andere Handlungsprioritäten gesetzt werden und darin für das Motiv Gesundheit wenig Platz bleibt. Die überragende Bedeutung des beruflichen Fortkommens oder die persönliche Dominanz von Freizeitinteressen konkurrieren beispielsweise oft mit Gesundheitszielen. Vielfach muß daher erst eine Umgewichtung in diesen Handlungsprioritäten stattfinden, damit sich gesundheitsbezogene Motive realisieren lassen.

6. Gesundheit im Rahmen von Lebenskonzepten. Vier kontrastierende Fallanalysen

Gesundheitsvorstellungen sind keine isolierten kognitiven Schemata, sondern sie stehen im Kontext einer subjektiven Konstruktion des Selbst; das haben wir bereits in unseren theoretischen Vorüberlegungen (vgl. Kap. 1) und in den vorangegangenen Ergebniskapiteln angedeutet. Sie sind eingebettet in die Identität einer Person und insbesondere in die übergreifenden Lebenskonzepte, welche den handlungsrelevanten Teil einer Subjektkonstruktion darstellen; dies wollen wir im folgenden an vier Fallbeispielen aufzeigen. Unter dem Begriff "Lebenskonzept" verstehen wir die impliziten und expliziten Vorstellungen, die sich Menschen von ihrem Leben und ihrer Lebensgestaltung machen. Darin enthalten sind ihre lebensgeschichtlichen Erfahrungen und die daraus entstandenen Werte und Ziele im Leben, aber auch ihre Perspektiven für die zukünftige Gestaltung des Lebens. Das Lebenskonzept hängt somit eng mit der Identität einer Person zusammen, also mit den Vorstellungen von sich selbst (Ich-Identität) und von der eigenen Stellung in der sozialen und gesellschaftlichen Umwelt (soziale Identität). Wir präferieren hier den Begriff der Identität, weil dieser nicht nur auf die kognitive Ebene (Selbstkonzept) beschränkt ist, sondern auch emotionale (Selbstwert) und motivationale (Kontrollüberzeugung) Komponenten enthält (vgl. Haußer, 1983).

Ausgehend von den vier rekonstruierten Typen dynamischer Gesundheitsmodelle (On-off, Reduktion, Regeneration, Expansion) sollen die folgenden Fallanalysen exemplarisch aufzeigen, wie Gesundheitsvorstellungen kontextuell eingebunden sind. Die aus den Interviews rekonstruierten Lebenskonzepte basieren jedoch - anders als die subjektiven Gesundheitskonzepte - nicht auf einer umfassenden Typenbildung, sondern wurden nur für den jeweiligen Einzelfall gebildet. In den Falldarstellungen werden die Ergebnisse und thematischen Schwerpunkte der vorangegangenen Kapitel jeweils wieder aufgegriffen und in einen systematischen Zusammenhang gebracht. Die im folgenden zitierten Gesprächspassagen sind lediglich besonders prägnante Beispiele, sie können unser Auswertungsverfahren aber natürlich nicht vollständig abbilden. Letzteres läßt sich exemplarisch an den Interpretationen der Eingangssequenzen (in Kap. 3.3) erkennen.

6.1 Gesundheitsmodell: On-off

Frau Nestroy: *Was ich nicht weiß, macht mich nicht heiß*

Frau Nestroy ist 33 Jahre alt und verheiratet. Das Paar hat keine Kinder. Sie ist ganztags als Verwaltungsangestellte tätig.

Aus dem im Protokoll festgehaltenen Verlauf des Interviews und ihrem Gesprächsverhalten wird eine ambivalente Haltung erkennbar, mit der sich Frau Nestroy auf das Thema Gesundheit bezieht: Während sie einerseits freundlich zugewandt ist und betont, daß sie am Thema Gesundheit sehr interessiert sei, antwortet sie andererseits knapp und in geschlossenen Sequenzen und erschwert damit (unbewußt) ein intensives Gespräch über Gesundheit.

6.1.1 Das Lebenskonzept: Sozial normierte Lebensweise

Frau Nestroy formuliert große Teile ihrer Erzählungen in der *man*-Form. Mit dieser Einordnung der eigenen Person in eine allgemeine soziale Bezugsgruppe setzt sie implizit auch voraus, daß die anderen Menschen so leben, denken und fühlen wie sie selbst. Für diese Deutung spricht zudem, daß sie viele Aspekte ihrer Lebensgestaltung nicht individuell begründet, sondern als gegeben annimmt. Sie scheint selbstverständlich davon auszugehen, daß alle Menschen ihr Alltagsleben im Grunde gleichermaßen gestalten. Die daraus resultierenden Normen und Werte bilden einen festen Orientierungsrahmen, innerhalb dessen sie ihre individuellen Schwerpunkte setzt. Der Rahmen selbst steht für sie nicht in Frage. Sie stellt ihre Lebensgestaltung weniger als das Ergebnis individueller Entscheidungsprozesse, sondern als Teil einer sozial normierten Lebensweise dar. Ihr Leben gestaltet sich insbesondere in der Akzeptanz und Einhaltung allgemein vorgegebener sozialer Rollen und Lebensmuster. Unter dieser Voraussetzung gibt es wenig Notwendigkeit zu einer individualisierten Lebensgestaltung; biographische Entscheidungen sind bei diesem Grundkonzept nicht individuell begründungspflichtig.

Erzählungen in der *Ich*-Form finden sich bei Frau Nestroy dann, wenn sie dezidiert über ihre persönliche Lebensgestaltung spricht. Ihr zentrales Entscheidungskriterium ist dann ihr subjektives Wohlbefinden - sie betont immer wieder, daß ihr besonders wichtig sei, Unlust zu vermeiden und das zu tun, was ihr Spaß mache.

6.1.2 Gesundheitsvorstellungen: Das Schalter-Modell

Auf die Eingangsfrage der Interviewerin nach der Rolle von Gesundheit in ihrem Leben antwortet Frau Nestroy: *Ja, das spielt halt dann ne Rolle, wenn man also irgendwie Probleme mit der Gesundheit hat. Ansonsten denkt man ja an sich net daran, vor allem wenn man jung ist. Aber wenn halt irgendwas fehlt, Zahnweh, Kopfweh, dann beschäftigt man auch sich damit. Oder wenn man halt Angst hat, daß dann daraus weitere Folgen entstehen könnten. Daß man nicht mehr arbeiten kann oder einfach nicht mehr das tun kann, wozu man eigentlich Lust hat, dann beschäftigt man sich mit Gesundheit. Aber ansonsten denkt man net daran.* (7-14)

Ihr zentrales Konzept von Gesundheit ist negativ bestimmt: Gesundheit spielt dann eine Rolle, wenn es *Probleme* gibt. Sie geht von einer Dichotomie gesund-krank aus, wobei Gesundheit ein 'Normalzustand' ist, der keiner gesonderten

Aufmerksamkeit bedarf. Dieser Zustand wird unterbrochen durch eine Art von 'Störung'. Dann - und aus der Sicht von Frau Nestroy nur dann - wird Gesundheit zu einem relevanten Thema. Handlungsleitend ist für sie aber nicht das Auftreten einer Störung an sich, sondern vielmehr die erlebten oder antizipierten Folgeschäden und die daraus resultierenden Einschränkungen der Arbeits- und Funktionsfähigkeit und ihres Wohlbefindens. Sind solche Einschränkungen nicht absehbar, dann *denkt man net daran*, was bei ihrer Gesundheitsvorstellung heißt: dann denkt sie (ebensowenig wie andere Leute) nicht an mögliche Erkrankungen. Sie konzipiert Gesundheit nach dem energetischen Modell des 'Schalters' (vgl. Kap. 4). Gesundheit bzw. in ihrem Sinne Wohlbefinden ist entweder vorhanden oder nicht, es gibt letztlich keine fließenden Übergänge. Insofern ist es konsequent, daß Frau Nestroy ihre Gesundheit erst dann gefährdet sieht, wenn irreversible Folgen drohen. Falls eine Störung eintritt, erfordert diese zwar Aufmerksamkeit zu ihrer Beseitigung, diese Bemühungen führen aber nicht zu einer dauerhaften Veränderung des Gesundheitshandelns. Können Störungen nicht rückgängig gemacht werden, dann ist nicht nur die Gesundheit nachhaltig beeinträchtigt, sondern aus Sicht von Frau Nestroy auch das gesamte Lebensgefühl, *die Lebensqualität* (28). Dies ist bei ihr besonders bedeutsam, als ihr Gesundheitskonzept zwar explizit auf die Abwesenheit von Schmerzen bezogen ist, dies sich aber auf das Wohlbefinden bezieht, *wenn das eigene Wohlbefinden sehr drastisch eingeschränkt wird, durch Schmerzen, durch sonstige--* (18-19).

Daneben weist Frau Nestroy mit ihrem Einschub *wenn man jung ist* auf ihre subjektive Theorie über Einflußprozesse auf Gesundheit hin: Gesundheit verschlechtert sich sukzessive durch den Alterungsprozeß. Sie selbst sieht sich aktuell diesem Prozeß noch nicht unterworfen, sondern verlegt ihn in die ungewisse Zukunft. Dennoch ist sie fest davon überzeugt, daß sie wie jede andere Person betroffen sein wird: *Mit Sicherheit <entschiedene Stimme>, das wird mit zunehmendem Alter wird das immer wichtiger. Das betrifft einen einfach mehr, weil der Körper gewisse Verschleißerscheinungen zeigen wird. Eigentlich bei jedem* (294-297). Sie selbst hat dabei wenig Einflußmöglichkeiten, da es sich um einen zwangsläufigen und schicksalshaften Verlauf handelt. Hilfreich sind eine gute Disposition und die Vermeidung von zusätzlichen Belastungsmomenten.

Entscheidend für das Schalter-Modell ist jedoch, daß sich Frau Nestroy auch in dieser Perspektive des sukzessiven Abbaus von Gesundheit auf einen 'point of no return', ein unwiderrufliches Ende der Gesundheit bezieht, an dem nichts mehr rückgängig gemacht werden kann und an dem wenig Handlungsspielraum bleibt: *Wahrscheinlich muß man halt einfach sich genauer beobachten dann und halt dann auch Maßnahmen ergreifen, weil sonst kann es sein, daß man einiges versäumt, was halt net wieder gut zu machen ist* (310-313). Dieser definitive, auf der Dichotomie Gesundheit-Krankheit basierende Endpunkt ist der zentrale Blickwinkel ihrer Gesundheitsvorstellungen.

6.1.3 Gesundheitshandeln im Alltag

Das gesundheitsbezogene Alltagshandeln von Frau Nestroy steht in engem Zusammenhang mit ihrer Gesundheitsvorstellung: Ausgangspunkt ist, daß aus ihrer
Sicht Gesundheit grundsätzlich erst dann eine Rolle spielt, wenn Störungen eintreten. Ihre eigene Auseinandersetzung mit dem Thema Gesundheit verlegt sie
auf einen zukünftigen biographischen Zeitpunkt. Aktuell gibt es für sie keinen
Anlaß, sich mit der eigenen Gesundheit auseinanderzusetzen, denn *im Großen
und Ganzen bin ich gesund* (27). Die entscheidende Implikation dieser Grundhaltung folgt in den direkt anschließenden Nachsätzen: *ich glaub es zumindest.
So genau möcht ich es gar net wissen* (27-28). Daß sie derzeit auf ihre persönlichen Vermutungen über ihren eigenen Gesundheitszustand angewiesen ist, begründet sie damit, daß sie *es gar net wissen will.* Aus ihrer Sicht gäbe es durchaus die Möglichkeit, ein gesichertes Wissen über den eigenen Gesundheitszustand zu erwerben. Gemäß ihrer dichotomen Gesundheitsvorstellung würde sich
ein solches Wissen jedoch ausschließlich auf Krankheiten beziehen und zwar
insbesondere auf solche, die als unheilbar gelten. Unter dieser Voraussetzung
haben klare Auskünfte eine sehr bedrohliche Komponente. Frau Nestroy löst
diesen inneren Konflikt zwischen Sicherheit und Risiko, indem sie den Wissens-
erwerb verweigert: *was ich nicht weiß, macht mich nicht heiß. Also wenn man
jetzt weiß, daß man irgendwas hat, also zum Beispiel Krebs, dann ist ab dem
Zeitpunkt eigentlich die Lebensqualität vorbei. Find ich. Wenn jetzt wirklich
was, eine Krankheit, wo man um sein Leben fürchten muß, dann, find ich--
Dann möcht ich es lieber gar net wissen, sondern irgendwann gleich daran ster-
ben. Ich möcht es nicht schon Jahre vorher wissen und-- Oder Aids zum Beispiel. Ab dem Zeitpunkt ist das Leben gelaufen. Für mich wär es zumindest so.
Glaub ich* (27-38).

Klassischen Vorsorgeuntersuchungen geht sie deshalb auch möglichst aus dem
Weg, könnten sie ja potentiell immer die Gewißheit über das Vorliegen einer
ernsthaften Erkrankung bringen. *Also wenn ich jetzt beim Arzt bin und der
macht das, okay, aber daß ich jetzt von mir aus da hin geh, das tu ich net.
Leichtsinnig, aber, naja. /.../ Weil viele sind ja beim Doktor und ständig zur
Vorsorge. Und es soll ja so Fälle geben, und plötzlich sind sie doch totkrank*
(42-48). Dementsprechend unternimmt sie selbst keine präventiven Aktivitäten,
sondern bleibt passiv: Sie verhindert lediglich nicht, daß der Arzt ohne ihre explizite Zustimmung die Initiative ergreift und Vorsorgeuntersuchungen durch-
führt. In ihrer selbstkritischen Bewertung dieses Handelns (*leichtsinnig*) weist
Frau Nestroy darauf hin, daß ihr durchaus bewußt ist, daß die unterlassene Vorsorge genau zu der von ihr so befürchteten Unheilbarkeit einer Erkrankung führen kann. Die daraus entstehende kognitive Dissonanz reduziert sie sofort anschließend mit dem Einwand, daß auch bei sehr sorgfältigen Vorsorgeaktivitäten
der Tod nicht ausgeschlossen sei und dies selbst bei Personen, die die Vorsorge
in den Mittelpunkt ihrer Lebensgestaltung stellten (*ständig zur Vorsorge*). Die
Möglichkeit, daß eine frühzeitige Diagnostizierung einer Krankheit gleichzeitig

auch bessere Heilungschancen mit sich bringt, spielt in ihren Überlegungen nur eine untergeordnete Rolle. Präventive Maßnahmen sind daher letztlich sinnlos, denn aufgrund ihrer dichotomen Gesundheitsvorstellung bewegt sie sich zwischen den Alternativen Gesundheit oder Krankheit. Die Vorsorgeuntersuchung erfordert die Konfrontation mit der Krankheit und ist unweigerlich - zumindest bis zum Vorliegen negativer Befunde - mit Beunruhigung verbunden. Handlungsleitend ist dann die Vermeidung von unangenehmen Angstgefühlen, die schwerer wiegen als das kognitive Wissen.

Als gesundheitsbezogene Verhaltensweisen erwähnt Frau Nestroy: Ernährung, Sport, Nichtrauchen und möglichst wenig Streß. *Ich glaub, ich ernähr mich net sehr ungesund, ich rauch net. Also ich muß schon sagen, also ich trink net übermäßig viel. Also ich acht schon darauf, daß ich jetzt net ein Pfund Fleisch eß oder Fett und so. Also halbwegs bei der Ernährung acht ich schon sehr darauf. Oder so Cola und so trink ich auch net, weil es einfach net gerade das Gesündeste ist, glaub ich. Also Ernährung schon, Bewegung ist weniger. Aber ansonsten, ja, nicht Rauchen, mei, mehr? Mehr tu ich net dafür. Das müßt eigentlich langen* (55-61). Die Verhaltensregeln sind dabei relativ einfach: sie vermeidet große Mengen Fleisch, sowie Fett und Cola. Außerdem *ich eß halt sehr wenig Fleisch und Schweinefleisch eigentlich überhaupt net. Dann doch Vollwert und so, viel Gemüse. Also glaub ich schon, daß das halbwegs gesund ist. Denk ich mir, aber das meint ja jeder* (204-207). In beiden Passagen erscheinen ihre Handlungskriterien sehr klar als allgemein gültige und damit objektive Verhaltensregeln - zumindest, so schränkt sie ein, gemäß ihrem subjektiven Wissensstand. Mit ihrem letzten Nachsatz betont Frau Nestroy, daß sie ihre gesundheitsbezogenen Aktivitäten keineswegs für ungewöhnlich hält, sondern daß sie sich mit ihren Einschätzungen im üblichen Rahmen bewegt (*das meint ja jeder*). Eine individuelle Begründung für ihre Ernährungsregeln entfällt damit.

Die Realisierung ihres gesundheitsbezogenen Wissens ist abhängig davon, inwiefern dies für Frau Nestroy mit Wohlbefinden oder Unlustgefühlen verbunden ist. *Ich mein, nen zu großen Aufwand möcht ich auch net betreiben, daß ich jetzt mein ganzes Leben auf meine Gesundheit ausrichte und da Einschränkungen mach oder Sachen mach, wo mir eigentlich gar net Spaß machen. Das tu ich net. Soweit geh ich net. Daß ich jetzt jeden Tag zum Schwimmen geh eine Stunde oder so, weil es halt sehr gesund ist, also dazu kann ich mich net aufraffen, muß ich sagen. Das muß immer noch im Rahmen bleiben* (64-70). Gesundheit an sich hat keine Handlungspriorität. Wie bereits an anderen Stellen des Interviews deutlich wurde, ist für Frau Nestroy das Thema Gesundheit insgesamt nicht mit positiven Gefühlen verbunden. Auf Gesundheit zu achten assoziiert sie eher mit *Einschränkungen* oder gar Unlustgefühlen. So begründet sie ihre sportliche Inaktivität - trotz der unbezweifelten Relevanz für die Gesundheit - damit, daß Sport ihr *eigentlich gar net Spaß* mache. In gleicher Weise gibt es für sie auch keinen Anlaß, Aktivitäten aus reinen gesundheitsbezogenen Vernunftsgründen zu unterlassen. Daß sie Nichtraucherin ist, begründet sie nicht mit entsprechenden Risiken, sondern mit: *Rauchen hat mich noch nie interessiert, muß ich sagen. Stört mich eher bei anderen, wenn sie rauchen. Also mach ich es net selber. Da fällt es einem eigentlich relativ leicht, der Verzicht* (287-289). Letztlich unterläßt sie ganz einfach das, was ihr sowieso keinen Spaß macht. Die Dominanz einer rationalen gesundheitsbezogenen Lebensgestaltung lehnt Frau Nestroy grundsätzlich ab, mehr noch: indem sie neben körperlichen auch seelische Aspekte von Gesundheit betrachtet, interpretiert sie gerade Verzicht und Askese als ein gesundheitliches Risiko, weil dadurch das Wohlbefinden gestört wird: *Ja, also wenn man sich alles verkneift, dann glaub ich, ist es auch nicht mehr gesund. Wenn man es jetzt sehr gern macht, schon, aber bloß weil ich jetzt sag, 'Schokolade ist Zucker und Fett und das ist wahnsinnig ungesund und deswegen eß ich es net'. Also das tät mir wahrscheinlich dann auf die Laune oder auf, ja auf die Laune gehen. Das kann dann auch net gesund sein, denk ich mal* (219-224).

Insgesamt, so betont sie auf Nachfrage der Interviewerin, gibt es keine Risikoverhaltensweisen in ihrem Leben: *Naa, das mach ich net, riskante Sachen. Da bin ich zu faul oder weiß net* (170-172). Auch hier argumentiert Frau Nestroy nicht mit der gezielt gesteuerten Vermeidung möglicher gesundheitlicher Schäden, sondern mit ihrem Wohlbefinden. *Riskante Sachen* zu machen, erscheint in ihrer Darstellung als ein Verhalten, das Anstrengungen kostet und alleine deshalb schon für sie gar nicht in Betracht kommt. Im Krankheitsfalle übergeht sie erste diesbezügliche Signale: *also allzuviel geb ich da net darauf dann* (232). Krankheiten sind für sie zwar erst dann bedrohlich, wenn sie zu irreversiblen Schäden führen (*wenn es auskuriert ist, keine Spätfolgen hinterläßt, dann macht es mir nix aus;* 246), aber dennoch potentiell bedrohlich. Gerade weil sie eine ernsthafte Störung überhaupt nicht wahrnehmen möchte, liegt es nahe, auch bereits die kleineren gesundheitlichen Schwankungen zu ignorieren, um das Wohlbefinden im Leben nicht zu gefährden.

6.1.4 Gesundheitsvorstellungen, Lebenskonzept und Alltagshandeln

Frau Nestroy erzählt weder über ihren Beruf noch über ihr Privatleben viel. Beide Lebensbereiche scheinen ohne Brüche oder Konfliktsituationen und ohne schwierige biographische Entscheidungsmomente zu verlaufen. Erwähnenswert ist ihr insbesondere, daß sie die sozialen Normen und 'Rahmenbedingungen', wie Berufstätigkeit und Partnerschaft, erfüllt und daß in beiden Bereichen ihr Wohlbefinden nicht schwerwiegend beeinträchtigt ist.

a. Beruf
Frau Nestroy kann ihrem Beruf als Verwaltungsangestellte, den sie seit ca. 15 Jahren ausübt, wenig abgewinnen. *Es ist okay, es ist nix wahnsinnig tolles und aufregendes, also. Es ist halt zum Geld verdienen. Also mehr kann ich dazu net sagen. Es macht mir net wahnsinnig Spaß, aber es ist auch net so, daß es mir jeden Tag graust, daß ich reingeh. Also es ist eher, wie der Durchschnitt wahrscheinlich. Man macht halt seine Arbeit, mit Höhen und Tiefen, aber ansonsten*

es gibt net viel auszusetzen und das .. geht schon, muß ich sagen (115-121). Die Beurteilung ihrer Arbeit bewegt sich in einem neutralen emotionalen Bereich - die Arbeit bereitet ihr weder *wahnsinnig Spaß* noch besondere Unlust.

Es fällt auf, daß Frau Nestroy keine Überlegungen oder Aktivitäten zur Veränderung ihrer beruflichen Tätigkeit erwähnt. Gerade angesichts ihrer Orientierung an allgemeinen sozialen Normen stünden ihr als verheiratete Frau typisch weibliche Rollenmodelle der beruflichen und außerberuflichen Lebensgestaltung wie Teilzeitarbeit oder Mutterschaft prinzipiell zur Verfügung. Solche Alternativen werden an keiner Stelle des Interviews von ihr diskutiert. Ebensowenig spricht sie von Überlegungen zu einer beruflichen Umorientierung oder von Bestrebungen zu einem Arbeitsplatzwechsel innerhalb ihres Betriebs, der bei ihrem relativ großen Arbeitgeber vermutlich sogar einfacher wäre als in kleineren Betrieben. Dies läge insofern nahe, als sie innerhalb des großen Feldes von Verwaltungstätigkeiten zudem eine ihr wenig entsprechende Aufgabe hat: *So, das mit Zahlen, das liegt mir an sich net sonderlich* (133-134).

Genauere Arbeitsinhalte und soziale Beziehungen am Arbeitsplatz erwähnt Frau Nestroy nicht. Zu gesundheitlich riskanten bzw. förderlichen Seiten ihrer beruflichen Tätigkeit hin befragt, verweist sie insbesondere auf körperbezogene und organisatorische Aspekte: die mangelnde Bewegung, der geringe Streß, selbständige Arbeitseinteilung. *Das Sitzen, aber andererseits, mei, das ist halt der Beruf. Ich kann net ständig hin und her gehen oder so. Also das glaub ich schon, daß das sehr sehr schlecht ist. Andererseits, hier, also die Ruhe ist ganz gut, glaub ich, daß es net so hektisch oder wie in der Stadt drin jetzt sehr laut ist. Das glaub ich schon. Man kann sich es halt auch halbwegs einteilen die Arbeit. Also dieser permanente Streß, wie ihn manche haben, kann man vermeiden. Das ist wahrscheinlich wieder gut. Denk ich mir* (82-88). Ihre Arbeitssituation, so scheint es, erfordert keinen übermäßigen Einsatz, sie birgt weder besondere Belastungen noch Anreize. Sie erfüllt einen zentralen Zweck, nämlich die materielle Versorgung (*es ist halt zum Geld verdienen*) und führt nicht zu starken Unlustgefühlen. Weitere Ansprüche scheint Frau Nestroy nicht an ihr Berufsleben zu stellen. Indem sie ihre eigene Situation als eine ganz gewöhnliche und normale (*wie der Durchschnitt*) interpretiert, gibt es keinen Anlaß, nach Veränderungen oder Alternativen zu suchen.

b. Privatleben

Positive Einflüsse auf ihre Gesundheit sieht sie in ihrem sozialen Kontext: *Partnerschaft, Familie, Bekannte, also das ist sicher förderlich* (150-151). Im Vordergrund steht für sie die Eingebundenheit in eine Gemeinschaft und der Austausch mit anderen Menschen. In ihrer Begründung dafür verweist sie weniger auf persönliche Erfahrungen, sondern vor allem auf ein gedachtes allgemein gültiges Prinzip (*man; kann ich mir vorstellen*), das auch für sie gültig ist: *Daß man sich einfach gut versteht oder sich austauschen kann, wenn man halt net alleine ist mit seinen Problemen und seinen Sorgen. Das macht einfach mehr, also viel mehr Spaß, Sachen zu zweit zu machen oder mehrere, als wenn man*

allein ist, kann ich mir vorstellen. Und das Gefühl ist an sich schon sehr wohl-
tuend (153-157).

Ihr Privatleben beurteilt Frau Nestroy, wie ihr Berufsleben, vorrangig nach dem
Kriterium des emotionalen Erlebens. Soziale Integration, die Erfüllung sozialer
Regeln und die Teilhabe an einer Gemeinschaft bewertet sie grundsätzlich *(an
sich)* schon positiv. Daneben ist ihre Freizeit ohne besondere erzählenswerte
Höhepunkte. Es muß nichts Besonderes oder Aufregendes passieren, um ihr
Wohlbefinden zu stärken. Ihr Tag ist ausgefüllt durch die Pflichten ihres Alltags:
*Man hat ja auch, wenn man den ganzen Tag berufstätig ist, doch in der Freizeit
einige Sachen zu erledigen einfach auch. Haushalt und so. Also so viel Zeit
bleibt dann an sich net, muß ich sagen. Also querbeet, wie gesagt, fortgehen,
Haushalt. Aber es ist, ist schon eine gute Mischung sowas. Also nicht Streß oder
so. Es geht schon* (175-180). Wie in ihrem Beruf sind aus ihrer Sicht auch die
Aufgaben und Erfordernisse des Alltages im Privatbereich allgemein gültig vor-
gegeben und nicht das Ergebnis einer individuellen Entscheidung. Dementsprechend geht es ihr insbesondere um die Erfüllung dieser Aufgaben, nicht um eine
aktive und individuelle Gestaltung ihres Alltags. Dies bedeutet aber keineswegs,
daß sich Frau Nestroy 'fremdbestimmt' erlebt: Die *eigenen Angelegenheiten* in
ihrem Privatleben sind für sie durchaus wichtig und bedeutsam. Auf diese größere Selbstbestimmtheit und die Variabilität der Aufgaben führt sie auch ihr grö-
ßeres psychisches und körperliches Wohlbefinden im Privatleben zurück: *Ich
muß dann das Abendessen richten und so kleinere Sachen im Haushalt und da
kommt halt der Kreislauf wieder in Trab, mein ich. Und so, hier sitzt man halt
den ganzen Tag. Oder überhaupt daheim, man hat einfach mehr Bewegung und
es interessiert einen auch schlichtweg mehr, weil es einfach die eigenen Angelegenheiten sind. Vielleicht auch deswegen. Kann ich mir vorstellen* (140-145).

Mit dieser Erklärung stellt sie neben das rein somatische Deutungsangebot, nämlich ihre Müdigkeit durch niedrigen Blutdruck wegen zu geringer körperlicher
Bewegung im Beruf *so ab nachmittags bin ich wahnsinnig müde oft. Daß der
Kreislauf einfach nicht gefordert ist;* 94-95), ein psychosomatisches Erklärungs-
modell (*es interessiert einen auch schlichtweg mehr*). Der Rückschluß, daß sie
nämlich bei einer für sie interessanteren Arbeit vermutlich auch in ihrem Berufsalltag weniger mit Müdigkeit zu kämpfen hätte, wird von ihr nicht angesprochen.
Eine Veränderung könnte nur durch die Überzeugung, daß ihre Müdigkeit nicht
normal ist, angestoßen werden und würde aktive Schritte in eine ungewissen Zukunft verlangen. Dies wiederum würde - und hier zeigt sich eine Parallele zu
ihrem Verhalten in bezug auf Vorsorgeuntersuchungen - das Wohlbefinden von
Frau Nestroy beeinträchtigen, weshalb sehr nahe liegt, daß sie alles so läßt, wie
es ist.

6.1.5 Übersicht

Die Falldarstellung von Frau Nestroy läßt sich in bezug auf unsere zentralen
Auswertungsbereiche wie folgt zusammenfassen:

Tab. 6.1: Gesundheitsvorstellungen und Lebenskonzept: Frau Nestroy

Lebenskonzept	Sozial normierte Lebensweise
Gesundheitskonzept a. dynamisches Modell	- On-off: Das Schalter-Modell
b. Inhalte	- Abwesenheit von Krankheiten - Abwesenheit von Störungen des Wohlbefindens
Gesundheitstheorie	- Schicksalhaftes Eintreten von Krankheiten - Zwangsläufige Beeinträchtigungen durch Altersabbau
a. positive Einflüsse	- starke Konstitution
b. negative Einflüsse	- externe Risiken, Alterungsprozesse
Gesundheitshandeln	- Dominanz einer Lust-Unlust-Orientierung - Vermeidung von Beunruhigungen und Störungen des Wohlbefindens - Vermeidung von Streß und Belastungen

6.2 Gesundheitsmodell: Reduktion

Frau Aschauer: *Die Sache mit der Ernährung*

Frau Aschauer ist eine 33-jährige Friseurmeisterin. Sie lebt alleine und hat eine feste Partnerschaft. Als einzige unserer Gesprächspartner bezeichnet sie sich als *Gesundheitsapostel* (Interviewprotokoll). Die Eingangssequenz des Gespräches mit Frau Aschauer wurde in Kapitel 3.3 ausführlich interpretiert.

6.2.1 Das Lebenskonzept: Rationale Lebensgestaltung

Frau Aschauer erzählt überwiegend in normativen Kategorien von ihrem Leben: Es scheint für sie bestimmte feststehende Idealvorstellungen der Lebensgestaltung zu geben, die sie anstrebt, aber selten ganz erreicht. Zentraler expliziter Hinweis darauf ist ihre Selbstbeschreibung: *Ich hab einfach nen sehr hohen Anspruch an mich. Durch dieses Perfektionistische* (596). Dieser Anspruch bezieht sich (direkt oder indirekt) auf alle Lebensbereiche und mißt sich insbesondere an rationalen Kriterien: So verwirklicht sie im Beruf die maximale formale Leistung durch den Abschluß der Meisterprüfung, beim Thema Gesundheit erwähnt sie die Regelmäßigkeit ihrer Gymnastik. Emotionale Aspekte, beispielsweise eine berufliche Veränderung nach der Zusatzqualifikation oder Spaß an der körperlichen Bewegung, erwähnt sie nicht. Zentral scheint es ihr, bestimmte Zie-

le optimal zu erreichen. Ihre Handlungen bewertet sie nicht auf einer emotionalen Ebene, sondern auf einer kognitiv-rationalen Ebene. Dies wird immer wieder
in Kommentaren wie *das find ich ganz gut* (21) oder *also ich denk, das ist alles.
schon förderlich* (282-283) erkennbar.

In ihrer Erzählung ordnet sie die Gestaltung aller Lebensbereiche dem übergeordneten Ziel Gesundheit unter: Diese erhält eine umfassende Bedeutung für die
Lebensgestaltung als zentrale und abstrakte Zielgröße. Dabei bezieht sich Frau
Aschauer auf eindeutige Wahrheiten; Ambivalenzen werden als belastend wahrgenommen und negativ bewertet. Wichtig sind ihr klare, nach richtig und falsch
unterscheidbare Verhaltenskriterien und eindeutige Beziehungsstrukturen im
sozialen Bereich. Die Erhaltung ihrer Gesundheit erscheint als eine kognitiv
steuerbare und damit auch kontrollierbare Lebensaufgabe und damit als das Ergebnis einer Leistung.

Gleichzeitig weist Frau Aschauer mehrfach darauf hin, daß es ihr, trotz großer
Anstrengungen zu einer überlegten und geplanten Lebensgestaltung nicht gelingt, ihre Ideale perfekt zu verwirklichen. Dieses Problem habe jedoch nicht nur
sie, sondern es gelte für alle Menschen gleichermaßen, so daß die unvollständige
Annäherung an das Ziel kein persönlich zurechenbares Versagen ist. Die man-
gelhafte Umsetzung liege vielmehr in der Natur der Sache (*natürlich*; 12) und
gelte deshalb grundsätzlich für alle Menschen. Genau an diesen Textstellen
weicht Frau Aschauer von der sonst dominierenden Ich-Form ihrer Erzählung ab
und verwendet *man*-Formulierungen, wie beispielsweise: *ich würd total gern
noch viel mehr machen, ne, aber man scheitert halt immer an so vielen Dingen*
(109-110). Damit wird Gesundheit für Frau Aschauer eine überdauernde, weil
nie erfüllbare Lebensaufgabe und dient so der subjektiven Sinnstiftung.

6.2.2 Gesundheitsvorstellungen: Das Batterie-Modell

Gesundheit hat für Frau Aschauer eine sehr große Bedeutung. Sie leitet das Gespräch mit dem diesbezüglichen Hinweis ein: *Also für mich hat eigentlich Gesundheit schon immer ne sehr große Rolle gespielt* (10-11) und bezieht dies mit
der Beifügung *schon immer* auf ihre gesamte Lebenszeit. Gleich anschließend
eröffnet Frau Aschauer den oben ausgeführten Konflikt, nämlich die Diskrepanz
zwischen dieser großen Bedeutung von Gesundheit und den vielfältigen Einschränkungen bei der alltäglichen Umsetzung ihrer gesundheitsbezogenen Ideale. In ihrer Erzählung dominieren Belastungen und Risiken, die eine Lebensgestaltung, wie sie sie für gesund erachtet, verhindern. Sie identifiziert dabei ausschließlich externe Belastungen, die auf den zwei Ebenen Zeit und Energie wirksam werden. In ihrem Gesundheitsmodell geht sie implizit von einem begrenzten
Reservoir an persönlicher Energie und Kraft aus, das durch die Anforderungen
im Alltag, insbesondere durch ihre Berufstätigkeit, sukzessive verbraucht wird.
Dabei sieht sie sich in einer vergleichsweise günstigen Position, denn sie ist von
ihrer guten gesundheitlichen Grundausstattung überzeugt und sieht sich deshalb
relativ gut geschützt: *Also ich von mir sag einfach, daß ich ein sehr gesunder*

Typ bin. Also ich krieg also/ ich hab auch einfach die Meinung, ich krieg nichts. Und ich denk, allein schon mit der Einstellung, glaub ich, fahr ich ganz gut (341-344). Da sie das Leben grundsätzlich als Erschöpfung wahrnimmt, ist es für sie wichtig, soweit wie möglich dagegen anzusteuern und sich Schonräume zu gestalten. Dabei sind ihre Kontrollüberzeugungen generell niedrig, sofern sie nicht ihre eigene Person in ihrem privaten Lebensbereich betreffen.

Ihr explizites Gesundheitskonzept umfaßt körperliche *und* seelische Momente, wobei sie in der Erzählung ihrer gesundheitsbezogenen Aktivitäten vorwiegend körperliche Momente erwähnt. Der in ihrer expliziten Definition enthaltene Aspekt positiver seelischer Gesundheit scheint wenig in den Alltag integriert. Dies kommt auch in den Einschränkungen (*eigentlich, auch*) zum Ausdruck: *Gesundheit ist für mich eigentlich schon körperlich und auch seelisch, daß es mir gut geht, daß ich mich wohl fühl, .. daß ich natürlich keine Schmerzen hab <Lachen in der Stimme>. Ja aber, daß es mir auch vor allem seelisch dann auch gut geht* (353-356). Gesundheit ist aus Sicht von Frau Aschauer beeinflußt durch äußere Belastungen (Anstrengungen im Berufsleben, Verlusterlebnisse im Privatleben). Ausgehend von einem Vertrauen in die eigene Konstitution sieht Frau Aschauer nur aktive Einflußmöglichkeiten in der Gestaltung ihrer eigenen Lebensweise. Ihr zentrales Ziel ist es, sich ihr Energiepotential möglichst lange zu bewahren. Deshalb richtet sie sich wohl überlegt Erholungs- und Schonräume ein. Frau Aschauers Lebensgestaltung zielt auf Ruhe und Gleichförmigkeit und nicht auf Abwechslung, Veränderung oder Weiterentwicklung. Eine weitere Hilfe gegen die Anstrengungen ihres Alltages ist für sie die Entlastung durch Aktivitäten Dritter (z.B. durch das im Reformhaus zubereitete Essen für die Mittagspause). Besonders schwierig wird ihre Situation, da auch die Umsetzung ihrer gesundheitsbezogenen Ideale einen hohen Aufwand erfordert, denn auch *das kostet Energie, eben. Das ist das Zeitproblem eben auch und auch Kraftproblem, ne* (417-418). Auf diese Weise gerät Frau Aschauer in eine paradoxe Situation: Um sich vor einer zu schnellen Reduktion ihres Reservoirs an Lebensenergie schützen zu können, benötigt sie genau die Zeit, Energie und Kraft, die sie sich durch ihre gesundheitsbezogene Lebensgestaltung erhalten möchte.

6.2.3 Gesundheitshandeln im Alltag

Gesundheit ist für Frau Aschauer nicht die Voraussetzung für eine bestimmte Lebensgestaltung; ihre gesundheitsbezogenen Aktivitäten werden vielmehr zum zentralen Lebensinhalt. Durch die mehrfache Verwendung von Possessivpronomina im Zusammenhang mit gesundheitbezogenen Aktivitäten wird deutlich, wie stark sie sich mit diesen identifiziert: mein warmes Essen (21), *meine Gymnastik (24, 26), unser gesundes Essen* (393, 394).

In den Vordergrund ihres Gesundheitshandelns stellt sie die gesunde Ernährung mit den zentralen Bestandteilen *Vollwertkost* (102) und *warme Mahlzeit* (17, 21). Dabei gibt sie keine Begründung, warum sie genau diese Aspekte für gesund hält, sondern stellt sie als selbstverständliche und allgemeingültige Werte dar. Diese Ernährung ist derzeit mittags durch das Angebot eines Reformhauses in der Nähe ihrer Arbeitsstelle gewährleistet, abends aber durch die berufsbedingte Erschöpfung noch schwierig. Eine Lösung dafür sieht sie in dem geplanten Zusammenleben mit ihrem Partner, denn *wenn man zusammen wohnt, dann ist man am Abend auch eher dazu bereit, daß man sich zusammen in die Küche stellt und halt doch vielleicht ne Kleinigkeit kocht. Also da, darauf freuen wir uns beide eigentlich schon, daß das dann einmal geklärt ist, die Sache mit der Ernährung* (266-270). Ernährung bleibt dabei eine *sachl*iche Angelegenheit und eine Frage der kognitiven Steuerung, die sogar so wichtig ist, daß sie die gesamte Zukunftsplanung für die Gestaltung des partnerschaftlichen Zusammenlebens dominiert.

Ein zweiter wichtiger Bereich ihres gesundheitsbezogenen Handelns ist für Frau Aschauer die Bewegung, in erster Linie *Gymnastik*, die sie trotz ihrer abendlichen Müdigkeit konsequent einmal wöchentlich durchhält. Dazu kommt Fahrrad fahren, Spazierengehen, *also das tu ich nicht nur für die Gesundheit, aber schon auch mit* (311-312) und *im Sommer gehen wir teilweise einmal die Woche joggen. Also das tu ich dann schon auch ganz bewußt für meine Gesundheit* (312-313). Immer wieder verweist Frau Aschauer auf die *bewußt*e, also kognitive Steuerung ihres gesundheitsbezogenen Verhaltens.

Als weiteren Bereich des 'bewußten Gesundheitshandelns' erwähnt Frau Aschauer ihre Reduktion der Arbeitszeit auf eine 4-Tage-Woche, die sie nach der abgeschlossenen Meisterprüfung durchgesetzt hat. Ziel dabei ist die Verminderung der beruflichen Belastung, *daß ich den Beruf auch in 10 oder 20 Jahren noch machen kann* (236-237). Nun könne sie durch das verlängerte Wochenende *wirklich wieder entspannen und dann auch Kraft schöpfen* (121).

Als Optimum einer gesunden Lebensgestaltung schildert Frau Aschauer ihre Urlaube auf dem Bauernhof. Daran wird nicht nur ihre Vorstellung von einer perfekten Erholung, sondern auch ihr Idealziel für die Zukunft deutlich: *Und ich denk, das wird auch in Zukunft so sein, daß ich einfach auf solche Sachen schon Wert leg. ... So wir gehen dann den ganzen Tag wandern, kriegen morgens unser gesundes Essen, am Abend unser gesundes Essen <lacht>, also gesünder geht's schon gar nicht mehr. Den ganzen Tag in der frischen Luft und Bewegung* (391-395). Auch im Zentrum dieser Schilderung steht die formale Erfüllung bestimmter Normen (*gesundes Essen, frische Luft, Bewegung*); Spaß, Genuß oder andere emotionale Aspekte bleiben unerwähnt.

Ihr Gesundheitshandeln ist, entsprechend ihrer Gesundheitstheorie, kognitiv gesteuert mit dem Ziel, sich den eigenen Vorstellungen entsprechend richtig zu verhalten. Gesundheit wird dadurch zu einer schwierigen und umfassenden Lebensaufgabe - Spaß und Lust sind darin kaum enthalten. Ausschlaggebend für ihr Gesundheitshandeln ist weniger ihr emotionales Wohlbefinden, sondern vielmehr die Erfüllung einer nach rationalen Gesichtspunkten festgelegten Aufgabe, die manchmal sogar zur Pflicht werden kann: *zum Beispiel Mittwochabend wenn ich immer turnen geh, ich hab kaum einen Mittwochabend Lust, turnen zu gehen, weil man einfach müde ist. Denkt man, man versucht immer sich ausreden, aber nein, man muß da einfach gehen und ich geh dann einfach auch,-- aber Lust hat man eigentlich net. . Wenn man dann dorten ist, dann ist es auch gut, aber--. Es ist immer eine Überwindung irgendwas zu machen* (254-259). Von Gefühlen spricht sie nur in negativen Termini, nämlich von Situationen, in denen sie nichts mehr spürt, sondern *nur noch total müd und erschöpft <war>* und *irgendwann dann aufgehört hab, überhaupt was zum Fühlen* (546-548).

Im Krankheitsfalle setzt sich Frau Aschauer auf Homöopathie und Naturheilverfahren; allerdings betont sie, *sehr selten krank* (320) zu sein. Ihr Gesundheitshandeln findet überwiegend außerhalb der Schulmedizin statt, denn *mit Ärzten haben wir leider nur schlechte Erfahrungen gemacht* (438-439). Frau Aschauer ist eine der wenigen Untersuchungsteilnehmer, die von Erfahrungen mit psychosozialen Experten berichten: Sie hat eine Psychotherapie abgeschlossen und erst kürzlich einige zusätzliche Sitzungen bei ihrer früheren Therapeutin absolviert. Aus ihrer Sicht sind es psychische Belastungen durch Trennungssituationen von emotional nahestehenden Personen, die bei ihr ebenso wie bei anderen Menschen weitreichende gesundheitliche Probleme verursachen: Sie selbst suchte nach dem Scheitern einer Partnerschaft und erneut nach dem Tod ihres Vaters psychotherapeutische Unterstützung, ihre Schwester wurde nach Partnerschaftsschwierigkeiten und der daraus resultierenden Trennung *jetzt ganz schwer krank* (461). Sie selbst kenne solche *psychischen Streß*situationen aus eigener Erfahrung, reagiere aber nicht wie die Schwester psychosomatisch, sondern vielmehr durch ein möglichst völliges Abschalten der unangenehmen Emotionen: *das war mit dem Tod von meinem Vater, da hab ich das Ganze so verarbeitet, daß ich's wahnsinnig verdrängt hab. Und das Verdrängen, das war dermaßen anstrengend . für mich, daß ich nur noch erschöpft war. Nur noch total müd und erschöpft und irgendwann dann aufgehört hab, überhaupt was zum Fühlen* (544-548).
Frau Aschauer begann eine Therapie nach dem für sie überraschenden Scheitern einer früheren Partnerschaft. Auch hier reagierte sie mit dem Abschalten aller Gefühle, um dem Schmerz zu entkommen. *Da hat sich damals mein Freund von mir getrennt, . sehr plötzlich, eigentlich aus ner totalen Harmonie heraus. Und da hab ich eben auch so reagiert, daß ich überhaupt keine Gefühle zugelassen hab. Also auch den Schmerz oder so. Daß ich den total unterdrückt hab. Und das war dann eben auch nicht mehr auszuhalten--. und ich dann auch irgendwann gesagt hab 'Jetzt muß ich was zu tun, jetzt muß ich mir einfach helfen lassen'. Und . dabei eigentlich auch so andere Sachen, die da so geschlummert haben, mit aufgearbeitet hab* (566-573). Die zentrale Erkenntnis aus der Therapie bezieht sich auf den *sehr hohen Anspruch an mich* (596) - die davon abgeleitete Lebensaufgabe, nämlich *daß ich einfach auch ein bißle von diesem Anspruch runterkomm* (614), wird als (kognitive) Aufgabe der Steuerung interpretiert und paßt damit in ihr übergreifendes Lebenskonzept. Ihre sehr rational gesteuerte Lebensgestaltung kann zudem als Versuch verstanden werden, sich vor weiteren emotionalen Belastungen, wie sie sie durch die vergangene Trennung erlebt hat, zu schützen.

6.2.4 Gesundheitsvorstellungen, Lebenskonzept und Alltagshandeln

a. Beruf

Frau Aschauer begründet eine Vielzahl von gesundheitsbezogenen Einschränkungen mit dem Berufsleben: *Also ich seh meinen Beruf schon so, daß er . schon ein Risiko für die Gesundheit ist, auf jeden Fall* (150-151). Als gesundheitsbedrohende Faktoren erwähnt sie so unterschiedliche Aspekte wie Rückenschmerzen durch schlechte Haltung und harten Boden, Ernährungsschwierigkeiten, Müdigkeit/Erschöpfung, Elektrosmog, Streß durch die Kunden, fehlende frische Luft und Allergien durch den Umgang mit Chemikalien. Der Beruf sei *einfach zu anstrengend* (130), am Abend sei man *total müde und ausgepowert* (242-243). Mit ihren allgemein gehaltenen Formulierungen signalisiert sie, daß sie diese Risiken nicht nur für sich alleine sieht, sondern davon ausgeht, daß ihr Beruf grundsätzlich risikoreich ist. Anschließend relativiert sie jedoch auch diese berufsspezifischen Belastungen und betont das allgemeine Risiko jeder Berufstätigkeit: *Ich denk, einen Beruf ohne Gesundheitsrisiko gibt's fast net. .. Und daher möcht ich meinen Beruf auf jeden Fall weiterhin machen* (167-168). Indem sie Erwerbsarbeit grundsätzlich als gesundheitliches Risiko bewertet, kommt für sie eine berufliche Umorientierung gar nicht in Frage. Sie kann nur die Belastung reduzieren, was sie insbesondere durch die geringere Arbeitszeit auch tut. Diese Reduktion von Arbeitszeit (statt Lohnerhöhung) ist ein konkretes Bewältigungsverhalten, eine Coping-Strategie für den berufsbedingten Streß und damit ein aktives Gesundheitshandeln.

Für sie ist Berufsleben durch ein vielfaches *muß* gekennzeichnet. Es ist eine kraftraubende Lebensaufgabe, eine notwendige Pflicht, die aber keinesfalls gesundheitsförderlich ist. Die körperlichen und seelischen Belastungen lokalisiert sie ausschließlich extern. Sie ist dem Arbeitsdruck relativ schutzlos ausgeliefert und kann ihn - sofern sie sich nicht entziehen kann - letztlich nur erdulden: *wenn ich jetzt zwei, drei <Kunden, Anm. d. Verf.> sitzen hab und die sind alle ganz ruhig und so und ich kann vor mich hin arbeiten, . so wie ich das jetzt brauch. Dann ist das okay, aber wenn dann die eine noch irgendwo hin muß und man muß sich dann immer so beeilen, das ist dann wird's sehr streßig. Und man muß aber alles noch beaufsichtigen. Man muß auch beaufsichtigen, was die Lehrlinge machen .. und muß man sich nebenzu auch mit der Kundin unterhalten und man muß auch noch seine Arbeit gut machen* (141-147). Dieser Druck ist keiner, den sie individuell beeinflussen kann, er gilt für alle (*man muß*).

Mutterschaft wäre zwar eine grundsätzliche Alternative, allerdings keine konkrete für Frau Aschauer: *Weil ich kann jetzt net sagen 'Gut, ich krieg jetzt irgendwann mein Kind und dann arbeit ich weniger', weil das weiß ich einfach net. Wenn ich kein Kind hab, dann muß ich trotzdem noch durchhalten und vor allem auch Spaß dran haben. Das kommt auch noch dazu, ne* (237-240). Unter dieser Voraussetzung erscheint die emotionale Komponente, *Spaß* am Beruf zu haben, wie eine zusätzliche Anforderung, eine schwierige Aufgabe. Auf diese

Weise wird der Beruf nicht nur für ihre körperliche Gesundheit, sondern auch für den Bereich ihrer seelischen Gesundheit letztlich hinderlich. Er trägt aktiv dazu bei, daß sie Teile ihrer Gefühle nicht erleben kann: *Das ist bei uns in dem Beruf auch sehr schwierig, ne. Ich muß, ich muß halt tagsüber immer gute Laune haben und irgendwo es, ich muß es einfach wegstecken oder verdrängen* (593-595). Diese Feststellung steht im Kontext mit ihrer Erzählung über die Erkenntnisse aus der früheren Therapie und wird verknüpft mit der (aus der Therapie resultierenden) Absicht, diesen Anspruch zu reduzieren mit dem Ziel, *daß ich mich vielleicht doch . ab und zu vielleicht auch ein bisserl gehen lassen könnte* (610-611). Indem Frau Aschauer ihr kognitives Wissen darüber, nicht aber das emotionale Erleben im Alltag in den Vordergrund stellt, steht sie vor der unlösbaren Anforderung einer 'Sei-spontan-Paradoxie' (Watzlawick, Beavin & Jackson, 1969): Sie stellt an sich den kognitiven Anspruch, ihre Ansprüche zu reduzieren, locker zu sein und Spaß zu haben.

b. Privatleben

Das Privatleben von Frau Aschauer ist von gesundheitsbezogenen Aktivitäten ausgefüllt, die durch die Negation von Phänomenen, wie Streß und *Muß*, die ihr Berufsleben bestimmen, gekennzeichnet sind. Als günstig erscheinen ihr prinzipiell alle Aktivitäten, die sich *draußen in der Natur* (282) abspielen. Insbesondere ihre auf Erholung, Versorgung und Entspannung ausgerichtete Urlaubsgestaltung schätzt Frau Aschauer als förderlich für die Gesundheit ein (*gesünder geht's schon gar nicht mehr;* 394).

Neben ihrem Partner und den Mitgliedern der Herkunftsfamilie nennt sie keine sozialen Bezugspersonen. Die Partnerschaft schildert sie ausschließlich unter dem Aspekt der 'Förderung der gesundheitsbezogenen Aktivitäten', nämlich mit Gestaltung der gemeinsamen Urlaube und der ernährungsbetonten Zukunftsperspektive. Das einzige Risiko in ihrem Privatleben gehört schon beinahe der Vergangenheit an: *ich fahr Motorrad. Ja das ist mir eigentlich auch zunehmend bewußt, wie gefährlich das ist. Und ich fahr auch nicht mehr so viel wie früher* (285-287). Ein weiterer Faktor sei, daß ihr derzeitiger Freund nicht Motorrad fährt *und allein setzt man sich net auf's Motorrad und fährt irgendwo. Also da fahr ich dann lieber mit meinem Partner oder mit meiner Familie mit'm Fahrrad irgendwo hin* (294-296). So kommen bei ihrer Verhaltensänderung zwei Faktoren zusammen: Die Risikowahrnehmung auf der kognitiv-rationalen Ebene und die fehlende Gemeinsamkeit mit anderen.

6.2.5 Übersicht

Die Falldarstellung von Frau Aschauer läßt sich in bezug auf unsere zentralen Auswertungsbereiche, Lebenskonzept, subjektives Gesundheitskonzept, subjektive Gesundheitstheorie und Gesundheitshandeln im Alltag, wie folgt zusammenfassen:

Tab. 6.2: Gesundheitsvorstellungen und Lebenskonzept: Frau Aschauer

Lebenskonzept	Rationale Lebensgestaltung
Gesundheitskonzept a. dynamisches Modell	- Reduktion: Das Batterie-Modell
b. Inhalte	- Abwesenheit von Schmerzen - Erhalt eines körperlichen / seelischen Wohlbefindens - Erhalt von Kraft / Energie
Gesundheitstheorie	- Minimierung externer Risiken
a. positive Einflüsse	- starke Konstitution - Schonung und Erholung (Natur) - gesundheitsbezogene Lebensgestaltung (Ernährung, Bewegung)
b. negative Einflüsse	- externe körperliche, seelische Belastungen (berufliche Risiken, Verlusterfahrungen)
Gesundheitshandeln	- Dominanz einer rationalen Lebensgestaltung - Besondere Konzentration auf den Ernährungsbereich - Vermeidung von körperlichen und psychischen Streßsituationen - Bevorzugung von Experten der Naturheilkunde statt Schulmedizin

6.3 Gesundheitsmodell: Regeneration

Herr Reimer: *Das gesunde Familienleben*

Herr Reimer ist ein 31jähriger verheirateter Konditormeister. Seine Frau ist derzeit im Erziehungsurlaub. Er verlegt das Interview in einen sehr privaten Rahmen: Obwohl er im Betrieb alleine angesprochen worden war, machte er schon am Telefon durch seine Rückfrage an seine Frau klar, daß das Gespräch nicht nur in der Wohnung, sondern gemeinsam mit ihr stattfinden wird (*Wann haben wir Zeit?*, Interviewprotokoll).

6.3.1 Das Lebenskonzept: Soziale Harmonie

Dieses Interviewarrangement erweist sich als erster Hinweis auf eine implizite Grundhaltung, die sich in den unterschiedlichsten Lebensbereichen wiederfindet: Auch wenn es, wie beim Interview, erst einmal um eine Angelegenheit geht, die ihn als Einzelperson betrifft, stimmt er seine eigenen Handlungen mit seiner sozialen Umgebung ab. Dies bedeutet nicht, daß er von allgemein gültigen Verhaltens- und Lebensregeln ausgeht, denen er sich selbstverständlich unterordnet. Sein Lebenskonzept umfaßt vielmehr die aktive Teilhabe an und Gestaltung von sozialen Gemeinschaften. Er agiert als eigenständige Person und vertritt eigene Positionen - diese jedoch in kontinuierlicher Abstimmung mit seiner sozialen Umgebung. Daraus entsteht ein andauernder Ausgleichsprozeß zwischen Individuum und Umwelt, der immer wieder neu einjustiert werden muß.

Charakteristisch für diese Balancebewegungen zwischen seinen eigenen Zielen und den Wünschen und Erfordernissen seiner sozialen Umgebung ist der Ablauf seiner aktuellen betriebsinternen Beförderung zum *Chef für die ganze Tortenproduktion* (479). Er leitet seine Erzählung darüber mit seinem ganz persönlichen Anteil an diesem Erfolg ein: *Das hab ich mir erkämpft* (486). Vorausgegangen war, daß er über seinen Kollegen Rudi seinen Vorgesetzten hatte wissen lassen, daß er an einer verantwortungsvolleren Position interessiert sei. *Da hat man mich dann gefragt, . ob ich den Posten machen möchte, und das hab ich mir dann einen Tag überlegen können, . und der Rudi hat halt zu mir gsagt, also das ist der, . der wo da das gute Wort für mich eingelegt hat, . hat gesagt 'Wenn du das net gemacht hättest, dann--' <schnauft laut aus> dann wär's abwärts gegangen mit mir. Ja, und ich hab halt ja gesagt, weil das wollte ich ja auch und . das ist jetzt mein eigener Posten, und bin selbst verantwortlich /.../ Krieg meinen eigenen Anschiß dann, nicht nur 50%, sondern 100%* (507-516). Daß er dann die neue Aufgabe wirklich bekommen hat, deutet er als einen Erfolg, den er auf das *gute Wort* seines Kollegen, auf dessen (wohl spielerischen) sozialen Druck und gleichzeitig aber auch auf die eigene Leistung und seine Entschlossenheit *(das wollte ich)* zurückführt. Die Verantwortung für den neuen Posten übernimmt er wiederum selbstbewußt ganz alleine, auch wenn er sich dabei nicht nur auf die eigene Kompetenz, sondern auch auf den sozialen Rückhalt in der Gruppe der Kollegen verläßt.

Herr Reimer oszilliert ständig zwischen Individualität und Gemeinschaft, zwischen Eigenständigkeit und Unterstützung, Selbständigkeit und Absprache mit der sozialen Umwelt. Dazu sind auf beiden Seiten Anpassungsprozesse notwendig. Es muß sich nicht nur das Individuum in die Gruppe integrieren, sondern jedes neue Mitglied verändert automatisch die vorher bestehenden Gruppenregeln. Dies wird auch deutlich in Herrn Reimers Erzählung über die Veränderung der Familie nach der Geburt des Sohnes. Seither, so sagt er, sei *viel, viel mehr Rhythmus drin. Also ähm, . wie sagt man denn? ... Mehr die Regel da, also . wir sind eher um 8 Uhr zuhause, und wir sind nicht mehr ganz so viel unterwegs, und wir . essen regelmäßiger, also nicht mehr so unregelmäßig von der, von der Tageszeit her. Das sind lauter so Sachen, die er uns eigentlich . -- (Frau R: beibringt) <alle lachen> Ja, mehr oder weniger beigebracht hat. Ja, das war . schon ein Wendepunkt für uns dann auch* (85-90). So wird der Sohn der Familie durch seine eigenen Bedürfnisse zum gleichberechtigten Gruppenmitglied, das die vorherigen Regeln verändert. Mehr noch: Dessen Erfordernisse nach einer gleichmäßigen Lebensgestaltung machen ihn sogar zum Lehrmeister seiner Eltern (*beigebracht*). In dieser Rollenumkehr bei der Erziehung wird erneut sein implizites Konzept von Familie als Mitglieder einer gleichberechtigten Gruppe erkennbar. Der Einfluß des Sohnes wird sogar so groß eingestuft, daß Herr Reimer von einem *Wendepunkt* für beide Eltern spricht.

Zentrales Ziel ist in beiden Bereichen das Erreichen einer Harmonie zwischen Individuum und Gruppe, indem die Notwendigkeiten und Bedürfnisse *aller Beteiligten* möglichst ausgewogen berücksichtigt werden. Insofern gibt es für Herrn Reimer gesellschaftliche, gemeinschaftliche und individuelle Regelungen auf den unterschiedlichsten Ebenen. Er verfügt über ein differenziertes Weltbild, das viele verschiedene Facetten zuläßt. Er wägt Vor- und Nachteile, Risiken und Ressourcen sorgfältig gegeneinander ab und greift nicht auf vereinfachende Dichotomien in normativen (richtig-falsch) oder moralischen Kategorien (gut-böse) zurück. Seine Lebensgestaltung gleicht damit einem andauernden und ausdifferenzierten Balance-Akt.

6.3.2 Gesundheitsvorstellung: Das Akkumulator-Modell

Bereits mit seinen ersten Worten nach der Eingangsfrage definiert Herr Reimer die Rolle von Gesundheit als einen lebensgeschichtlichen Prozeß. Dabei stellt er Einflüsse aus seiner sozialen Umwelt an zentrale Stelle: *Momentan viel mehr als früher, muß ich sagen, .. weil man einfach Familie hat und Verantwortung . zum Tragen hat. Also da achtet man dann schon ein bißl . noch mehr darauf* (18-20). Er begründet die derzeitige gesundheitsbezogene Veränderung mit einer Statuspassage, nämlich mit der Gründung einer eigenen Familie. Die Rolle von Gesundheit, so signalisiert er damit, verändert sich in erster Linie durch die Übernahme von sozialer Verantwortung, nicht durch innerpsychische oder somatische Entwicklungen (z.B. Reifungs- oder Alterungsprozesse). Hierin kommt auch sein Lebenskonzept der Balance zwischen Individuum und Gruppe zum Tragen. Im weiteren ist ihm wichtig, daß er sich nicht völlig anders als früher verhält, sondern daß er diesem Thema nun *mehr* Beachtung schenkt. Er stellt mit dieser Erweiterung eine biographische Kontinuität her, verweist er doch implizit darauf, daß er bereits vor der Familiengründung in ähnlicher Art und Weise auf Gesundheit geachtet habe.

Indem Herr Reimer davon spricht, daß seine gesundheitsbezogenen Aktivitäten dazu dienen, *daß man gesund bleibt*, geht er implizit von einem vorhandenen Potential an Gesundheit aus. Die von ihm herangezogene Dynamik verweist auf den Erhalt eines bestehenden Niveaus und den Ausgleich von Beeinträchtigungen. Seine gesundheitsbezogenen Aktivitäten sind nicht nur an die Wiederherstellung nach einer gesundheitlichen Einschränkung geknüpft, sondern sie erscheinen ihm auch bereits zu deren Aufrechterhaltung erforderlich. Herr Reimer hat dabei ein komplexes und vielschichtiges Gesundheitskonzept. Es umfaßt körperliche, seelische und - wie sich später noch zeigen wird - soziale Aspekte: *Gesunder Geist, gesunder Körper. Das ist so . n Motto, das gehört immer zusammen, also . das kann keine Schale haben, die gesund ist und innen verschim-*

melt man (651-653). Mit seiner Metapher der Frucht stellt er Gesundheit in einen natürlichen und ganzheitlichen Zusammenhang. Innen und außen, Geist und Körper sind für ihn untrennbar miteinander verbunden, psychosomatische Zusammenhänge sind selbstverständliches Wissen: *wenn man Ärger hat, .. das schlägt sich auf den Magen, bestimmt* (658-659). Darüber hinaus umfaßt für ihn Gesundheit auch den Bereich einer sozialen Gemeinschaft, nämlich das Gelingen von sozialer Harmonie, wie zum Beispiel in seiner Formulierung *das gesunde Familienleben* (43) deutlich wird. Gesundheit ist für ihn auf allen drei Ebenen durch ständiges Ausbalancieren beeinflußbar. Ziel ist ein mehrdimensionales Gleichgewicht.

6.3.3 Gesundheitshandeln im Alltag

Die in seinen Gesundheitsvorstellungen verankerte ständige Notwendigkeit zu Ausgleichshandlungen wird vom Ehepaar Reimer auf völlig unterschiedlichen Ebenen realisiert: Ärger wird durch Radfahren oder Joggen abreagiert; die Zuständigkeiten zwischen den Eheleuten sind den individuellen Fähigkeiten und Möglichkeiten entsprechend unterschiedlich, aber einander ergänzend verteilt; es wird für Abwechslung in der Ernährung gesorgt; das Ehepaar bemüht sich um aktive Kommunikation in der Familie; Herr Reimer macht Wirbelsäulengymnastik gegen die berufsbedingte Überlastung der Bandscheiben usw.

Als zentrale Basismaßnahmen, die der Gesundheit dienen, thematisiert er Sport und Ernährung: *Das sind eigentlich so die Grundsachen, was man bewußt eigentlich macht, daß man gesund bleibt* (24-25). Durch die Betonung einer *bewußt*en Steuerung von Gesundheitsaktivitäten verweist Herr Reimer darauf, daß er Gesundheit, zumindest in entscheidenden Teilen, für eine Größe hält, die durch kognitiv gesteuerte Aktionen beeinflußbar ist. Er sieht darin eine hohe personale Kontrolle über seine Gesundheit. Darüber hinaus weist die *man*-Formulierung seiner Aussage darauf hin, daß er ganz selbstverständlich davon ausgeht, daß alle Menschen die genannten Aktivitäten (Ernährung und Sport) zum Erhalt ihrer Gesundheit realisieren. Im Falle der Familie Reimer sieht diese bewußte Steuerung beispielsweise so aus, daß nicht nur auf die Zusammensetzung der Nahrung (viel Gemüse und Milchprodukte, Vollkorn, wenig Fleisch und Süßigkeiten, ausgewogene Verwendung von scharfen Gewürzen und Salz), sondern auch auf die Mengen geachtet wird. Auch die Formulierung, es stehe seit der Geburt des Sohnes *verstärkt Gemüse wieder auf dem Plan* (36-37), verweist auf die kognitive Steuerung der Essenszubereitung. Manche dieser Entscheidungen erscheinen als allgemeingültiges und deshalb nicht begründungspflichtiges Wissen, andere werden durch eigene Erfahrung und/oder konkrete Expertenratschläge begründet: *Ich war dann auf der Meisterschule /.../ und dann hab ich Probleme in den Fingern bekommen. War ich beim Doktor und dann hat der gesagt, ob ich viel Schweinefleisch eß und Wurst und so, und dann hab ich gesagt, 'ja mei, auch net mehr wie andere, aber Schweinefleisch gibt s bei meinen Leuten schon viel' hab ich gesagt. . Dann hat er gesagt, ja, das sollte ich vielleicht bes-*

ser weglassen, ich hätte Neigung zu Gicht. Und . dann hab ich gesagt 'okay damit ist das gestrichen, ab heute nur noch mohammedanisch' (786-793). Herr Reimer wartet nicht bis zum Auftreten einer signifikanten Störung, sondern verändert sein Verhalten und seine Lebensgewohnheiten, sobald erste Anzeichen auftreten. Dabei verläßt er sich auf den Ratschlag von Experten, sofern diese auch in sein eigenes Weltbild und seine Zielvorstellungen passen.

Im Bereich Sport erwähnt Herr Reimer in erster Linie das Fahrradfahren: *das ist eine Sache, die baut einen auf. Da kann man toll abschalten und man hat hinterher auch viel mehr Hunger* (188-189). Frau Reimer ergänzt an späterer Stelle, daß das Radfahren auch eine wichtige Funktion für den finanziell angespannten Haushalt hat (siehe unten): *Und mit dem Rad fahr ich, wenn man ein bißle auf 's Geld schauen muß* (885-886). Auf die Frage nach Risiken in seinem Privatleben erwähnt er ganz allgemein den Verkehr und weist direkt anschließend auf die Gefahren seiner zweiten regelmäßigen Sportart, den Fußball hin: *Der Verkehr, oder? .. Das ist glaub ich schon . sehr viel Risiko, . aber sonst eigentlich net, also . ich könnt net sagen, daß ich irgendwas . Riskantes machen würde an Sport oder .. an Hobbys. . Nee, da leb, da leben wir eigentlich ziemlich . gesund. <Lachen in der Stimme> .. Bis auf die Ausnahme vielleicht, daß ich einmal in der Woche Fußball spiel, . das kann schon immer sehr gefährlich werden* (195-198). *Es ist halt ein Kampfsport* (203-204). Mit seiner Einschätzung, er lebt trotz der von ihm wahrgenommenen Risiken letztendlich nicht riskant, relativiert er die erwähnten Gefahren, ohne sie deshalb zu ignorieren.

Daneben gibt es noch einen weiteren Bereich des bewußten Gesundheitshandelns im Leben der Familie Reimer: *Wir schauen bewußt nicht Fernseh, <schnauft> das ist ja auch ne Sache der Gesundheit. / I: Inwiefern? / R: Das gesunde Familienleben, deswegen* (40-43). Hier wird weder eine allgemeingültige und selbstverständliche Handlung, die *man* macht, noch eine individuelle Besonderheit des Herrn Reimer erzählt, sondern eine gemeinsame und bewußt geplante Aktivität von und für die Familie. Dies wird in seiner anschließenden Begründung deutlich: *weil wir glauben, . daß der Fernseher ziemlich viel Zeit nimmt . am Familienleben und am . ich hab da so eine Studie gelesen, das war also dermaßen . schlimm für mich, . da hat s geheißen, die deutsche Familie, die spricht am Abend oder am Tag sieben Minuten miteinander, also ein Ehepaar. Und das schien mir schon ziemlich wenig zu sein. Boah! Das hat mich ganz schön schockiert. Und das ist so mit ein Auslöser gewesen, daß wir keinen Fernseher haben* (47-48). Bei dieser Entscheidung beruft er sich (anders als bei der Ernährung) nicht auf eigene Erfahrungen, sondern auf seine starke Betroffenheit über das Ergebnis einer wissenschaftlichen Studie zum Kommunikationsverhalten innerhalb deutscher Familien. Um eine solche Entwicklung in seiner eigenen Partnerschaft, und damit auch den für ihn zentralen Ausgleichs- und Einigungsprozeß, nicht zu gefährden, wurde präventiv das Fernsehgerät abgeschafft.

6.3.4 Gesundheitsvorstellungen, Lebenskonzept und Alltagshandeln

Bei Herrn Reimer sind Berufs- und Privatleben eng miteinander verknüpft. Gerade diese Vermischung ermöglicht es ihm, Anforderungen und Entlastungen, Bedürfnisse und Notwendigkeiten auf den unterschiedlichsten Ebenen auszubalancieren.

a. Beruf
Herr Reimer sieht seinen Beruf als relativ risikolos. Die von ihm wahrgenommenen berufsbedingten Belastungen kann er durch Gesundheitshandeln am Arbeitsplatz und in der Freizeit ausgleichen: Seine Rückenschmerzen wegen der zu niedrigen Arbeitstische versucht er durch eine grundsätzlich veränderte Körperhaltung zu beeinflussen, die er in einer von der Krankenkasse angebotenen Wirbelsäulengymnastik gelernt hat. Die Beeinträchtigung durch die betriebliche Klimaanlage wurde nach einer gemeinsamen Intervention beim Chef positiv verändert: *wir haben da mit dem Chef schon darüber gesprochen, dann hat er's nachbessern lassen. Und jetzt ist es auch besser* (465-466). Auch hier zeigt sich Herrn Reimers Lebenskonzept der sozialen Harmonie: er wird im gemeinschaftlichen Handeln für sich und die Kollegen aktiv.
Ein wiederkehrendes Thema für Herrn Reimer ist sein geringer Verdienst: Er schwankt in der Bewertung seines Berufs immer wieder zwischen seiner inneren Erfüllung durch die Tätigkeit (*Ich bin Künstler;* 619) einerseits und der finanziellen Belastung der Familie andererseits. Diese erlebt er wegen seinem auf soziale Harmonie ausgerichteten Lebenskonzept und seinen umfassenden Gesundheitsvorstellungen (siehe *das gesunde Familienleben*) explizit auch als gesundheitliches Risiko: *Das ist auch eine Sache, was mich gesünder machen würde <lacht>, das ist mehr Geld* (608-609). Als konkrete Folgen des geringen Einkommens führt das Ehepaar Reimer an, daß sie derzeit in einer zu kleinen Wohnung leben müssen: *Wir haben nur ne Zwei-Zimmer-Wohnung, .. zu dritt. Das ist auch so ne Sache, das muß sich auch ändern, in näherer Zukunft* (1035-1038).
Einen Wechsel in einen anderen Beruf oder auch die Gründung eines eigenen Betriebs zieht Herr Reimer zwar in Erwägung, sieht darin aber letztlich keine Lösung. Sich selbständig machen erfordert ein hohes Grundkapital, das sich das Ehepaar Reimer nicht zusammensparen kann, denn die monatliche Abrechnung *geht plus minus null auf* (1060). Ein Berufswechsel hätte negative Konsequenzen für seine Identität, denn er sieht sich als Konditor mit 'Leib und Seele': *Beruf ist für mich Berufung. Und . . net unbedingt nur Geld verdienen, sondern . das macht man, weil's einem Spaß macht und man will sich . da bestätigen, man will kreativ arbeiten, also ich zumindest, . und wenn man das kann, was will ich denn mehr? .. Was will man mehr? .. Selbstverwirklichen, das sind Sachen, die sind wichtig* (1031-1035).

b. Privatleben
Wie sich bereits in der Eingangssequenz des Interviews angedeutet hatte, ist das Privatleben von Herrn Reimer von seiner Rolle als Familienvater bestimmt.

Seine Handlungen werden auf die Bedürfnisse der Gesamtfamilie abgestimmt, er erscheint nicht als Einzelperson. Seine Aufmerksamkeit gilt der Versorgung der Kleinfamilie und der möglichst guten Erziehung seines Sohnes. Die innerfamiliären Rollenverteilungen sind nicht a priori geschlechtsspezifisch festgelegt, sondern variieren je nach den aktuellen Erfordernissen. So hatte Herr Reimer über lange Zeit zu Hause gekocht, bis dies nun seine Frau übernommen hat, damit die Familie mehr gemeinsame Freizeit verbringen kann. Es gibt auch keine feste Zuständigkeit in Gesundheitsfragen, sondern *wir passen gegenseitig auf* (256).

Das Leben verläuft nun in ruhigeren, gleichmäßigeren Bahnen und Herr Reimer scheint damit hochzufrieden. Für ihn könnte im Prinzip - von den oben erwähnten Kritikpunkten abgesehen - auch in Zukunft alles so weiterlaufen wie zum Zeitpunkt des Interviews, denn *das einzige was mich hier stört, ist die blöde Fliege hier* (938).

6.3.5 Überblick

Tab. 6.3: Gesundheitsvorstellungen und Lebenskonzept: Herr Reimer

Lebenskonzept	Soziale Harmonie
Gesundheitskonzept a. dynamisches Modell	- Regeneration: Das Akkumulator-Modell
b. Inhalte	- seelisch-körperlich-soziales Wohlbefinden - Harmonie
Gesundheitstheorie	- Herstellen eines mehrdimensionalen Gleich- gewichts
a. positive Einflüsse	- ständiger Ausgleichsprozeß - möglichst hohe Zufriedenheit in allen Lebensbereichen
b. negative Einflüsse	- alltägliche Risiken
Gesundheitshandeln	- Kontinuierliche mehrdimensionale Balance - körperliche Ebene: Ausgewogene, schad- stoffarme Ernährung; sportliche Betätigung - seelische Ebene: Zufriedenheit und Selbst- verwirklichung - soziale Ebene: Interaktion und Abstimmung mit der sozialen Umwelt

6.4 Gesundheitsmodell: Expansion

Herr Frei: *Adrenalin ist was Feines*

Herr Frei ist ein 34-jähriger verheirateter Fernsehtechniker. Er hat keine Kinder. Zum Zeitpunkt des Gespräches arbeitet er 32 Stunden pro Woche, was er als "Vollzeit" bezeichnet

6.4.1 Das Lebenskonzept: Autonomes Subjekt

Herr Frei stellt sich im Interview als eine autonom entscheidende und handelnde Person dar. Diese Grundhaltung kommt implizit in vielen seiner Begründungs- und Argumentationsstrukturen zum Ausdruck. Er erzählt die Handlungen seiner Lebensgestaltung als eine Abfolge seiner freien Entscheidungen. Dies bedeutet nicht, daß er auf keinerlei Sachzwänge oder soziale Gegebenheiten Rücksicht nehmen würde. Zentral ist ihm vielmehr, daß sein konkretes Handeln das Resultat seiner eigenen Entscheidung ist und daß er über einen möglichst großen Handlungsspielraum verfügen möchte. Herr Frei gestaltet sein Leben diametral entgegengesetzt zu dem, was er von seinen Eltern erlebt hat. Dafür macht er als wesentlichen Hintergrund historische Umstände geltend: Er verweist auf die schwierigen Zeiten, die seine Eltern als Vertreter der Nachkriegsgeneration und zudem als Vertriebene erlebten und kontrastiert damit die heutige, aus seiner Sicht einfachere Zeit: *Ich mein, damals war das halt einfach so, die haben buk- keln müssen und haben jeden Pfennig umdrehen müssen, steckt natürlich heute auch noch drin und das ist verständlich, und Kinder die sind halt damals auch gekommen, ob man sie gewollt hat oder nicht und dann hat man sich drum küm- mern müssen und die Zeit war mit Sicherheit nicht einfach, also die einfachere Zeit haben wir mit Sicherheit heute* (912-917).

Angesichts dieser biographischen Verortung bemüht er sich um eine Lebensge- staltung, in der es möglichst wenige Einschränkungen von außen gibt: *Ich ver- such einfach möglichst . <zögernd> ein lockeres Leben zu führen, ja das ver- such ich. Also locker nicht als so als Hallodri oder so, aber ich schau halt, also ich habe zum Beispiel auch jedes Jahr . so zwischen, zwischen elf und vierzehn Wochen frei im Sommer, also im Frühjahr und im Sommer, das ist auch was, wo ich arbeiten könnte zum Beispiel, da könnte ich auch ein Geld verdienen, aber das mach ich nicht, weil das brauche ich einfach für meine Freizeit und so rich- te ich mir das halt ein und die Möglichkeit habe ich eben und das hat eigentlich, das haben die meisten Leute* (923-931). Seine *Lebensphilosopie* (942) bringt er anschließend auf folgenden Punkt: *daß ich halt schon arbeite, so soviel wie nö- tig und sowenig wie möglich* (943).

a. Lebenskonzept und Berufsgestaltung
Wie sich dieses Lebenskonzept in seiner alltäglichen Lebensgestaltung auswirkt, wird in allen Lebensbereichen, besonders jedoch an seinem Berufsleben deut- lich: So arbeitet Herr Frei zwar bereits seit 18 Jahren im heutigen Handwerks- betrieb, er war dazwischen aber auch in zwei völlig anderen Berufen tätig. Aus-

löser für diesen Wechsel sei die damalige Arbeitsüberlastung gewesen, die er nicht habe verändern können. Er habe diese aber nicht einfach passiv über sich ergehen lassen: Zwar sei er durch seine Arbeitswilligkeit selbst an der Problematik beteiligt gewesen (*wer halt willig ist, naja der wird halt ausgenützt*; 218), sei aber mit seinen Bemühungen gescheitert, sich dagegen zu verwehren (*ich hab also da über Jahre hinweg versucht, das zu ändern und das hat sich also dann aber nicht machen lassen, oder da war halt von der Geschäftsleitung nicht der Wille da, daß man das ändert*; 237-239). Aus dieser Patt-Situation heraus entschloß sich Herr Frei, die Firma zu verlassen und völlig neue Arbeitsmöglichkeiten auszuprobieren. Indem er Arbeitgeber und Beruf wechselte, erweiterte er seinen Handlungsspielraum in doppelter Weise.

Trotzdem geht er 5 Jahre später nicht nur in seinen erlernten Beruf, sondern auch wieder in den alten Betrieb zurück. Doch heute, so kontrastiert er, ist dort die Situation grundlegend verändert: Die Firma habe ihn mehrfach um seine erneute Mitarbeit gebeten, und Herr Frei konnte deshalb die neuen Arbeitsbedingungen mitbestimmen. Er macht offensichtlich heute keine anderen Tätigkeiten als damals, hat aber seither eine freiere Verfügung über seine Arbeitszeit und beschreibt seine Arbeitssituation insgesamt als *eher total locker* (215). Der Widerspruch zwischen seiner offiziellen Arbeitszeit in einer 3/4-Stelle (32 Std./Woche) und seiner eigenen Bezeichnung als "Vollzeitstelle" erscheint vor diesem Hintergrund erklärbar: Anzunehmen ist, daß Herr Frei mit seinem Arbeitgeber eine Mindeststundenanzahl vereinbart hat, die er aber bei Bedarf überschreitet (*Ich mach halt das, was zu machen ist, und wenn viel los ist, dann mach ich halt länger und wenn wenig los ist, dann geh ich halt früher, aber das ist eigentlich was, was mir eigentlich an sich ja gefällt*; 229-231). Damit kann er seinen Alltag flexibler gestalten und gerät nicht mehr durch externe Anforderungen unter Druck, sondern behält eine Gestaltungsmacht über sein Arbeitspensum.

b. Gesundheit im Berufsalltag

Die Veränderung seiner Arbeitsbedingungen ist für Herrn Frei auch in Bezug auf seine Gesundheit bedeutsam: Er erzählt von einem Bandscheibenschaden, den er auf seine damalige Arbeits- und Leistungsbereitschaft zurückführt: *das ist also berufsbedingt /.../ mehrere so Bandscheibenkörper sind halt da abgenützt und das kommt eben auch von damals, weil da ist man also grundsätzlich oder ich bin halt grundsätzlich alleine gefahren also draußen und dann habe ich also pro Tag, kann man sagen, so zwischen zehn und fünfzehn Fernseher rumgeschleppt und immer allein* (290-294). Trotzdem macht Herr Frei diese gesundheitlichen Probleme nicht explizit als Begründung für seine Arbeitsplatzveränderungen geltend. Allerdings verändert er neben der Kürzung seiner Mindestarbeitszeit bei seiner Wiedereinstellung auch die Arbeitsbedingungen. Er erledigt heute seine Arbeiten nicht mehr *immer allein*, sondern delegiert im Ernstfall an Kollegen: *Ich bin also immer jetzt zu zweit unterwegs, und die schweren Sachen so, die kann ich halt die Arbeit auch auf ein anderes Auto ver-*

lagern, die laß ich dann von einem anderem Auto fahren, von einem anderen Team, und fertig (313-315). Diese scheinbar so einfache Lösung hätte es vermutlich vorher auch schon gegeben. Darauf weisen seine beiden Alternativformlierungen *da ist man also grundsätzlich, oder ich bin halt grundsätzlich allein gefahren* hin. Herr Frei verbessert dabei die allgemein gültige Aussage (*man*) hin zu einer ganz spezifisch für ihn geltenden Aussage und deutet damit an, daß nicht alle seine Kollegen *grundsätzlich alleine* gefahren sind. Dennoch behält er als Individuum die Gestaltungsfreiheit und bleibt auch letztlich Einzelkämpfer, wie es sich auch in seiner unbeabsichtigten, grammatikalisch mißglückten Formulierung *ich bin jetzt immer zu zweit unterwegs* zeigt.

Im Notfall nimmt er Schmerzmittel und zwar solche, die stark und verschreibungspflichtig sind: *Das sind auch ziemlich harte Drogen also und da braucht man also ein Rezept dafür* (666-667). Mit dieser Formulierung verweist er indirekt nicht nur auf die Heftigkeit seiner Schmerzen (und damit auf das Ausmaß seiner körperlichen Störung), sondern auch auf seine innere Stärke, dem Abhängigkeitspotential solcher Substanzen widerstehen zu können. In dieser Darstellung der Entstehung und seines Umgangs mit dem Bandscheibenschaden zeigen sich wesentliche Komponenten seines Selbstkonzepts und - daraus resultierend - seines Gesundheitshandelns:
- 'Ich bin ein körperlich starker Mann, der richtig zupacken kann und wenn ich etwas tue, dann mit vollem Einsatz ohne Rücksicht auf Verluste. Ich erschrecke nicht vor Risiken.'
- 'Ich bin ein psychisch starker und autonomer Mann. Ich bestimme mein Leben. Selbst der Konsum von *harten Drogen* gefährdet mich nicht.'
- Gesundheitshandeln im Beruf: 'Ich berücksichtige meine gesundheitlichen Einschränkungen und sorge für dementsprechende Freiräume, dennoch lasse ich mir nicht von gesundheitlichen Risiken oder Schmerzen meine Lebensgestaltung diktieren.'
Motivationaler Hintergrund dafür ist, daß er die Begegnung mit den Kunden, die Aktivität und den Handlungsspielraum im Kundendienst für Elektrogeräte besonders an seinem Beruf schätzt: *solange ich es irgendwie machen kann, fahr ich raus, weil das einfach, das gefällt mir also zehnmal besser wie irgendwo in so einem komischen Büro rumhocken oder so, das ist nicht mein Fall. /.../ Das wär schlimm für mich. Ich brauch eine Abwechslung* (179-181; 194). Dieses Bedürfnis nach Handlungsfreiheit und individuellen Gestaltungsmöglichkeiten erweist sich erneut als die übergeordnete Motivation für Herrn Frei's Lebensgestaltung.

6.4.2 Gesundheitsvorstellung: Das Generator-Modell

Herr Frei weist der Gesundheit explizit und pauschal einen sehr hohen Stellenwert zu. Dieser Wert ist jedoch kein Wert an und für sich, sondern Gesundheit erscheint als eine - wenn nicht sogar die - zentrale Voraussetzung für eine autonome Lebensgestaltung: *Gesundheit ist einfach irre wichtig, also das ist das*

Wichtigste überhaupt, weil wenn einer nicht gesund ist, dann kann er sich also einen Großteil von den Sachen, was er sich eigentlich vornimmt, oder wie er sein Leben gestalten will, kann er sich halt dann abschminken (950-953). Gesundheit stellt damit die Basis für den übergeordneten und wichtigeren Wert der freien Lebensgestaltung dar, sie ist letztlich einer unter mehreren Aspekten, die seinem Lebenskonzept der Antonomie untergeordnet sind.

Herr Frei bezieht den Begriff Gesundheit zum einen auf den körperlichen Bereich und definiert ihn negativ als Abwesenheit von Schmerzen (*wenn mir nichts weh tut*; 714) und als Unversehrtheit seines Körpers. Der nicht mehr voll einsatzfähige Körper bedeutet für ihn nicht nur körperliche Behinderung, sondern auch die Einschränkung seiner gesamten Handlungsmöglichkeiten und seines daraus resultierenden Wohlbefindens. Sein Gesundheitskonzept umfaßt jedoch auch positive und psychische Inhalte wie Wohlbefinden und Zufriedenheit: *wenn ich mich einfach wohl fühle und wenn ich mit mir selber zufrieden zufrieden bin einfach, und wenn ich auch alles machen kann, was ich will, dann mein ich eigentlich, daß ich gesund bin* (704-707). Gesundheit wird somit im weiteren Sinne mit Handlungsfähigkeit gleichgesetzt und ist damit eine zentrale Voraussetzung für eine Lebensgestaltung, wie er sie sich vorstellt.

Gleichzeitig setzt Herr Frei seine Gesundheit in dem Moment aufs Spiel, in dem das eigene Wohlbefinden und seine Handlungsfähigkeit in Gefahr sind. Seine körperliche Gesundheit ist letztlich Mittel zum Zweck der Herstellung und Erweiterung seines Wohlbefindens. Insofern geht Herr Frei immer wieder im vollen Wissen und Bewußtsein darüber gesundheitliche Risiken ein: er nennt die Gefahr des Lungenkrebs als Folge seines Rauchens und er kennt die Folgen der Überlastung seiner Wirbelsäule angesichts seines bestehenden Bandscheibenschadens. Dieses für ihn unzweifelhaft gültige Wissen über drohende Schäden und auch negative Erfahrungen, wie z.B. starke Schmerzen, stellen keine ausreichende motivationale Voraussetzung für eine entsprechende Verhaltensänderung dar. Aus seiner Sicht gesundheitsförderlich ist vielmehr die Expansion seines Handlungsspielraumes, gemäß einer aus impliziten Äußerungen rekonstruierbaren Logik: Je entscheidungs- und handlungsfähiger, desto gesünder. Die Erweiterung seiner Handlungs- und Leistungsfähigkeiten schafft für ihn Selbstbewußtsein, Zufriedenheit und einen psychischen *Kick*.

6.4.3 Gesundheitshandeln im Alltag

Gesundheitsbezogene Handlungen dienen bei Herrn Frei überwiegend der Herstellung, Aufrechterhaltung und Erweiterung seines psychischen Wohlbefindens. Auffallend ist, daß ein in anderen Interviews sehr zentraler Bereich gesundheitsbezogenen Handelns, nämlich Ernährung, in dem Gespräch mit ihm überhaupt nicht auftaucht - obwohl ihn die Interviewerin in ihrer Einleitung sogar explizit erwähnt. Herr Frei thematisiert Essen nur an einer Stelle und dort als soziales Ereignis, das ihn, in Zusammenhang mit erhöhtem Alkoholkonsum, dazu verleitete, wieder mit dem Rauchen anzufangen. Über diese soziale Komponente hinaus ist Ernährung für Herrn Frei kein gesundheitsrelevanter Aspekt seiner Lebensgestaltung.

Gemäß seinen Gesundheitsvorstellungen steht für ihn an erster Stelle, sich maximal viele Gelegenheiten zu Aktivität, Anstrengung und Bewältigung von Anforderungen zu schaffen. Dennoch ist ihm als Gesundheitshandeln die Vermeidung von Streß besonders erwähnenswert. Bei seinem individuellen Streßkonzept geht es ihm weniger um den Aspekt der psychischen Be- oder Überlastung als vielmehr um Druck von außen, der seine Handlungsfreiheit einschränkt. Gesundheitshandeln gehört für ihn beispielsweise auch die Reduktion von fest vereinbarten Arbeitszeiten oder die Ablehnung von *Konsumzwang und Leistungs- also Anerkennungszwang* (789) und der daraus resultierenden Statussymbole.

a. Umgang mit Beschwerden und Krankheiten

Gesundheitliche Einschränkungen macht er letztlich mit sich selbst aus. Sein Umgang mit medizinischen Experten beschränkt sich auf die organisatorische Komponente: Er brauche lediglich den *Krankenzettel* (679) für den Arbeitgeber, um eine Grippe für einige Tage zu Hause auszukurieren. Mit seiner abwertenden Benennung des Krankenscheins als *Krankenzettel* nimmt er diesem eine inhaltliche Bedeutung und reduziert ihn auf seine formale Bedeutung. Zudem weist er auch dem Arzt selbst in einem solchen Falle nur eine formale, aber keine therapeutische Funktion im Heilungsprozeß zu. Es gehe hier vielmehr um seine persönliche *Erfahrung und das hat auch mein Arzt zu mir gesagt /.../ Wenn Sie Grippe haben und Sie kommen zu mir, dann dauert das eine Woche, bis es weg ist und wenn Sie nicht zu mir kommen, dann dauert es sieben Tage* (672-676). Herr Frei behält auch hier - im Einverständnis mit dem Experten - die Gestaltungsmacht über seine Lebensführung.

Ansonsten habe er *die letztn 15 Jahr also nichts mehr gehabt* (663). Ernsthaft krank - so antwortet er auf die diesbezügliche Frage der Interviewerin - sei er in seinem Leben nie gewesen, *also außer mal so ein bißchen unfallmäßig oder so* (684). Hinter dieser verharmlosenden Formulierung versteckt sich ein Motorradunfall, dessen Folgen er offensichtlich herunterspielt: *Ja, Motorradl halt und so, mei da derwischt es also viele eben. Aber des war auch nicht so schlimm, des war bloß sechs Wochen oder acht Wochen oder so mal* (687-689). Das Risiko für einen Unfall beim Motorradfahren erscheint ihm mehr als kollektives Schicksal, denn als individuell zurechenbares Ereignis. Und daß es auch ihn *derwischt* hat, ist eher ein Beweis für diese Willkür. Seine vage Zeitangabe über die Dauer seines Genesungsprozesses nach dem Unfall läßt vermuten, daß er diese - entsprechend seinem Selbstkonzept als körperlich starker Mann - eher herunterspielt. Herr Frei hat auch bei gravierenden Gesundheitsproblemen in erster Linie die Handlungsfreiheit über sein Leben im Blick.

b. Umgang mit Risiken

Daß er mit dem Motorradfahren nicht gleichzeitig jede risikoreiche Aktivität aufgegeben hat, zeigt sein aktuelles Hobby Drachenfliegen. Mehr noch: gerade das Risiko ist für ihn das Verlockende an diesem Sport: *Ja einen Kick braucht man. Also ich brauche es zumindest ab und zu, also, Adrenalin ist was Feines* (411-412). Dennoch ist Herr Frei kein Kamikaze-Held. Er stürzt sich nicht wagemutig und blind für die Gefahr in jedes Abenteuer. Ihm geht es vielmehr um ein *kalkuliertes Risiko* (439-440), um das Endergebnis einer scheinbar logischen Rechnung. Nicht die grundsätzliche Vermeidung von Risiken ist seine Lösung, sondern das gezielte Aufsuchen von risikoreichen Situationen und deren Bewältigung. *Man muß das halt schon intensiv betreiben, also nicht bloß einfach bloß immer auf Nummer Sicher fliegen, sondern ab und zu muß man einfach mal ein Risiko eingehen* (446-448), denn - so führt er diesen Gedanken etwas später aus, *wenn ich halt in der Situation dann noch nie gewesen bin, dann reagiere ich halt falsch , oder reagiere gar nicht, also - /.../ und das ist halt also das Gefährlichste überhaupt gell. Man muß da immer cool bleiben eigentlich, oder versuchen möglichst* (469-473). Die empirische Tatsache, daß er - anders als beim Motorradfahren - beim Drachenfliegen bislang unfallfrei geblieben ist, validiert für ihn sein Handlungskonzept des kalkulierten Risikos: *Ich hab jetzt inzwischen über vierhundert Flüge drauf und es ist noch nie was passiert* (430-431). Wie bei seiner allgemeinen Lebensgestaltung ist es auch beim Thema Risiko für Herrn Frei wichtig, zu betonen, daß er sich mit seiner Expansion der eigenen Handlungsfreiheit keinesfalls unsozial verhält. *Da <beim Drachenfliegen; Anm. d. Verf.> geh ich ein Risiko ein und das, da bin ich auch bloß für mich selber verantwortlich* (519-520), während er beispielsweise beim Autofahren sehr defensiv sei, um andere nicht zu gefährden, denn *beim Auto geht man halt ein sehr großes Risiko ein, eben auch für andere, nicht bloß für sich selber* (504-505). Von einem erwartbaren gesundheitlichen Risiko - so macht Herr Frei immer wieder deutlich - läßt er sich keine bestimmte Lebensgestaltung diktieren. Selbst wenn er seinen Bandscheibenschaden eindeutig als Folge seines Berufes identifiziert, bedeutet dies - wie oben ausgeführt - für ihn nicht automatisch, daß er deshalb den Beruf wechselt. Gemäß seiner Gesundheitstheorie wäre ein solcher Verzicht, ebenso wie strenge Verhaltensregeln und -normen, keineswegs förderlich: Sie reduzieren zwangsläufig seine Handlungsautonomie und damit das subjektive Wohlbefinden und wirken sich dadurch letztlich negativ auf die Gesundheit aus. Wie er am Beispiel des Rauchens ausführt, braucht er den selbständigen, vom eigenen Willen getragenen Entschluß aufzuhören, um die anschließend zu erwartenden Entwöhnungsschwierigkeiten überhaupt auf sich zu nehmen: *Das ist einfach, da brauche ich die Einstellung dazu. Ich muß das dann wirklich wollen. Weil momentan sehe ich keinen Anlaß, daß ich mich quäle und aufhöre* (124-125). Alles andere hat nach seiner Überzeugung keinen dauerhaften Erfolg. Daran ändert auch seine Einschätzung des Rauchens als *sehr schädlich* nichts.

6.4.4 Gesundheit und Partnerschaft

Herr Frei erzählt von seiner Frau als gleichberechtigter Partnerin. Beide sind berufstätig und haben keine Kinder, so daß er nicht die klassische Rolle als Familienvater und -ernährer und die damit verbundene Verantwortung für das (materielle) Wohl mehrerer Familienglieder übernehmen muß. Diese Unabhängigkeit ist für ihn eine ganz zentrale Voraussetzung für die Realisierung seiner Lebensphilosophie (s.o.), denn *ich meine gut, wenn einer alleine in die Arbeit geht und hat drei Kinder daheim und die Frau ist daheim, schaut das natürlich schon anders aus, aber der kann's im Kleinen eigentlich auch machen gell und, ich mein, ich mach das halt so, ich bin zufrieden mit dem, was ich an Geld zur Verfügung habe, das reicht mir für meinen, für den Spaß, was ich habe und für das, daß ich mal für später noch was auf die Seite tue und das reicht und mehr brauche ich nicht* (931-937). Diese Passage läßt auch vermuten, daß die Zukunftsplanung des Ehepaares Frei nicht auf die Gründung einer Familie mit Kindern angelegt ist, sondern eher dauerhaft auf der Kooperation zweier prinzipiell unabhängiger Partner basiert.

Klassische geschlechtsspezifische Rollenverteilungen (der Mann ist zuständig für die materielle, die Frau für die emotionale Versorgung der Familie) gelten für Herrn Frei auch im Bereich des Gesundheitshandelns nicht. Die innerfamiliäre Zuständigkeit für Gesundheit ist als Aktivität zweier gleichberechtigter Erwachsener konzipiert: *Da gibts eigentlich keinen Zuständigen, das macht also, da ist eigentlich jeder bisher-- da ist aber auch jeder drauf bedacht, eigentlich* (553-554). Dies gilt zumindest für die grundlegende Idee der Partnerschaft, sein zweifaches *eigentlich* läßt ahnen, daß die Realisierung im Alltag nicht immer so gelingt.

Daß seiner Frau in manchen Situationen auch andere Rollen zukommen, zeigt die Schilderung von Herrn Frei über seine Bemühungen, das Rauchen aufzuhören. Der Ausgangspunkt liegt einige Zeit zurück, als Frau Frei zu rauchen aufhörte. *Und dann habe ich also gesehen, daß das also über ein paar Monate weg, also drei vier Monate, daß das also die Persönlichkeit eigentlich extrem verändert hat der Entzug /.../ des war eigentlich das auslösende Moment, daß ich dann gesagt hab, also sowas ist also echt ein alter Hut, wenn man sich in so ein Abhängigkeitsverhältnis gibt und da habe ich dann also auch gesagt 'Okay, Feierabend, jetzt rauche ich also nicht mehr'* (57-66). An ihrem Beispiel erkennt er spiegelbildlich die eigene Abhängigkeit und beschließt, selbst auch aufzuhören. Zentrales Argument für diesen Entschluß ist seine Erkenntnis über eine bestehende Abhängigkeit - als Gegensatz zur Handlungsfreiheit - und nicht über körperliche Folgeerscheinungen des Rauchens. Gleichzeitig interpretiert er seinen Entschluß als einen freiwilligen, der nur dem eigenen Willen unterworfen war und behält somit die Gestaltungsmacht, sich eigenständig aus der erkannten Abhängigkeit zu befreien.

Daß Herr Frei trotz dieser Erkenntnis später wieder anfängt zu rauchen und bis heute auch *ziemlich viel* (19) raucht, stellt er erneut in Zusammenhang mit dem Handeln seiner Frau. Nachdem seine Frau wieder anfing zu rauchen, dauert es nicht lange und Herr Frei greift ebenfalls wieder zur Zigarette: *Und dann hab ich mir gedacht mei, gell, 'was die kann, kann ich auch, dann kann ich eigentlich auch mal eine rauchen'* und so ist des losgegangen (99-101). Mit dieser Wendung in einen Wettkampf wandelt Herr Frei die eigene Schwäche, ohne die

Stütze (90) und den *Rückhalt* (92) seiner Frau nicht abstinent bleiben zu können, in Stärke um: Beide Partner wetteifern nun um die Fähigkeit, mit dem Rauchen richtig umgehen zu können. Sein Bild der gleichberechtigten Partnerschaft ist so wieder hergestellt.

6.4.5 Überblick

Die Falldarstellung von Herrn Frei läßt sich in bezug auf unsere zentralen Auswertungsbereiche wie folgt zusammenfassen:

Tab. 6.4: Gesundheitsvorstellungen und Lebenskonzept: Herr Frei

Lebenskonzept	Autonomie
Gesundheitskonzept a. dynamisches Modell	- Expansion: Das Generator-Modell
b. Inhalte	- maximale Handlungs- und Gestaltungsfähigkeit - psychisches Wohlbefinden - Abwesenheit von Einschränkungen
Gesundheitstheorie	- Stärkung und Erweiterung von Potentialen
a. positive Einflüsse	- Herstellung einer positiven Lebenseinstellung - Handlungs- und Entscheidungsfreiheit
b. negative Einflüsse	- Einschränkungen unterschiedlichster Art
Gesundheitshandeln	- Maximierung der psychischen und körperlichen Gestaltungsmöglichkeiten - Minimierung von äußeren Einschränkungen - Kontrollierte Grenzerfahrungen

6.5 Lebenskonzepte und Gesundheit im Alltag: Ein Überblick

Anhand der vier ausführlichen Einzelfälle zeigten wir exemplarisch, in welche komplexen individuellen Zusammenhänge Gesundheitsvorstellungen und Gesundheitshandeln im Alltag eingebettet sind. Dabei gehen wir von einer Dominanz der biographisch gewachsenen Lebenskonzepte aus: Gerade weil Gesundheit in unserem Kulturkreis als prinzipiell beeinflußbar gilt (vgl. Kap. 3), ist es überhaupt sinnvoll, sich im Rahmen der individuellen Lebensgestaltung mit dem Thema Gesundheit auseinanderzusetzen. Dabei gehen wir von einer Dominanz der biographisch gewachsenen Lebenskonzepte aus: Welche subjektiven Vorstellungen von Gesundheit und welche individuellen Einflußmöglichkeiten Personen jedoch für sich selbst sehen, hängt ganz entscheidend davon ab, welche Gestaltungsspielräume das jeweilige Lebenskonzept grundsätzlich eröffnet und welches Handlungsbedürfnis daraus entsteht. Während die gängigen Gesundheitsregeln, die sich auf bestimmte Risikoverhaltensweisen beschränken, suggerieren, daß es objektiv richtige Verhaltensweisen gibt, gehen wir nicht davon aus, daß bestimmte Gesundheitsvorstellungen und -Konzepte per se 'gut' oder 'schlecht' sind. Allerdings haben die unterschiedlichen Konzepte auf Grund ihrer verschiedenen Grade an Komplexität und Variabilität jeweils spezifische Chancen und Risiken bei der Bewältigung von gesundheitlichen Anforderungen und Belastungen.

Die Lebenskonzepte bestimmen insbesondere, inwieweit die in den subjektiven Gesundheitstheorien enthaltenen Wirkmechanismen überhaupt eine Bedeutung für die alltägliche Lebensgestaltung haben. In der folgenden Tabelle 6.5 werden die Ergebnisse aus den vorangegangenen Falldarstellungen und den Typenbildungen zusammengefaßt und um solche Aspekte erweitert, in denen sich die vier verschiedenen Typen von Gesundheitsvorstellungen systematisch unterscheiden. Dabei wird deutlich, daß das in der Gesundheitswissenschaft wichtige Konstrukt einer generellen "personalen Kontrollüberzeugung", nämlich die Vorstellung, einen wirksamen Einfluß auf die eigene Lebensgestaltung nehmen zu können (vgl. Kap. 1.3.2), nicht ausreicht, um das individuelle Gesundheitshandeln zu erklären. Ob ein bestimmtes Verhalten auch realisiert wird, hängt darüber hinaus auch entscheidend von dem individuellen Handlungsbedürfnis ab, inwieweit nämlich überhaupt die Motivation zu einer aktiven gesundheitsbezogenen Lebensweise besteht. Dieses Handlungsbedürfnis steht in Zusammenhang mit dem übergreifenden Lebenskonzept und mit der aktuellen Lebenssituation.
So enthält das Lebenskonzept der "Sozial normierte Lebensgestaltung", wie es der Selbst- und Weltsicht von Frau Nestroy zugrunde liegt, relativ wenige individuelle Entscheidungsbereiche. Das ganze Leben wird als kaum persönlich gestaltbar erlebt, sondern vielmehr als Ablauf von allgemein gültigen Prozessen wahrgenommen, die das Individuum nur sehr begrenzt lenken kann. Auch Gesundheit wird im Rahmen des daraus resultierenden Schalter-Modells generell als wenig beeinflußbar eingeschätzt, die subjektive Kontrollüberzeugung ist niedrig. Gerade weil aber Personen dieses Typus insgesamt wenig individuellen Handlungsbedarf in ihrer Lebensgestaltung sehen, ist ihr gesundheitsbezogenes Handlungsbedürfnis ebenfalls gering. Gesundheit wird nicht als positiv herstellbar, sondern in ihrer Negation als Krankheit oder gestörtes Wohlbefinden erlebt. Es besteht deshalb keine salutogenetische Handlungsorientierung und auch präventive Aktivitäten werden als letztlich ineffektiv betrachtet. Die gering eingeschätzte Kontrollüberzeugung stimmt mit dem geringen Handlungsbedürfnis überein.

	Frau Nestroy	Frau Aschauer
Lebenskonzept	sozial normierte Lebensweise	Rationale Lebensgestaltung
Gesundheitskonzept		
a. dynamisches Modell	On-off Das Schalter Modell	Reduktion Das Batterie-Modell
b. Inhalte	- Abwesenheit von Krankheit - Abwesenheit von Störungen des Wohlbefindens	- Abwesenheit von Schmerzen - Erhalt eines körperlichen / seelischen Wohlbefindens - Erhaltung von Kraft / Energie
Gesundheitstheorie	Schicksalhaftes Eintreten von Krankheiten	Sukzessiver Abbau im Lebensverlauf
Kontrollüberzeugung	niedrig	niedrig
Handlungsbedürfnis	gering	hoch
Gesundheitshandeln	Dominanz einer Lust-Unlust-Orientierung	Dominanz einer rational gesteuerten Lebensgestaltung
salutogenetische Handlungsorientierung	nicht vorgesehen	Schonung von Ressourcen
präventive Aktivitäten	werden wegen mangelnder Effektivität abgelehnt	basieren auf Expertenwissen

Abb. 6.5: Lebenskonzept, Gesundheitsvorstellungen und Gesundheitshandeln im Überblick

Herr Reimer	Herr Frei	
Soziale Harmonie	Autonomie	Lebenskonzept

Regeneration
Das Akkumulator-
Modell
 	
- seelisch-
  körperlich-
  soziales
  Wohlbefinden
- Harmonie
	Expansion
	Das Generator-
	Modell
	
	- maximale
	  Handlungs- und
	  Gestaltungs-
	  fähigkeit
	- psychisches
	  Wohlbefinden
	- Abwesenheit von
	  Einschränkungen
		Gesundheitskonzept
		
		a. dynamisches Modell
		
		b. Inhalte

Herstellen eines mehrdimensionalen Gleichgewichts	Stärkung und Erweiterung von Potentialen	Gesundheitstheorie
hoch	hoch	Kontrollüberzeugung
hoch	gering	Handlungsbedürfnis
kontinuierliche Balance Erhalt von Ressourcen basieren auf Erfahrungswissen	Maximierung der Gestaltungsmög- lichkeiten Erweiterung von Ressourcen werden abgelehnt, weil unnötig	Gesundheitshandeln salutogenetische Handlungs- orientierung präventive Aktivitäten

Anders stellt sich die Situation für Personen dar, die Gesundheit gemäß dem Batterie-Modell konzipieren: Ihre Lebensqualität wird durch die Vorstellung von einer sukzessiven und nur bedingt steuerbaren Verminderung von Gesundheitspotentialen belastet. Deshalb steht ihrer niedrigen generellen Kontrollüberzeugung ein hohes Bedürfnis nach Handlungs- und Einflußmöglichkeiten gegenüber. Die daraus entstehende kognitive oder emotionale Dissonanz kann durch die im Fallbeispiel Frau Aschauer überwiegende rationale Gestaltung ihres Gesundheitshandelns gelöst werden. Werden diese individuellen Spielräume nicht gesehen, dann überwiegt eine depressive Grundstimmung. Diese ist oft verknüpft mit Anklagen an allgemeine gesellschaftliche Mißstände (Luftverschmutzung, Leistungsdruck), denen der Einzelne hilflos ausgeliefert sei und die die Mächtigeren dieser Erde beseitigen müßten. Für präventive Aktivitäten wird auf sachliches Expertenwissen unterschiedlichster Herkunft zurückgegriffen. In ihrer Handlungsorientierung konzentrieren sich die Personen dieses Typus in einer defensiven Grundhaltung auf die Schonung ihrer vorhandenen Ressourcen.

Genau hierin besteht der Unterschied zu den Personen des Akkumulator-Typus. Auch sie gehen von der Existenz von Einflußfaktoren aus, die ihr Gesundheitspotential reduzieren, sehen aber zusätzlich auch die Möglichkeit zu dessen Regeneration und Ausgleich. Insofern ist ihr Handlungsbedürfnis hoch und befindet sich in einer Übereinstimmung mit der subjektiven Kontrollüberzeugung: Das Ausgleichsmodell impliziert den Wunsch nach aktiver Balance von gesundheitsförderlichen und -riskanten Faktoren und die Erfahrung, diese auch mit den unterschiedlichsten Mitteln und auf verschiedenen Ebenen herstellen zu können. Es geht diesen Personen darum, ihre Ressourcen so gut und lange wie möglich wieder herstellen zu können. Dazu gehören auch gezielte präventive Aktivitäten, deren Angemessenheit an den eigenen Erfahrungen gemessen wird.

Die Personen mit dem Gesundheitskonzept des Generator-Modells gehen darüber noch hinaus: Sie zielen die Erweiterung ihrer Ressourcen und Potentiale an. In ihrem Bemühen um eine Maximierung ihrer Gestaltungsmöglichkeiten neigen sie dazu, ihre eigenen Gestaltungsmöglichkeiten zu überschätzen. Ihre subjektive Kontrollüberzeugung ist sehr hoch (*Man ist krank, weil man krank sein will*). Gleichzeitig ist ihr gesundheitsbezogenes Handlungsbedürfnis gering, weil die dafür auch erforderlichen Aspekte der präventiven Schonung vor Überlastungen oder der Regeneration sehr schnell als Einschränkungen der Lebensgestaltung erlebt und damit abgelehnt werden. Insofern sind Personen dieses Typus in Gefahr, sich selbst zu überfordern, weil sie auch Grenzen überschreiten, die notwendig zum Erhalt ihrer Gesundheit wären.

Diese an vier exemplarischen Fällen dargestellten Zusammenhänge zwischen Lebenskonzepten, Gesundheitsvorstellungen und Gesundheitshandeln im Alltag zeigen nicht nur die Komplexität, die typischen Ausprägungen und die Kontextbedingungen einer gesundheitsbezogenen Laienkompetenz. Diese Ergebnisse stellen zudem wesentliche empirische Grundlagen für die Konzeption einer salutogenetisch orientierten Gesundheitsförderung dar, die wir im abschließenden Kapitel 7 näher ausführen werden.

7. Gesundheit im Alltag: Laienkompetenz und Perspektiven einer salutogenetisch fundierten Gesundheitsförderung

Ausgangspunkt für die vorliegende Untersuchung war die Erkenntnis, daß die Gesundheitswissenschaften bisher eine gerade für die präventive Praxis zentrale Frage vernachlässigt haben, nämlich wie Gesundheit im Alltag hergestellt wird. Gesunde Laien und das Laiengesundheitssystem sind nicht nur Ziel, sondern insbesondere Basis für alle Bemühungen, Gesundheit in der Bevölkerung zu erhalten und zu fördern. Deshalb untersuchten wir die Frage, welche gesundheitsbezogenen Überlegungen sich Menschen machen und über welche Aktivitäten sie in ihrem Alltag versuchen, ihre Gesundheit zu erhalten. Gegenüber der häufigen Unterstellung, daß Laien sich gerade durch Defizite in ihrem Gesundheitswissen, durch gesundheitliche Risiken in ihren Lebensstilen und Unzulänglichkeiten in ihrem Gesundheitsverhalten auszeichnen, möchten wir den Blick auf ihre Kompetenzen und ihre Selbsthilfepotentiale lenken. Zentraler Hintergrund dafür sind empirische Befunde über die gesundheitliche Bedeutung des Lebensstils und über den Umfang von gesundheitsbezogenen Selbsthilfeaktivitäten. Die Mehrzahl von gesundheitsbezogenen Handlungen findet nämlich im Alltag außerhalb des professionellen Gesundheitssystems statt, z.B. in Form von Selbstmedikation, durch "Laienkonsultation", durch den Ausgleich von gesundheitlichen Risiken oder durch gezieltes präventives Handeln.

Wir haben uns deshalb der Kompetenz von Laien konsequent aus der subjektiven Sicht der befragten Menschen genähert und versucht, das Gesundheitshandeln im Alltag aus deren eigener Logik zu rekonstruieren. In diesem abschließenden Kapitel werden wir zentrale Ergebnisse aus dieser Untersuchung hervorheben und Perspektiven für eine salutogenetisch fundierte Gesundheitsförderung entwerfen, die sich aus diesen Erkenntnissen ableiten lassen.

7.1 Laienkompetenz in Gesundheitsvorstellungen und Gesundheitshandeln: Zusammenschau der Untersuchungsergebnisse

Das Wissen und die Kompetenzen von Laien können nur angemessen rekonstruiert werden, wenn ihrer subjektiven Sicht auch in der Forschungsmethodik Raum gegeben wird und diese nicht wiederum von Experten weitgehend vorstrukturiert wird. Forschungsfragen, die solche subjektiven Vorstellungen und komplexen Zusammenhänge erfassen wollen, müssen sich daher notwendigerweise qualitativer Untersuchungsansätze bedienen.

Die folgende Zusammenschau einiger zentraler Ergebnisse basiert auf einer qualitativen Studie und intensiven Interviews mit berufstätigen Erwachsenen aus Handwerks- und Verwaltungsberufen.

7.1.1 Die Gesundheitskonzepte von Laien sind ganzheitlich und dynamisch

Erwachsene Menschen haben einen inhaltlich differenzierten und überwiegend *positiven* Begriff von Gesundheit. Für viele der befragten Menschen weist Gesundheit eine Kombination von positiven und negativen Bedeutungsvarianten auf. Subjektive Gesundheitskonzepte sind zudem dynamisch ausgerichtet und inhaltlich oft ganzheitlich auf körperlicher, psychischer und sozialer Ebene angelegt. Die positiven Bestimmungen von Gesundheit sprechen insbesondere das körperliche und psychische Wohlbefinden sowie die Handlungs- und Leistungsfähigkeit an. Diese Ergebnisse unserer Untersuchung replizieren und ergänzen die Erkenntnisse der zu diesen Fragen bereits vorliegenden sowohl quantitativen als auch qualitativen Forschungen (vgl. Kap. 1). Wenn Menschen Gesundheit aber positiv und nicht nur über die Abwesenheit von Krankheit bestimmen, dann bedeutet das erstens, daß ein Potential im Alltag vorhanden ist, sich an Gesundheit und nicht nur an Krankheit zu orientieren, und daß somit ein salutogenetisches Denken in der Bevölkerung sehr wohl relevant ist. Es bedeutet zweitens, daß der verbreitete Expertenbegriff von Gesundheit als Abwesenheit von Krankheit in deutlichem Kontrast zum vorherrschenden Laienbegriff steht: Treten somit Laien in Kontakt mit Professionellen, etwa bei der Prävention oder bei der Behandlung von Krankheiten, dann können aufgrund unterschiedlicher Gesundheitskonzepte und der daraus resultierenden Gesundheitsziele vielfältige Verständigungsschwierigkeiten auftreten.

Die Rekonstruktion der impliziten *dynamischen* Dimension subjektiver Gesundheitskonzepte bringt einen neuen Aspekt in dieses Forschungsfeld. Wurde bislang von einem statischen Gesundheitsbegriff im Sinne eines Gesundheitszustands ausgegangen, so machte unser biographischer Forschungsansatz deutlich, daß Vorstellungen von Gesundheit immer auch eine zeitliche Dimension implizieren und in die Zukunft gerichtet sind. Wir haben die rekonstruierten vier Vorstellungstypen (On-off, Reduktion, Regeneration und Expansion) durch die energetischen Metaphern "Schalter", "Batterie", "Akkumulator" und "Generator" charakterisiert. Im Schalter-Modell wird Gesundheit als ein Zustand gedeutet, der in sich konstant bleibt und erst durch seine Abwesenheit, nämlich den Eintritt einer Krankheit, wahrnehmbar wird. Dabei gibt es kaum gesundheitsbezogene Einfluß- und Handlungsmöglichkeiten. Das Auftreten einer Krankheit gleicht einem schicksalhaften Geschehen. Im Batterie-Modell wird Gesundheit als ein (interindividuell unterschiedlich großes) begrenztes Reservoir konzipiert, das im Lebensverlauf sukzessiv reduziert wird. Beeinflußbar ist hier lediglich die Geschwindigkeit, mit der dieses Energiereservoir abnimmt. Deshalb dominieren bei diesem Typus defensive, auf Schonung und Belastungsabbau ausgerichtete Gesundheitsaktivitäten. Im Unterschied dazu wird im Konzept des Akkumulator-Modells davon ausgegangen, daß auch eine Regeneration des Gesundheitspotentials möglich ist. Das Gesundheitshandeln im Alltag ist bei diesem Typus gekennzeichnet durch eine aktive Lebensgestaltung mit dem Ziel eines umfassenden Ausgleichs von Risiken und Belastungen auf körperlicher, seelischer und sozialer Ebene. Im Rahmen des Generator-Modells wird darüber hinaus angenommen, daß das mehrdimensionale Gesundheitspotential nicht nur regenerierbar, sondern prinzipiell auch erweiterbar ist. Im Alltag wird deshalb ein maximaler Handlungs- und Gestaltungsspielraum und die Erweiterung von dessen Grenzen angestrebt.

Die in unserem Studiendesign angelegte Frage, ob sich subjektive Gesundheitskonzepte über die deutlichen individuellen Differenzen hinaus auch nach sozialen Kategorien wie Geschlecht und Berufszugehörigkeit unterscheiden, muß nach unseren Ergebnissen eher verneint werden. Wir fanden in den subjektiven Konzepten von Gesundheit weder auf der inhaltlichen noch auf der dynamischen Dimension ausgeprägte Geschlechtsunterschiede; die erkennbaren Differenzen waren auf die Kategorie des Wohlbefindens beschränkt: Männer tendieren dazu, Gesundheit eher auf der Ebene körperlichen Wohlbefindens zu bestimmen, Frauen sehen dagegen die psychische und körperliche Ebene des Wohlbefindens mehr zusammen. Systematische Unterschiede zwischen den Berufsgruppen nach Hand- und Kopfarbeit waren nicht festzustellen. Dieser Ergebnisse müssen jedoch auf dem Hintergrund unserer Auswahlkriterien für die Untersuchungsgruppen gesehen werden: Durch die Befragung von berufstätigen Frauen und Männern innerhalb einer konstanten sozialen Schicht im Bereich mittlerer Qualifikation haben wir eine Reihe möglicher geschlechts- und schichtspezifischer Einflußfaktoren (wie z.B. Hausfrauenrolle, Bildung) ausgeschlossen.

7.1.2 Laien haben komplexe und salutogenetische Gesundheitstheorien

Eine qualitative und interpretative Untersuchung von Gesundheitsvorstellungen läßt weiterhin erkennen, daß Laien komplexe Überlegungen darüber anstellen, welche Einflüsse auf die eigene Gesundheit bestehen und wie Gesundheit erhalten oder gefährdet werden kann. Wir bezeichnen diese Vorstellungen als subjektive Theorien, weil sie systematische Verknüpfungen und Erklärungen darstellen. Die in dieser Studie rekonstruierten Laientheorien weisen eine große Spannbreite in bezug auf Inhalt und Komplexität auf. Die befragten Personen formulieren unterschiedliche *Einflußprozesse* (in Form von Schicksals-, Risiko-, Ressourcen-, Balance- oder psychosomatischen Gleichgewichtstheorien) und verschiedene inhaltliche *Einflußbereiche* auf die Gesundheit (wie körperliche und psychische Dispositionen, verschiedene Aspekte der Lebensweise, der sozialen und ökologischen Umwelt, sowie Alter und Schicksal). In den Theorien werden individuell sehr unterschiedliche Schwerpunkte gesetzt. Bemerkenswert ist jedoch, daß die meisten befragten Personen ihre Gesundheit nicht nur durch einzelne Risikofaktoren, sondern durch vielfältige Ebenen (Umwelt, Psyche, Verhalten, Disposition) und Lebensbereiche beeinflußt sehen; dabei thematisieren sie sowohl gesundheitliche Risiken als auch Ressourcen und nehmen je nach Einflußbereich in unterschiedlicher Weise internale und externale Kontrolle wahr. So werden beispielsweise verschiedene riskante Aspekte der beruflichen Umwelt in systematischen Zusammenhang mit der eigenen psychischen Disposition und der Lebensweise gebracht. Erst die jeweilige subjektive Theorie läßt die Bedeutung einer Risikowahrnehmung oder Kontrollüberzeugung erkennen; das zeigt, daß eine Untersuchung von isolierten Kognitionen oder Risikofaktoren leicht zu falschen Schlußfolgerungen führt. Das Gesundheitshandeln von Laien im Alltag erweist sich somit als wesentlich bestimmt von ihren inhaltlichen und dynamischen Gesundheitskonzepten, von ihren subjektiven Gesundheitstheorien sowie von den daraus resultierenden Handlungsorientierungen.

Zudem geben Laien vielfältige Antworten auf die *salutogenetische* Frage: Wie können Menschen trotz Risiken gesund bleiben? Sie verweisen auf komplexe *Ausgleichsprozesse* zwischen verschiedenen Ebenen von Gesundheit oder zwischen einzelnen Lebensbereichen. Gesundheitliche Widerstandsressourcen sind dabei von großer Bedeutung, beispielsweise die eigene Konstitution, die Stärke des Immunsystems, psychisches Selbstvertrauen, Bewältigungskompetenzen oder soziale Unterstützungssysteme. Gelegentlich werden auch komplexe protektive Überzeugungen erkennbar, die Antonovskys Gefühl der Kohärenz sehr nahe kommen. Viele subjektive Theorien gründen auf der Vorstellung einer ständigen Balance. Sie betonen die Kompensation bestimmter Risiken durch gezielte Ausgleichshandlungen oder durch positive Kräfte in anderen Bereichen des Lebens (etwa durch Naturerfahrungen, soziale Harmonie in der Familie, entspannende Freizeitaktivitäten). Eine weitere Form des Ausgleichs wird zwischen verschiedenen Ebenen von Gesundheit angenommen; so könnten etwa psychische Belastungen durch körperliches Ausagieren oder Entspannen sowie durch eine gute familäre Unterstützung kompensiert werden. Die Bedeutung dieser subjektiven Gesundheitstheorien liegt darin, daß sie in der Regel aus eigenen Lebenserfahrungen entstanden sind und damit große subjektive Evidenz und Handlungsrelevanz haben. Diese Laientheorien weisen jedoch auch eine deutliche Nähe zu wissenschaftlichen Theorien der Gesundheit auf, die etwa in der Psychosomatik, Psychologie oder in den Sozialwissenschaften formuliert wurden. Subjektive Theorien könnten somit auch als Quelle für die Weiterentwicklung wissenschaftlicher Theorien verstanden werden: Sie demonstrieren, wie sich Menschen auf der Grundlage ihrer alltäglichen und lebensgeschichtlichen Erfahrungen vorstellen, Gesundheit erhalten zu können, und geben damit *ihre* Antwort auf die Frage der Salutogenese.

Inwieweit diese subjektiven Gesundheitsvorstellungen handlungsrelevant werden, hängt weiterhin von den jeweiligen allgemeinen und situationsspezifischen Kontrollüberzeugungen und dem individuellen Handlungsbedürfnis ab. Um die Bedeutsamkeit eines Motivs zum Gesundheitshandeln abschätzen zu können, ist es entscheidend, über die bisherigen Überlegungen hinauszugehen und das Motivsystem Gesundheit im Kontext anderer Motivsysteme zu betrachten. Nach unseren Ergebnissen bedeutet dies, das individuelle Lebenskonzept und die spezifischen Lebensumstände einer Person zu berücksichtigen.

7.1.3 Gesundheitsvorstellungen stehen im Kontext von übergreifenden Lebenskonzepten

Die subjektiven Konzepte von Gesundheit stellen eine wesentliche kognitive Grundlage für das Handeln dar, weil deren Inhalte bestimmen, welche Wirklichkeitsausschnitte überhaupt in Hinblick auf Gesundheit wahrgenommen werden, und weil deren Dynamik ihre grundlegende Bewegung andeutet: Die Vorstellung von Gesundheit als Leistungsfähigkeit, die mit zunehmendem Alter abnimmt, fokussiert beispielsweise andere Phänomene in der Selbst- und Weltwahrnehmung als etwa ein subjektives Konzept von Gesundheit als psychisches Wohlbefinden, das ein Potential zur ständigen Regeneration hat. Subjektive Gesundheitstheorien spezifizieren darüber hinaus die wahrgenommenen Einflußebenen und -prozesse; sie deuten damit die konkreten Richtungen an, die ein Gesundheitshandeln nehmen könnte und geben über die personalen Kontrollüberzeugungen Hinweise, welche Erfolgserwartungen damit verbunden sind. Unsere Ergebnisse verdeutlichen jedoch die Notwendigkeit, Gesundheit in den alltäglichen Lebenskontext zu stellen, wenn die Umsetzung eines intendierten Handelns erklärt werden soll. Die Identität und das Lebenskonzept einer Person, die durch die jeweilige Lebenssituation geprägte Struktur des Alltagshandelns und der soziale Kontext stellen entscheidende Rahmenbedingungen für das Gesundheitshandeln im Alltag dar.

Als *Lebenskonzepte* verstehen wir die biographisch gewachsenen, expliziten und impliziten Vorstellungen, die sich Menschen von ihrem Leben und der Gestaltung ihres Lebens machen. Lebenskonzepte sind eng mit der Identität einer Person verbunden; sie stellen die auf die Alltagsgestaltung gerichteten Anteile und subjektiven Konstruktionen dar. Sie wirken als übergreifende Deutungs- und Wahrnehmungsstrukturen und beeinflussen dadurch auch die subjektiven Gesundheitsvorstellungen. So steht in unserer Studie das dichotome Gesundheitsmodell "Schalter" in Zusammenhang mit einer als selbstverständlich interpretierten sozial normierten Lebensweise. Hier wird von allgemein gültigen Regeln ausgegangen, die eine individuelle Lebensgestaltung weitgehend überflüssig machen. Das Batterie-Modell korrespondiert mit einer defensiven Lebensweise und einem starken Kontroll- und Schutzbedürfnis. Dieses kann beispielsweise durch eine rational dominierte Lebensgestaltung realisiert werden. Die gesundheitsbezogenen Ausgleichshandlungen des Akkumulator-Modells stehen in engem Zusammenhang mit der umfassenden Balance unterschiedlicher Lebensbereiche und der Herstellung einer sozialen Harmonie. Dagegen ist das auf Expansion ausgerichtete Generator-Modell eingebettet in eine auf personale Handlungsfreiheit zielende Autonomie des Subjekts. Diese Verbindungen zeigen, daß es unangemessen wäre, Gesundheit als ein isoliertes Handlungsziel zu verstehen. Für den im Alltag handelnden Menschen steht Gesundheit immer in einem Kontext und in möglicher Konkurrenz zu einer Fülle von Lebenszielen und Anforderungen. Wie jemand mit seiner Gesundheit umgeht, ist somit nicht nur abhängig von seinen Gesundheitsvorstellungen, sondern auch von dessen Identität und Lebenskonzept, d.h. davon, wie er sich und sein Leben sieht und gestaltet.

7.1.4 Gesundheitshandeln bedeutet die Umsetzung von Erfahrungswissen

Das gesundheitsbezogene Alltagswissen von Laien stellt ein stark erfahrungsnahes Wissen dar, das in der Identität eines Individuums verankert ist. Natürlich beziehen sich Menschen auch auf allgemeine und öffentlich vermittelte Gesundheitsregeln, die über Experten und Medien transportiert werden. Derartige allgemeingültige Regeln werden jedoch nur so weit rezipiert und umgesetzt, als sie den individuellen Wahrnehmungs- und Deutungsmustern entsprechend modifiziert und dadurch in die persönlichen Gesundheitsvorstellungen und Identitätsstrukturen integriert werden können.

Das Gesundheitwissen als Teil des Alltagswissens ist *subjektiviertes* und *kontextualisiertes* Wissen, weil es zum einen auf ganz persönlichen subjektiven Erfahrungen beruht und weil es zum anderen im Kontext des Alltagslebens einer Person erworben wurde und nur in diesem Kontext verständlich ist. Insofern ist es einmalig und idiosynkratisch. Das gesundheitsbezogene Laienwissen umfaßt aber neben eigenen oder im sozial Umkreis vermittelten Erfahrungen auch ein Wissen, das über Experten, Medien und Sozialisationsinstanzen kulturell tradiert wird. Insofern basiert das Gesundheitshandeln sowohl auf gesellschaftlich und kulturell ähnlichen Wissensbeständen (*sozialen Repräsentationen*) als auch auf individuellen Vorstellungen, die durch unterschiedliche Lebenserfahrungen und Lebensziele erworben und überformt sind.

Unsere Ergebnisse zeigen, daß die eigenen *Erfahrungen* mit Krankheiten und Alltagsbeschwerden oder mit Erkrankungen von Bezugspersonen eine zentrale Bedeutung für die Entstehung und Veränderung gesundheitsbezogener Überzeugungen haben. Sie liefern sinnliche Erfahrungen über Zusammenhänge zwischen körperlichen und psychischen Prozessen, über den Einfluß externer Kräfte oder eigener Verhaltensweisen, über die Wirksamkeit von bestimmten Selbsthilfemaßnahmen oder von Behandlungen durch Experten. Derartige Erlebnisse sind das empirische Material für die Generierung oder den Umbau subjektiver Theorien und damit die Basis für eine Veränderung von Handlungsintentionen. Zudem können auch biographische Erfahrungen oder soziale Anregungen entscheidend dazu beitragen, daß sich der Stellenwert von Gesundheit im Leben verändert und sich damit das Bedürfnis zu einem gesundheitsbezogenen Handeln erhöht: Lebensereignisse wie eine neue Partnerbeziehung oder die Gründung einer Familie erwiesen sich häufig als Anstöße für eine stärkere Auseinandersetzung mit gesundheitlichen Fragen und einer größeren Gewichtung von Gesundheit. Aus dieser Umgewichtung von Werten im Leben und einer daraus resultierenden größeren Handlungspriorität für Gesundheit können sich deutliche Veränderungen in der gesundheitsbezogenen Lebensweise ergeben.

Hier stellt sich die Frage, welchen Einfluß medizinische oder andere *Experten* bei der Änderung und Motivierung des Gesundheitshandelns haben. Aus der Sicht der von uns befragten Personen haben sie im präventiven Bereich nur eine geringe Bedeutung, sie geben jedoch gelegentlich Anstöße zu einer Veränderung. Medizinisch diagnostizierte Befunde (wie z.B. ein zu hoher Cholesterinwert, Harnsäurespiegel oder Blutdruck) und eine entsprechende Beratung können zu einer Veränderung in Handlungsbereichen (etwa in der Ernährung oder Bewegung) führen; sie tun das aber nur dann, wenn in den subjektiven Gesundheitsvorstellungen eine Offenheit dafür besteht. Umgekehrt waren aber auch negative Erfahrungen mit Experten häufig der Grund für eine Änderung der Lebensweise. Manche komplexen und psychosomatisch geprägten Gesundheitstheorien wurden erst in langen kritischen Auseinandersetzungen mit schulmedizinischen Experten und deren Behandlungsmethoden entwickelt. Gerade in diesen Fällen wurden wichtige Impulse und Informationen für einen veränderten Umgang mit Alltagsbeschwerden und (Infektions-)Krankheiten auch auf homöopathisch geprägte Ärzte oder Heilpraktiker zurückgeführt. Expertenwissen, auch in Form von Ratgeberliteratur und Volkshochschulkursen, wird von Laien bei Bedarf ebenso herangezogen wie informelle Ratschläge aus dem sozialen Netzwerk. Die Kontrolle über ihre Verwendung und über die Ausrichtung des Gesundheitshandeln bleibt jedoch überwiegend in den eigenen Händen. Insgesamt muß somit betont werden, daß die auf die Gesunderhaltung im Alltag bezogene Lebensweise in hohem Maße in *Selbsthilfe* und nach eigenen Vorstellungen erfolgt.

7.1.5 Gesundheitshandeln muß in das Alltagshandeln und den Lebenskontext eingepaßt werden

Die subjektwissenschaftliche Fundierung unserer Untersuchung, die sich von der in der Gesundheitsforschung dominierenden theoretischen Konzeption eines Gesundheits- und Risikoverhaltens unterscheidet, hat weitreichende Konsequenzen, die sich auch in den Ergebnissen abbilden: Unser Verständnis von einem relativ bewußten *Gesundheitshandeln im Alltag*, das in eine gesundheitsbezogene Lebensweise integriert ist, erbrachte andere als die gängigen Befunde. Wir konnten nachweisen, daß das Gesundheitshandeln nicht nur aus unterschiedlichen Verhaltensmomenten besteht, sondern daß es möglich ist, es in seiner Gesamtausrichtung und in seiner subjektiven Begründungslogik zu betrachten. Wir haben Formen des Gesundheitshandelns rekonstruiert, die als unterschiedliche Realisierungen eines bestimmten Gesundheitsmotivs in der Lebensweise zu verstehen sind. Dies bedeutet: Zentral ist nicht, welche einzelnen Verhaltensweisen eine Person zeigt, sondern wie die *Gesamtbilanz ihrer Lebensweise* und deren subjektive Begründung aussieht. Wesentlich sind also nicht die motivationalen Bedingungen spezifischer, von außen vorgegebener Verhaltensweisen, sondern die komplexen Formen der Umsetzung einer in individuellen Vorstellungen repräsentierten Motivation zur Gesunderhaltung in den eigenen Alltag.
Die Orientierung der Gesundheitsförderungsbotschaften an festen Verhaltensnormen und an allgemeingültigen Regeln führt zu dem Problem einer starken Moralisierung von Gesundheit. Die als *Healthismus* kritisierte öffentliche Präventionspolitik fordert die generelle Einhaltung von Regeln, die aus Risikofaktoren abgeleitet wurden (Crawford, 1980; Kühn, 1993). Diese öffentliche Vorgabe, gesund zu leben, läßt sich aber weder nach objektiven Kriterien bestimmen noch absolut verwirklichen; sie führt vielmehr sehr leicht zu einem gesundheits-

moralischen Rigorismus, bei dem Abweichungen von den Regeln sozial sanktioniert werden. Demgegenüber schlagen wir vor, die gesundheitsbezogene Lebensweise unter aktuellen gesellschaftlichen Verhältnissen als eine Bilanz von gesundheitlichen Risiken und Ressourcen zu verstehen. Weder sind im Leben alle Risiken zu vermeiden noch lassen sich alle gesundheitlich positiven Ansätze auch im Alltag verwirklichen. So verstanden kommt es vielmehr auf die individuelle Optimierung der subjektiv möglichen Gesundheitsbilanz an.

Gesundheit kann im Leben nicht oberstes Handlungsziel sein: Wir leben in der Regel nicht für die Gesundheit. Vielmehr steht Gesundheit aufgrund der Vielfältigkeit von Anforderungen, Interessen, Lebensaufgaben und -zielen immer im Kontext anderer Handlungsanforderungen und hat dabei selten oberste Priorität. Leben bedeutet notwendigerweise, auch Belastungen und Risiken einzugehen; es ist weder sinnvoll noch möglich, alle Gefährdungen im Leben zu vermeiden (vgl. auch Antonovsky, 1987). Eine Gesundheitspolitik, die Menschen vor allem zur Vermeidung aller gesundheitlicher Risiken motivieren möchte, ist nicht nur zum Scheitern verurteilt, weil sie zentralen Bedürfnissen der personalen Entwicklung widerspricht. Diese auf Askese zielende Botschaft beinhaltet im Kern eine Lebensphilosphie, die - wenn gesellschaftlich verordnet - eine totalitäre Ausrichtung annehmen kann. Wie die Analyse der Gesundheitsvorstellungen von Laien zeigte, vertreten diese selten Theorien, die ausschließlich auf die Vermeidung von Risiken konzentriert sind. In der Regel wird die Gesunderhaltung mehr mit dem Ausgleich von Risiken oder der Stärkung von Ressourcen verbunden als mit deren Vermeidung. Dennoch schwingt in den Gesprächen gerade bei der Thematisierung der bekannten Risikoverhaltensweisen häufig eine Ambivalenz mit: Der Verzicht auf einen beispielsweise als riskant wahrgenommenen Genußmittelkonsum wird ebenso befürwortet wie bedauert. Die Zweischneidigkeit einer einseitig auf Risikokommunikation setzenden Gesundheitsaufklärung zeigt sich in dem Eingeständnis vieler befragter Personen, daß mit der Aufgabe eines Risikoverhaltens auch Momente des Genießens und der Lebenslust verschwinden würden und daß es deshalb so schwierig sei, dieses Verhalten aufzugeben.

Vor diesem Hintergrund ist es äußerst fraglich, ob die Erhaltung von Gesundheit durch eine immer höhere *Selbstkontrolle* und Disziplinierung erreicht werden kann. Wenn gesundheitliche Motive mit anderen Lebensinteressen in ein Gleichgewicht gebracht werden müssen, dann kann Gesundheit weder mit Verzicht gleichgesetzt werden noch lediglich über Selbstkontrolle erreicht werden. So gesehen ist es wenig verwunderlich, daß es immer wieder zu 'Durchbrüchen' von Motiven kommt, die auf Spaß, Genuß, Entspannung und Lebenslust zielen. Die Lösung kann somit nicht in der Stigmatisierung von Möglichkeiten zum *Genießen* liegen. Sie erfüllen als Gegenregulierung zur Selbstkontrolle sogar wichtige gesundheitliche Funktionen; in unserer Studie zeigte sich das etwa in der von den Befragten reflektierten Rolle von Genußmitteln (wie Rauchen, Alkohol, Essen) bei der Streßbewältigung. So gesehen käme es bei der Gesunderhaltung darauf an, daß jede Person ihren eigenen Weg findet, Selbstkontrolle auf der einen

Seite und Genuß, "release" und Entspannung auf der anderen Seite in ein Gleichgewicht zu bringen.

Ein weiteres wesentliches Ergebnis unserer Studie ist, daß das Gesundheitshandeln immer ganz praktisch in die Lebensweise und in den *Gesamtkontext des Alltagshandelns* einer Person integriert werden muß. Es genügt deshalb nicht, die Motivation für ein bestimmtes Gesundheitshandeln zu haben, sondern es muß auch Wege geben, dieses im Alltag zu realisieren. Einem Bäcker mag beispielsweise sehr bewußt sein, daß seine extremen Arbeitszeiten für ihn gesundheitlich riskant sind; solange er in seinem beruflichen Bereich keine Alternative dazu findet, werden Intentionen zur Vermeidung dieses Risikos nicht umsetzbar sein. Er muß vielmehr Wege finden, seine beruflichen Anforderungen mit gesundheitlichen Motiven zu vereinbaren, etwa indem er in seiner Freizeit einen Ausgleich herstellt. Es bleibt daher immer die Frage, wie sich ein intendiertes Gesundheitshandeln in die Struktur des Alltagshandelns einpassen läßt. Solche lebenspraktischen Probleme sind in der bisherigen Forschung völlig vernachlässigt worden oder auf einer rein kognitiven Ebene abgehandelt worden. Für alle an der Erhaltung ihrer Gesundheit interessierten Menschen ergibt sich die Aufgabe, gesundheitliche Motive und allgemeine Lebensinteressen (wie z.B. den Erhalt des Arbeitsplatzes oder sozialer Beziehungen) in eine Balance zu bringen. Eine öffentliche Gesundheitsförderung darf sich nicht darauf beschränken, Handlungsmotivationen aufzubauen, die sich nicht oder nur unter Verzicht auf wesentliche Bedürfnisse im Leben realisieren lassen. Sie muß es vielmehr als ihre zentrale Aufgabe sehen, zusammen mit den Menschen nach Wegen zu suchen, um Hindernisse für Handlungsintentionen abzubauen. Als eine wesentliche Voraussetzung für die Verwirklichung eines Gesundheitshandelns erwies sich, ob es sich in den sozialen und beruflichen Alltagskontext einpassen läßt. Die soziale Abstimmung einer Handlung innerhalb von Partnerschaft und Familie und die soziale Organisierung von Handlungsansätzen im Beruf oder sozialen Netzwerk verbessern entscheidend ihre Erfolgschancen.

7.2 Perspektiven für eine salutogenetisch fundierte und subjektorientierte Gesundheitsförderung

Die vielen Aktivitäten und Programme zur Gesundheitsförderung innerhalb des letzten Jahrzehnts können nicht darüber hinwegtäuschen, daß deren Erfolge insgesamt eher bescheiden sind (vgl. Kirschner et al., 1995). Dies hat seine Ursache im wesentlichen darin, daß überzeugende wissenschaftliche Konzepte zur Fundierung einer Praxis der Gesundheitsförderung fehlen (oder nicht angewendet werden) und daß daher häufig lediglich eine neue Terminologie auf alte Konzepte der Risikoprävention gesetzt wird. Diese Ansätze der Gesundheitsförderung haben sich als nur begrenzt wirksam erwiesen, da sie an spezifischen Krankheiten und Risikofaktoren und nicht an einer ganzheitlichen Förderung von Gesundheit orientiert sind. Ihre Umsetzung ist geplant als einseitiger Transfer von Expertenwissen in die Bevölkerung ("top down"-Strategie) und zielt auf Individuen und die Modifikation von isolierten Verhaltensweisen. Die subjektiven, sozialen und strukturellen Voraussetzungen für Veränderungen finden dabei trotz der deutlichen Ausführungen in der Ottawa-Charta zur Gesundheitsförderung (WHO, 1987) in der Praxis zu wenig Berücksichtigung. Nach unserer Überzeugung muß sich Gesundheitsförderung zukünftig stärker an der *Salutogenese*, d.h. an der Erhaltung und Förderung von Gesundheit, und an den *Kompetenzen* von *Laien*, d.h. an ihren subjektiven Gesundheitsvorstellungen und Lebenskonzepten, ihrem alltäglichen Gesundheitshandeln im Rahmen der jeweiligen lebensweltlichen Kontexte orientieren. Dies impliziert eine Reihe von grundsätzlichen Änderungen in den Zielsetzungen von Gesundheitsförderung.

Mit den Ergebnissen unserer Untersuchung können wir einen Beitrag zur wissenschaftlichen Fundierung von Ansätze der Gesundheitsförderung leisten, die explizit an der Salutogenese und dem Subjekt orientiert sind. Wir möchten im folgenden auf der Basis unserer theoretischen Konzeption und der Ergebnisse unserer empirischen Studie einige Perspektiven skizzieren, die zur Entwicklung innovativer Ansätze in der Gesundheitsförderung beitragen können.

7.2.1 Grundlagen: Salutogenetische Fundierung und Subjektorientierung

Die zentrale Grundlage für eine Praxis der Gesundheitsförderung ist eine empirisch breit gestützte Theorie über die Entstehung von Gesundheit. Die einzige aktuell dafür verfügbare wissenschaftliche Konzeption ist die von Antonovsky (1979, 1987) entwickelte Theorie der Salutogenese. Sie konzipiert als Ausgangspunkt ein multidimensionales Kontinuum von Gesundheit und formuliert eine Reihe von Einflußfaktoren und -prozessen, die eine Bewegung auf dem Kontinuum in eine gesunde (oder ungesunde) Richtung erklären können. Wie unsere Studie nachweist, muß bei dieser Konzeption aber der aktive Beitrag von Menschen zur eigenen Gesunderhaltung ergänzt und die Rolle von sozialen Strukturen weiter präzisiert werden.

Eine *salutogenetisch* orientierte Gesundheitsförderung legt den Schwerpunkt auf Gesundheit und auf ihre Erhaltung oder Förderung. Das bedeutet,
- daß positive Gesundheitsziele formuliert werden, die aber nicht als absolute und statische Zielgrößen gedacht sind, sondern auf einem multidimensionalen Gesundheitskontinuum variieren;
- daß neben der Bewältigung von Risiken und Belastungen vor allem die Erhaltung und Förderung von Ressourcen im Mittelpunkt stehen; und
- daß die Förderung zentraler gesunderhaltender Kräfte angestrebt wird, etwa des Gefühls der Kohärenz (Sense of Coherence), der personalen Kontrolle oder der Laienkompetenz.

Eine *Subjektorientierung* in der Gesundheitsförderung ist zum einen notwendig, um die Voraussetzungen auf der Seite der Adressaten zu kennzeichnen, nämlich die der in ihrem Alltag aktiven und kompetenten Individuen und der sozialen Strukturen, in denen sie leben und handeln. Zum anderen ermöglicht erst die Berücksichtigung dieser Subjektdimension eine partizipative Praxis, in der nicht einfach Experten Veränderungen in den Lebensvollzügen von Menschen planen, sondern in der die professionelle Praxis die Lebenswelt des Einzelnen respektiert und Veränderungen nur mit Beteiligung der Betroffenen vorgenommen werden. Die vielfältigen Kompetenzen von Laien (d.h. ihr Alltagswissen und -handeln) müssen daher Voraussetzung und Ausgangspunkt jeder gesundheitsförderlichen Praxis sein. Eine professionelle Gesundheitsförderung erfordert zudem ein Wissen darüber, in welchen sozialen Strukturen, mit welchen sozialen Abstimmungen, mit welchen Aktivitäten und nach welchen Vorstellungen die Gesundheit im Alltag hergestellt wird, d.h. sie muß die Wirkungsweise des "Laiengesundheitssystems" berücksichtigen.

Subjektorientierte *und* strukturelle Ansätze der Gesundheitsförderung stehen somit in einem notwendigen Ergänzungsverhältnis: Weder ist es angemessen, Gesundheitsförderung auf die Veränderung sozialer und gesellschaftlicher Strukturen zu beschränken, ohne die davon betroffenen Menschen und ihre subjektiven Beiträge zur Gesunderhaltung einzubeziehen, noch ist es sinnvoll, Gesundheitsförderung allein auf Individuen, ihre subjektive Sicht und ihre Handlungen zu beziehen und den sozialen Kontext sowie lebensweltliche und gesellschaftliche Strukturen zu vernachlässigen. Die Aufgabe einer Verschränkung von subjektorientierter und struktureller Praxis ist eine beträchtliche Herausforderung für ein multiprofessionelles Expertenhandeln und wird bislang kaum praktiziert.

Im folgenden werden wir einige zentrale Perspektiven einer salutogenetischen und subjektorientierten Gesundheitsförderung in Absetzung von den klassischen Ansätzen der pathogenetisch fundierten und auf Risikofaktoren ausgerichteten präventiven Praxis entwickeln.

7.2.2 Vom potentiellen Patienten zur Gesamtperson

Im Menschenbild der klassischen Gesundheitsförderung werden Zielgruppen wie "potentielle Patienten" im professionellen Gesundheitssystem betrachtet: Die Adressaten von Maßnahmen der Gesundheitsförderung werden als Laien verstanden, denen das notwendige Wissen fehlt, um Krankheiten zu vermeiden; sie sind insofern hilfsbedürftig, müssen daher durch medizinische Experten aufgeklärt und im Falle eines gesundheitlichen Risikos möglichst frühzeitig behandelt werden. Erwartet wird, daß sie dabei vertrauensvoll mit den Experten kooperieren und ihre Ratschläge sorgfältig ausführen, d.h. die richtige Compliance zeigen. Diese Form von Gesundheitsförderung ist im wesentlichen auf (organische) Störungen von Menschen bzw. auf die wissenschaftlich nachgewiesenen Risikofaktoren für Erkrankungen ausgerichtet und sie folgt dem Muster einer medizinischen Behandlung.

Demgegenüber versteht eine salutogenetische und subjektorientierte Gesundheitsförderung ihre Adressaten als eigenständige Personen, die in ihren Bedürfnissen und ihrer Persönlichkeit möglichst ganzheitlich wahrgenommen werden müssen. Sie haben nicht nur Anliegen, die sich auf Krankheiten und deren Vermeidung beziehen, sondern auch im positiven Sinn gesundheitsbezogene Bedürfnisse. Gesundheit äußert sich für sie auf der körperlichen, psychischen und sozialen Ebene, und sie ist ein dynamischer Prozeß. Jeder Mensch hat aufgrund seiner Lebenserfahrungen ein spezifisches Gesundheitskonzept und subjektive Theorien entwickelt, die sein Gesundheitshandeln prägen. Neben möglichen gesundheitlichen Risiken sind darin auch die jeweiligen Entfaltungsmöglichkeiten und Ressourcen einer Person enthalten. Je nach den subjektiven Gesundheitsvorstellungen bedeutet für den Einzelnen das Ziel 'Gesundheit' etwas anderes, es gibt aber auch deutliche Gemeinsamkeiten. Über Gesundheit im engeren Sinne hinaus ist es jedoch wichtig, das Individuum als *Gesamtperson* ernstzunehmen, das heißt auch, dessen persönliche Motive und Lebensziele sowie dessen soziale Einbettung zu beachten. In Abhängigkeit von den unterschiedlichen individuellen Zielsetzungen und sozialen Anforderungen im Alltag sind unterschiedliche gesundheitsbezogene Aktivitäten (unter Umständen auch sogenannte "Risikoverhaltensweisen") funktional.

Als Ausgangspunkt für eine ganzheitliche Gesundheitsförderung ist deshalb eine Analyse der aktuellen Lebenssituation, der subjektiven Gesundheitsvorstellungen, der bereits etablierten gesundheitsbezogenen Handlungen, der individuellen Motive und Lebensziele einschließlich deren sozialer und lebensgeschichtlicher Einbettungen erforderlich. Die Berücksichtigung subjektiver Vorstellungen und individueller Lebenskonzepte bedeutet aber keinesfalls, daß damit eine 'Psychotherapeutisierung' der Gesundheitsförderung angestrebt wird. Das Ziel einer Gesundheitsförderung ist nicht die Beseitigung körperlicher oder psychischer Störungen oder die Veränderung von Persönlichkeitsstrukturen, sondern die Entfaltung gesundheitsbezogener Potentiale und Aktivitäten. Dazu können personenbezogene Ansätze einer ganzheitlichen Gesundheitsberatung ebenso beitragen wie systemische Ansätze der Gesundheitsförderung durch Organisationsentwicklung. Die Subjektorientierung erfordert jedoch, daß alle Maßnahmen zur Gesundheitsförderung in der Bevölkerung die subjektiven Kompetenzen, Selbsthilfeansätze und lebensweltlichen Kontexte der Zielgruppen und Personen einbeziehen, anstatt sie zu entwerten oder gar zu zerstören.

7.2.3 Vom medizinischen Laien zum Experten für die eigene Gesundheit

Die Adressaten von Maßnahmen der Gesundheitsförderung sind zwar medizinische Laien, aber in Bezug auf ihre eigene Gesundheit sind sie die eigentlichen Experten; sie sollten in der Gesundheitsförderung auch als solche behandelt werden. Ihre gesundheitsbezogenen Kompetenzen in Form ihres *Alltagswissens* über Gesundheit und Krankheit und der im Alltag bereits etablierten oder gescheiterten Handlungsmuster müssen als Ausgangspunkt für die Gesundheitsförderung dienen. Die Menschen kennen ihren eigenen Körper und dessen Beschwerden, ihre psychischen und sozialen Bedürfnisse, ihre gesundheitlichen Stärken und Schwachstellen am besten (oder können dafür sensibilisiert werden). Sie haben in ihrer Lebensgeschichte und in ihrem sozialen Umfeld Erfahrungen mit Gesundheit und Krankheit gemacht. Auf dieser Grundlage sind ihre subjektiven Gesundheitskonzepte und -theorien entstanden. Die impliziten Gesundheitsvorstellungen können durch eine Selbstreflexion über Gesundheit (etwa im Setting einer Beratung) sichtbar gemacht und dann als subjektive Ressourcen für die Gesundheitsförderung genutzt werden.

Laien sind insgesamt durchaus in der Lage, auf der Basis ihres kognitiven und ihres Erfahrungswissens gesundheitsbezogene Entscheidungen zu treffen. Sie nutzen diese Wissensbestände in ihrer alltäglichen Lebensführung zur Aufrechterhaltung ihrer Gesundheit und zur Bewältigung von Beschwerden. Sie können diese auch in der Gesundheitsförderung dazu verwenden, ihre Lebensweise mit Unterstützung von Professionellen zu verändern. Die aus unserer Untersuchung gewonnenen Erkenntnisse über die im Alltag vorliegenden Wissenssysteme und Handlungskompetenzen können dabei als erste allgemeine Orientierung dienen. Sie entheben aber die Akteure einer Gesundheitsförderung nicht, das Alltagswissen ihrer jeweiligen Zielgruppen oder -personen jeweils neu zu explorieren, um eine projektbezogene Grundlage für die Zielfindung und für das weitere Vorgehen zu schaffen. Insgesamt kann die Gesundheitsförderung auf der Grundlage der Kompetenzen im Laiengesundheitssystem dazu beitragen, das Gesundheitsbewußtsein und Gesundheitshandeln in der Bevölkerung zu fördern und zu erweitern bzw. die strukturellen Einschränkungen abzubauen, die einer wirksamen Gesundheitsselbsthilfe im Alltag im Wege stehen.

Diese veränderte Perspektive der Gesundheitsförderung ist grundsätzlich nur als *partizipativer Prozeß* sinnvoll, in dem Laien und Experten gemeinsam Ziele und Kriterien festlegen und nach Wegen für deren Umsetzung suchen. Auf diese Weise können Menschen im Alltag auch das Sonderwissen von Gesundheitsexperten (z.B. im Bereich von Medizin, Ernährung, Bewegung, Entspannung, Psychologie) nutzen, in ihr Alltagswissen integrieren und damit ihre Handlungsmöglichkeiten für die gesundheitsbezogene Lebensführung erweitern. Das allgemeine Prinzip für professionelles Handeln in der subjektorientierten Gesundheitsförderung wäre damit, sich an den bestehenden Laienkompetenzen als Grundlage zu orientieren, diese zu stärken und zu erweitern, sowie sinnvolle individuelle und soziale Selbsthilfeaktivitäten im Laiensystem zu unterstützen. Diese Perspektive ist eng verbunden mit der im Modell der Salutogenese zentralen *Ressourcenorientierung*: Gesundheitsförderung hätte danach zur Stärkung von gesundheitlichen Ressourcen beizutragen, nämlich auf der körperlichen Ebene (z.B. durch Maßnahmen zur Stärkung des Immunsystems oder zur Entwicklung von Körpersensibilität), auf der psychischen Ebene (z.B. durch Maßnahmen zur Stärkung von Bewältigungskompetenzen oder psychischer Ausgeglichenheit) und auf der sozialen Ebene (z.B. durch Maßnahmen zur Stärkung von Unterstützungsnetzwerken oder des informellen gesundheitsbezogenen Austauschs).

7.2.4 Vom isolierten Verhalten zum Gesamtkontext der Lebensweise

Aufgrund der Ergebnisse unserer Untersuchung über das Gesundheitshandeln im Alltag genügt es für eine angemessene Gesundheitsförderung nicht länger, die Veränderung isolierter Verhaltensweisen anzustreben. Weder sind Menschen im Alltag ausschließlich zu der Veränderung von spezifischen Risikoverhaltensweisen motiviert noch läßt sich ein Verhalten ändern, ohne seinen Kontext und seine

Funktionen zu berücksichtigen. Eine salutogenetisch fundierte und subjektorientierte Gesundheitsförderung muß das vorhandene Muster des Gesundheitshandelns und der Lebensweise als Ausgangspunkt nehmen und neue Handlungsmuster an die bereits bestehenden *Strukturen des Alltagshandelns* anknüpfen. Damit sich neue Aktivitäten im Alltag etablieren können, müssen sie wie Teile eines 'Puzzle' in das Gesamt der Lebensgestaltung passen und dürfen nicht in Konkurrenz zu anderen wichtigen Zielen oder Aufgaben im Leben stehen. Neue Handlungsebenen oder Verhaltensweisen müssen somit in den Kontext der bisherigen Alltagsgestaltung eingepaßt werden. Dazu gehören sowohl individuelle Aspekte als auch strukturelle Gegebenheiten wie z.B. die Arbeitsbedingungen oder der familiäre Kontext.

Auf der *individuellen* Ebene einer Gesundheitsförderungsmaßnahme muß das Muster des im Alltag etablierten gesundheitsbezogenen Handelns ebenso exploriert werden wie die vorhandenen Handlungsintentionen und die Gründe für deren bisheriges Scheitern. Der Kontext des Alltagshandelns ist insofern von Bedeutung als das Gesundheitshandeln immer damit abgestimmt werden muß, insbesondere was neben den allgemeinen Lebenszielen auch die verfügbaren Zeit- und Energieressourcen betrifft. Ausschlaggebend sind dabei die Handlungsprioritäten im Leben einer Person: Welche Handlungsanforderungen (z.B. beruflich, familiär) liegen im Alltag vor? Welche Anforderungen und Ziele haben subjektiv und objektiv absolute Priorität und welche sind veränderbar? Wie wird in Relation dazu subjektiv der Stellenwert von Gesundheit eingeschätzt? Welche gesundheitsbezogenen Handlungsmotive hat eine Person und welche Handlungsebenen (z.B. Ernährung, Sport, Entspannung, psychische Bedürfnisse, soziale Harmonie) sind für sie zentral oder peripher?

Auf der *sozialen* Ebene muß geklärt werden, mit welchen Beziehungsstrukturen das gesundheitsbezogene Handeln abzustimmen ist und welche Möglichkeiten zur sozialen Unterstützung oder zur sozialen Organisierung von Aktivitäten vorliegen. Unsere Analysen haben gezeigt, daß sich ein gemeinsam organisiertes Gesundheitshandeln dauerhafter im Alltag etablieren läßt; umgekehrt ist die Gefahr des Scheiterns groß, wenn in wichtigen sozialen Beziehungen divergente Interessen bestehen: Beispielsweise ist für die Umsetzung einer gesünderen Ernährung die Abstimmung in der Partnerbeziehung oder Familie zentral; eine sportliche Aktivität läßt sich mit Partnern oder Freunden meist besser und dauerhafter motivieren; die Erfolgswahrscheinlichkeiten steigen deutlich, wenn Arbeitskollegen gemeinsam versuchen, eine gesundheitliche Risikobedingung am Arbeitsplatz zu verändern. Neben der unmittelbaren sozialen Umgebung sind jedoch als Rahmenbedingungen für die Gesundheitsförderung auch weitere soziokulturelle Strukturen zu berücksichtigen: Möglichkeiten und Restriktionen auf der Gemeinde- und Stadtteilebene, auf der Ebene des Betriebs oder auf einer gesamtgesellschaftlichen Ebene.

7.2.5 Von der Prävention von Störungen zur Balance von Lebensaufgaben

Aus unseren Ergebnissen wurde deutlich, daß Laien bei weitem nicht nur an der Verhinderung von gesundheitlichen Störungen orientiert sind. Sie haben vielmehr sehr häufig positive Gesundheitsziele und antizipieren in ihren Theorien auch Wege, wie sie diese erreichen können. Insgesamt fällt es leichter, Menschen positiv zu motivieren als sie durch die Angst vor Krankheiten abzuschrecken. Unsere Analysen zeigen, daß nur wenige Personen aufgrund ihrer Gesundheitsvorstellungen ihr Handeln ausschließlich an Beschwerden oder Krankheiten ausrichten.

Auf der Basis ihrer subjektiven Gesundheitsvorstellungen versuchen Personen im Alltag, ihre individuellen Gesundheitsziele und -motive einerseits und die sozialen und kulturellen Anforderungen andererseits in ein Gleichgewicht zu bringen, um sich Gesundheit zu erhalten und gleichzeitig eine möglichst befriedigende Lebensführung zu erreichen. Diese *Balance* kann unterschiedliche Aspekte und Ziele *von Gesundheit* betreffen: Sie kann sich beispielsweise auf die Steigerung der körperlichen Leistungsfähigkeit oder des psychischen Wohlbefindens, aber auch auf die Herstellung einer Beschwerdefreiheit beziehen; sie kann erfolgen durch den Ausgleich von Risiken über kompensatorische Aktivitäten oder den Ausgleich psychischer Belastungen durch körperliche Entspannung oder soziale Harmonie; sie kann das Verhältnis zwischen vorhandenen gesundheitlichen Einschränkungen und Beschwerden einerseits und gesundheitlichen Fähigkeiten und Ressourcen andererseits betreffen.

Eine *Balance* muß aber auch zwischen Gesundheit und anderen Lebens- und Handlungsbereichen hergestellt werden. Dabei müssen Menschen im Alltag unterschiedliche Kräfte und Strebungen in ein Gleichgewicht miteinander bringen, um das Gesamtsystem *der Lebensführung* stabil zu halten. Dies kann bedeuten, daß beispielsweise zwischen beruflichen Ambitionen und Expansionsbestrebungen und regenerativen Aktivitäten in der Freizeit ein angemessenes Verhältnis hergestellt wird oder daß die intensiven sportlichen Aktivitäten mit den zeitlichen Ressourcen oder mit familiären Verpflichtungen in Einklang gebracht werden. Schließlich müssen auch auf der Ebene von *sozialen Systemen* unterschiedliche Motive und Kräfte ausbalanciert werden: Die gesundheitlichen Bedürfnisse der einzelnen Person müssen beispielsweise mit den Interessen und Anforderungen der Familie oder des Berufs abgestimmt werden.

Darüber hinaus ist davon auszugehen, daß die Bedeutung einzelner Faktoren dieses Balanceaktes in unterschiedlichen Lebensphasen variiert. Es ist also grundsätzlich nicht von einer dauerhaften Stabilität eines solchen Gleichgewichtes auszugehen. Dieses muß jeweils neu hergestellt werden, wenn sich durch *biographische Veränderungen* Umgewichtungen ergeben. Aus einer Labilisierung des Gleichgewichts können Anknüpfungsmöglichkeiten für die Gesundheitsförderung, aber auch erschwerende Bedingungen entstehen. So kann sich beispielsweise durch gesundheitsrelevante Ereignisse (Krankheiten, Schwangerschaft) eine stärkere Sensibilisierung für den Körper und für die Gesundheit ergeben, so daß sich die Handlungspriorität für Gesundheit erhöht. Auch biographische Einschnitte und Belastungsphasen können eine Umgewichtung von Lebenszielen und -anforderungen mit sich bringen: Aus der Gründung einer Familie resultierte beispielweise in unserer Untersuchung oft ein höherer Stellenwert von Gesundheit und damit eine wachsende Motivation zum Gesundheitshandeln. Umgekehrt können berufliche Karriereschritte mit extremen Belastungen und geringen Zeitressourcen die Handlungschancen für Gesundheit stark reduzieren.

Eine salutogenetisch fundierte und ganzheitliche Gesundheitsförderung bedeutet vor diesem Hintergrund, das Individuum und soziale Systeme bei ihren *Balance-akten und Ausgleichshandlungen* in unterschiedlichen Lebensbereichen zu *unterstützen*. Ziel einer solchen Gesundheitsförderung wäre dann nicht die Anbahnung und Kanalisierung bestimmter Verhaltensweisen, sondern die Entwicklung und Förderung eines größeren Handlungsspektrums bei gleichzeitiger Verringerung der körperlichen, psychischen und bisweilen auch materiellen Kosten angestrengter Balanceakte. Das kann beispielsweise bedeuten, angestoßene gesundheitliche Reflexionsprozesse zu unterstützen, gemeinsam mit den jeweiligen Zielgruppen und -personen gesundheitsbezogene Handlungsziele zu entwickeln und dazu beizutragen, Individuen zur Selbstorganisation in ihren gesundheitlichen Belangen zu befähigen.

7.2.6 Subjektorientierte und strukturelle Gesundheitsförderung am Beispiel Betrieb

Traditionelle Ansätze der Gesundheitsförderung setzen entweder am Risikoverhalten und an den Risikofaktoren von Individuen an oder sie versuchen, bevölkerungsweite Gesundheitsrisiken durch gesetzliche Regelungen zu beseitigen (z.B. durch das Verbot gefährlicher Substanzen im Arbeitsschutz). Eine salutogenetisch fundierte und subjektorientierte Gesundheitsförderung geht wie gezeigt über die Risikoprävention hinaus, ohne sie jedoch überflüssig zu machen. In der Konzentration auf die Ressourcen und Kompetenzen des Subjekts dürfen jedoch die gesundheitlichen Ressourcen und Potentiale auf höheren Systemebenen nicht außer acht gelassen werden. Nur wissen wir noch wenig über den salutogenen Charakter verschiedener sozialer und gesellschaftlicher Umwelten. Zudem stellt sich die Frage, wodurch eine 'gesunde Umwelt' definiert ist: über Kriterien, die Experten von außen anlegen, oder über solche, die Mitglieder dieser sozialen Systeme selbst bestimmen.

Gesundheitsförderung kann auf der Mikroebene beim Individuum oder auch in den sozialen Strukturen auf einer Meso- und Makroebene ansetzen. Prinzipiell ist es erfolgversprechender, in der Praxis verschiedene Systemebenen miteinander zu verbinden und dabei einen stärker auf die einzelnen Personen bezogenen Ansatz mit gruppen- und organisationsbezogenen Aktivitäten zu verknüpfen (vgl. auch Badura, 1993a). Aktuelle Ansätze der Gesundheitsförderung setzen überwiegend auf der Mesoebene an und siedeln Projekte in ausgewählten *"settings"* an. Hierzu zählen etwa Stadtteile und Gemeinden, Schulen, Krankenhäuser und Betriebe (vgl. Pelikan et al., 1993). Die Konzentration auf "settings" hat den Vorteil, daß die jeweiligen Lebenswelten überschaubar sind und daß sich dabei personenbezogene und strukturelle Praxisansätze gut verbinden lassen.

Die Notwendigkeit von salutogenetischen Denkanstößen für eine Neuorientierung der betrieblichen Gesundheitsförderung wird zunehmend thematisiert (Badura & Ritter, 1997; Rosenbrock, 1996). Am Beispiel der *betrieblichen Gesundheitsförderung* soll im folgenden kurz angedeutet werden, wie sich Subjekt- *und* Strukturorientierung in der salutogenetischen Gesundheitsförderung verbinden lassen. Der Arbeitsplatz ist insofern ein wichtiger und erfolgversprechender Bereich für die Gesundheitsförderung, weil viele Menschen einen großen Teil ihrer Lebenszeit in der Arbeit verbringen und weil Gesundheitsprobleme und Krankheiten hier häufig ihren Ausgangspunkt nehmen. Wie wir in unserer Untersuchung gezeigt haben, sind Berufstätige durchaus in der Lage, ihre gesundheitlichen Risiken am Arbeitsplatz umfassend wahrzunehmen. Sie reagieren darauf mit unterschiedlichen Handlungsstrategien, die jedoch überwiegend nicht an der Arbeitsstelle und bei den Arbeitsbedingungen selbst ansetzen, sondern in ihrer Freizeit. Der Grund dafür liegt darin, daß sie zwar durchaus die Ursachen für gesundheitliche Risiken in der Arbeit sehen, aber diese Bedingungen als nicht kontrollierbar wahrnehmen. Kollektive Handlungsformen zeigten sich selten, wären aber aus unserer Sicht erfolgversprechender.

Eine Strategie der Gesundheitsförderung könnte nun darin bestehen, ausgehend von der gemeinsamen Betroffenheit der Beschäftigten durch bestimmte Gesundheitsprobleme und Risiken einen Prozeß der sozialen Verständigung und kollektiven Organisierung einzuleiten; das Ziel bestünde darin, gemeinsam mit den verschiedenen Führungsebenen eines Betriebs die Arbeitsbedingungen so zu verändern, daß nicht nur gesundheitliche Risiken abgebaut sondern auch Gesundheitsressourcen in der Arbeit aufgebaut werden. Praxismodelle, die mit "Gesundheitszirkeln" im Betrieb (Westermayer & Bähr, 1994) oder mit Methoden der Organisationsentwicklung (Pelikan et al., 1993) arbeiten, gehen genau in diese Richtung (vgl. auch Faltermaier, Kühnlein & Burda-Viering, 1996). Dabei ist von der mehrdimensionalen Vernetztheit verschiedener gesundheitlicher Risiken auszugehen: Am Beispiel von Rückenbeschwerden läßt sich etwa zeigen (vgl. Lenhardt, Elkeles & Rosenbrock, 1997), daß diese nicht nur auf einer körperlich-ergonomischen Ebene zu lösen sind, sondern daß die psycho-sozialen Bedingungen der Arbeit wesentlich zu den körperlichen Beschwerden beitragen. In ähnlicher Weise interpretieren viele unserer Befragten ihre körperlichen Gesundheitsprobleme psychosomatisch und bringen sie in Zusammenhang mit psychischen Streßerfahrungen und sozialen Konflikte am Arbeitsplatz.

Die *Ziele* einer subjektorientierten und strukturellen Perspektive für die betriebliche Gesundheitsförderung können somit wie folgt bestimmt werden: Die professionellen Akteure der Gesundheitsförderung müssen von der individuellen Risiko- und Ressourcenwahrnehmung und von der subjektiven Interpretation der Arbeitssituation durch die Berufstätigen ausgehen, diese ernst nehmen und als Experten ihrer Arbeits- und Gesundheitssituation in den Veränderungsprozeß einbeziehen. Dieser Prozeß wird als gemeinsame Organisierung der betroffenen Beschäftigten und der Repräsentanten von verschiedenen Führungsebenen gestaltet und von Experten der Gesundheitsförderung moderiert. Ziel ist eine umfassende Gesundheitsförderung am Arbeitsplatz durch die Veränderung von betrieblichen Risikobedingungen, die Erweiterung von Kontroll- und Handlungsspielräumen für die Beschäftigten, positive Anforderungen statt Überforderungen und die Gestaltung der sozialen Beziehungen und Gruppen am Arbeitsplatz (soziale Unterstützungspotentiale, Teamatmosphäre, Führungsstil etc.). Derartige Maßnahmen der betrieblichen Gesundheitsförderung gehen von einer Wechselwirkung psychischer, sozialer und ökologischer Arbeitsbedingungen aus und setzen gemeinsame Gesundheitsziele. Die Effekte einer erfolgreichen Gesundheitsförderung im Betrieb gehen im übrigen weit über den gesundheitlichen Bereich hinaus, weil sie weniger Fehlzeiten, höhere Arbeitsmotivation, innovative Entwicklungen und bessere Arbeitsqualität zur Folge haben und damit insgesamt auch die Produktivität erhöhen (vgl. von Ferber, 1992).

Für die *Professionellen der Gesundheitsförderung* impliziert eine derartige subjektorientierte Perspektive neue Anforderungen und Kompetenzen, die in den Ausbildungsgängen zu den Gesundheitsberufen bisher noch kaum vermittelt werden. Oberstes Prinzip ist zunächst ein *multidisziplinäres* Praxisverständnis: Wenn Gesundheitsförderung an unterschiedlichen Wissens- und Handlungsebenen ansetzt, dann ist kein Gesundheitsberuf allein mit seinem Spezialwissen in der Lage, das gesamte Spektrum an Wissen und Handlungskompetenzen abzudecken. Die gleichberechtigte Zusammenarbeit verschiedener Berufsgruppen (wie z.B. Medizin, Psychologie, Pädagogik, Sport- und Ernährungswissenschaften) auf einer breiten gesundheitswissenschaftlichen Grundqualifikation ist daher die zentrale Voraussetzung. Weiterhin impliziert unsere Perspektive ein neues Verständnis der *Expertenrolle*: Wenn es in der Gesundheitsförderung ganz wesentlich darauf ankommt, die Kompetenzen der Adressaten zu berücksichtigen, so impliziert das zum einen ein kooperatives anstelle des bisherigen hierarchischen Verhältnisses zwischen Experten und Laien und zum anderen die notwendige Offenheit und Sensibilität der Professionellen für die subjektiven Vorstellungen und Kompetenzen von Laien. Das bedeutet eine professionelle Grundhaltung, in der die Zielgruppen am Veränderungsprozeß beteiligt (Partizipation) und ihre Selbsthilfe- und Gestaltungskompetenzen gestärkt werden (Empowerment). Schließlich müssen in einer *salutogenetisch* orientierten Praxis die bislang sozialisierten einseitig krankheitsbezogenen Denkgewohnheiten überwunden werden; es wäre wichtig, im Denken und Handeln von Gesundheitsberufen mehr Raum zu schaffen für ein ganzheitliches Gesundheitsverständnis, für den Prozeß der Gesunderhaltung und für die Förderung zentraler gesunderhaltende Kräfte.

Die folgenden Aspekte können Grundzüge einer salutogenetisch fundierten und subjektorientierten Praxis der Gesundheitsförderung zusammenfassen:

- Salutogenetische und ganzheitliche Gesundheitsförderung ist eine interdisziplinäre Aufgabe und bedeutet, die Dominanz somatischer Aspekte von Gesundheit zu reduzieren und psychosoziale Aspekte stärker zu berücksichtigen.
- In einer subjektorientierten Perspektive ist es wichtig, zuerst die Motive, Vorstellungen, Selbsthilfeaktivitäten und Lebenssituationen der Personen oder Zielgruppen zu verstehen, bevor Veränderungen eingeleitet werden.
- Dazu ist es hilfreich, bei den Adressaten Reflexionsprozesse über Gesundheit anzuregen, zu unterstützen und zu begleiten. Eine Voraussetzung für die angemessene professionelle Anleitung sind gesundheitsbezogene Selbstreflexionsprozesse auch auf seiten der Experten.
- Um Veränderungen nachhaltig im Alltag zu verankern, ist es effektiver, sich auf die Stärkung und Erweiterung bestehender Kompetenzen und Ressourcen zu konzentrieren als auf die Behebung von Informationsdefiziten oder die Veränderung von isolierten Risikoverhaltensweisen zu setzen.
- Statt Verhaltensweisen einzuschränken oder zu reduzieren, sollten Handlungs- und Gestaltungsspielräume eröffnet werden. Damit werden subjektive Kontroll- und Kompetenzüberzeugungen erweitert und eine positive Motivation aufgebaut.
- Dies impliziert zum Beispiel eine personenorientierte Praxis der Gesundheitsberatung, die über die Aufklärung und Wissensvermittlung hinausgeht. Sie muß vielmehr versuchen, personen- und situationsbezogene Möglichkeiten und Hindernisse für jene gesundheitsbezogenen Aktivitäten abzuklären, für die aus Sicht der Zielgruppen ein Handlungsbedürfnis besteht.
- Subjektorientierte Gesundheitsförderung heißt aber nicht, sich auf einzelne Individuen zu beschränken, sondern sie muß immer auch die entsprechenden Lebensbedingungen und sozialen Kontexte einzubeziehen. Das bedeutet, strukturelle Bedingungen mitzuberücksichtigen und mit Gruppen zu arbeiten, die vergleichbare Ziele anstreben.

Die hier entworfene Perspektive der Gesundheitsförderung bedeutet eine neue konzeptionelle Gesamtausrichtung und sie erfordert eine veränderte professionelle Grundhaltung und Philosophie der Praxis; sie kann aber durchaus auf bewährten Elementen des professionellen Handelns aufbauen. Die konkreten Schritte der praktischen Umsetzung können nicht vorab definiert werden, sondern sie müssen in Hinblick auf verschiedene Settings und spezifische Zielgruppen ausformuliert werden. Geht man von einem multidimensionalen Gesundheitskontinuum aus, so bezieht sich die Gesundheitsförderung nicht nur auf den präventiven Bereich, der hier im Mittelpunkt stand; die hier vorgestellte Konzeption wäre durchaus auch in Praxisfeldern möglich, die traditionell eher auf die Behandlung und Rehabilitation von kranken Menschen bezogen sind. Im aktuellen Entwicklungsstadium sind modellhafte Projekte zur konsequenten Umsetzung dieser salutogenetischen und subjektorientierten Perspektive in die Praxis notwendig. Ihre systematische wissenschaftliche Weiterentwicklung und Evaluierung muß letztlich die Chancen, Erfolge und Schwierigkeiten dieses innovativen Konzepts für die Praxis zeigen.

Literatur:

Abel, T. (1991). Measuring health lifestyles in a comparative analysis: theoretical issues and empirical findings. *Social Science and Medicine, 32* (8), 899-908.

Abel, T. (1992). Konzept und Messung gesundheitsrelevanter Lebensstile. *Prävention, 15* (4), 123-128.

Adler, N. & Matthews, K. (1994). Health psychology: Why do some people get sick and some stay well? *Annual Review of Psychology, 45,* 229-259.

Albrecht, G.J. (Ed.) (1994). *Advances in medical sociology. Vol. IV: A reconsideration of health behaviour change models.* Greenwich, CN: JAI Press.

Anderson, R., Davies, J.K., Kickbusch, J., McQueen, D. & Turner, J. (Eds.) (1988). *Health behaviour research and health promotion.* Oxford: University Press.

Antonovsky, A. (1979). *Health, stress and coping.* London: Jossey-Bass.

Antonovsky, A. (1987). *Unraveling the mystery of health.* London: Jossey-Bass.

Antonovsky, A. (1993a). Gesundheitsforschung versus Krankheitsforschung. In A. Franke & M. Broda (Hrsg.), *Psychosomatische Gesundheit* (S. 3-14). Tübingen: DGVT-Verlag.

Antonovsky, A. (1993b). The structure and properties of the sense of coherence scale. *Social Science and Medicine, 36* (6), 725-733.

Bachl, A., Büchner, B. & Stark, W. (1996). Beratungskonzepte und Dienstleistungen gesundheitsbezogener Selbsthilfe-Initiativen. *Das Gesundheitswesen, 58,* 120-124.

Backett, K. (1992). Taboos and excesses: lay moralities in middle class families. *Sociology of Health and Illness, 14* (2), 255-274.

Badura, B. (1993). Soziologische Grundlagen der Gesundheitswissenschaften. In K. Hurrelmann & U. Laaser (Hrsg.), *Gesundheitswissenschaften. Handbuch für Lehre, Forschung und Praxis* (S. 63-87). Weinheim: Beltz.

Badura, B. (1993a). Gesundheitsförderung durch Arbeits- und Organisationsgestaltung. In J.M. Pelikan, H. Demmer & K. Hurrelmann (Hrsg.), *Gesundheitsförderung durch Organisationsentwicklung* (S. 20-33). Weinheim: Juventa.

Badura, B. & Ritter, W. (1997). Zehn Jahre nach der Ottawa-Charta. Die betriebliche Gesundheitsförderung am Scheideweg zwischen Neuanfang und Marginalisierung. *Journal für Psychologie, 5* (3), 3-12.

Bandura, A. (1977). Self-efficacy: toward a unifying theory of behaviour change. *Psychological Review, 84,* 191-215.

Bartsch, H.H. & Bengel, J. (Hrsg.)(1997). *Salutogenese in der Onkologie.* Basel: Karger.

Beck, U. & Bonß, W. (1989). Verwissenschaftlichung ohne Aufklärung? In: U. Beck & W. Bonß (Hrsg.), *Weder Sozialtechnologie noch Aufklärung? Analysen zur Verwendung sozialwissenschaftlichen Wissens* (S. 7-45). Frankfurt/M.: Suhrkamp.

Becker, P. (1982). *Psychologie der seelischen Gesundheit. Band 1: Theorien, Modelle, Diagnostik.* Göttingen: Hogrefe.

Becker, P. (1992). Seelische Gesundheit als protektive Persönlichkeitseigenschaft. *Zeitschrift für Klinische Psychologie, 21,* 64-75.

Belz-Merk, M. (1995). *Gesundheit ist Alles und alles ist Gesundheit.* Frankfurt/M.: Lang.

Belz-Merk, M., Bengel, J. & Strittmatter, R. (1992). Subjektive Gesundheitskonzepte und gesundheitliche Protektivfaktoren. *Zeitschrift für Medizinische Psychologie, 1,* 154-171.

Berger, P.L. & Luckmann, T. (1969). *Die gesellschaftliche Konstruktion der Wirklichkeit.* Frankfurt/M.: Fischer.

Berkman, L.F. & Breslow, L. (1983). *Health and ways of living: The Alameda County study.* New York: University Press.

Beutel, M. (1989). Was schützt Gesundheit? Zum Forschungsstand und der Bedeutung von personalen Ressourcen in der Bewältigung von Alltagsbelastungen und Lebensereignissen. *Psychotherapie, Psychosomatik, Medizinische Psychologie, 39* (12), 452-462.

Blaxter, M. (1990). *Health and lifestyles.* London: Routledge.

Boltanski, L. (1976). Die soziale Verwendung des Körpers. In D. Kamper (Hrsg.), *Zur Geschichte des Körpers* (S. 138-179). München: Hanser.

Breitkopf, H., Grunow, D., Grunow-Lutter, V. & Paulus, W. (1980). *Selbsthilfe im Gesundheitswesen: Einstellungen, Verhalten und strukturelle Rahmenbedingungen.* Bielefeld: Kleine-Verlag.

Brody, J.G. (1988). Responses to collective risk: appraisal and coping among workers exposed to occupational health hazards. *American Journal of Community Psychology, 16* (5), 645-663.

Bude, H. (1982). Text und soziale Realität - zu der von Oevermann formulierten Konzeption einer "objektiven Hermeneutik". *Zeitschrift für Sozialisationsforschung und Erziehungssoziologie, 2,* 134-143.

Bude, H. (1987). *Deutsche Karrieren. Lebenskonstruktionen sozialer Aufsteiger aus der Flakhelfer-Generation.* Frankfurt/M.: Suhrkamp.

Bude, H. (1990). Was sagt der Anfang eines offenen Interviews über die Lebenskonstruktion einer Rheumakranken? In G. Jüttemann (Hrsg.), *Komparative Kasuistik* (S. 218-226). Heidelberg: Asanger.

Calnan, M. (1987). *Health and illness. The lay perspective.* London: Tavistock.

Calnan, M. (1988). The health locus of control: an empirical test. *Health Promotion, 2* (4), 323-330.

Charlton, M. (1992). *Die Stellung der Objektiven Hermeneutik in der psychologischen Forschung. Vortrag bei der Tagung "Arbeitsgemeinschaft für Objektive Hermeneutik".* Frankfurt/M.

Chrisman, N.J. & Kleinman, A. (1983). Popular health care, social networks and cultural meanings: the orientation of medical anthropology. In D. Mechanic (Ed.), *Handbook of health, health care and the health professions* (pp. 569-590). New York: Free Press.

Cleary, P.D. (1987). Why people take precautions against health risks. In N.D. Weinstein (Ed.), *Taking care: understanding and encouraging self-protective behaviour* (pp.119-149). Cambridge: University Press.

Cockerham, W.C., Kunz, G. & Lueschen, G. (1988). Psychological distress, perceived health status and physical utilization in America and West Germany. *Social Science and Medicine, 26* (8), 829-838.

Conrad, P. (1987). The experience of illness: recent and new directions. In J.A. Roth & P. Conrad (Eds.), *Research in the sociology of health care. Vol. 6* (pp. 1-31). Greenwich, Conn.: JAI Press.

Conrad, P. (1994). Wellness as virtue: Morality and the pursuit of health. *Culture, Medicine and Psychiatrie, 18*, 385-401.

Crawford, R. (1977). You are dangerous to your health. The ideology of victim blaming. *International Journal of Health Services, 7* (4), 663-680.

Crawford, R. (1980). Healthism and the medicalization of everyday life. *International Journal of Health Services, 10*, 3, 365-388.

Crawford, R. (1987). Cultural influences on prevention and the emergence of a new health consciousness. In N.D. Weinstein (Ed.), *Taking care: understanding and encouraging self-protective behaviour* (pp. 95-113). Cambridge: University Press.

Dean, K. (1986). Lay care in Illness. *Social Science and Medicine, 22*, 275-284.

Deppe, H.U., Friedrich, H. & Müller, R. (Hrsg.)(1991). *Öffentliche Gesundheit - Public Health*. Frankfurt/M.: Campus.

Deutsche Handwerkszeitung (1995). Haben Handwerker ein ausgeprägtes Gesundheitsbewußtsein? *Deutsche Handwerkerzeitung, 19*, 4.

D'Houtaud, A. & Field, M.G. (1984). The image of health: variations in perceptions by social class in a French population. *Sociology of Health and Illness, 6* (1), 30-60.

Engel, G.L. (1979). Die Notwendigkeit eines neuen medizinischen Modells: Eine Herausforderung der Biomedizin. In H. Keupp (Hrsg.), *Normalität und Abweichung* (S. 63-85). München: Urban & Schwarzenberg.

Eyles, J. & Donovan, J. (1990). *The social effects of health policy*. Aldershot: Avebury.

Faller, H. (1990). *Subjektive Krankheitstheorie und Krankheitsverarbeitung bei Herzinfarktrehabilitanden*. Frankfurt/M.: Lang.

Faltermaier, T. (1992). *Gesundheitsbewußtsein und Gesundheitshandeln: Wie wir im Alltag mit unserer Gesundheit umgehen. Ein gesundheitspsychologischer Entwurf und eine explorative Studie*. Unveröffentlichte Habilitationsschrift. Augsburg: Universität Augsburg, Lehrstuhl für Psychologie.

Faltermaier, T. (1994). *Gesundheitsbewußtsein und Gesundheitshandeln. Über den Umgang mit Gesundheit im Alltag*. Weinheim: Beltz.

Faltermaier, T. (1995). Subjektive Konzepte und Theorien von Gesundheit. In K. Pawlik (Hrsg.), *Bericht über den 39. Kongreß der Deutschen Gesellschaft für Psychologie in Hamburg 1994. Schwerpunktthema Persönlichkeit und Verhalten* (S. 283-289). Göttingen: Hogrefe.

Faltermaier, T. (1997). Why public health research needs qualitative approaches: subjects and methods in change. *European Journal of Public Health, 7*, 357-363.

Faltermaier, T. & Bengel, J. (Hrsg.)(1998). *Gesundheitsvorstellungen. Subjektorientierung in der Gesundheitspsychologie*. Göttingen: Hogrefe (in Vorb.).

Faltermaier, T., Kühnlein, J. & Burda-Viering, M. (1996). *Ein partizipatives Modell der Gesundheitsförderung: Entwicklung, Implementation und Evaluation eines salutogenetischen Konzepts*. Universität Augsburg (unveröffentl. Forschungsantrag Public Health).

Ferber, C. von (1992). Betriebliche Gesundheitsförderung. *Psychomed, 4*, 269-273.

Ferber, Ch. von & Badura, B. (Hrsg.)(1983). *Laienpotential, Patientenaktivierung und Gesundheitsselbsthilfe. Soziologie und Sozialpolitik* Band.3. München: Oldenbourg.

Filipp, S.H. (1990). Subjektive Theorien als Forschungsgegenstand. In R. Schwarzer (Hrsg.), *Gesundheitspsychologie* (247-262). Göttingen: Hogrefe.

Fischer-Harriehausen, H. (1988). Dimensionen von "Krankheit" und "Gesundheit" in geistes- und sprachwissenschaftlicher Sicht. *Curare, 11*, 231-236.

Fischer-Rosenthal, W. (1995). *Biographie und Gesundheit*. Vortrag beim Workshop "Qualitative Methoden" im Public Health Verbund. München.

Flick, U. (Hrsg.)(1991). *Alltagswissen über Gesundheit und Krankheit. Subjektive Theorien und soziale Repräsentationen.* Heidelberg: Asanger.

Flick, U. (Hrsg.)(1998).*Wann fühlen wir uns gesund? Subjektive Vorstel-lungen von Gesundheit und Krankheit.* Weinheim: Juventa.

Flick, U., Kardorff, E. von, Keupp, H., Rosenstiel, L. von & Wolff, S. (Hrsg.) (1991). *Handbuch Qualitative Sozialforschung*. München: Psychologie Verlags Union.

Forschungsverbund "Laienpotential, Patientenaktivierung und Gesundheitsselbsthilfe" (Hrsg.)(1987). *Gesundheitsselbsthilfe und professionelle Dienstleistungen.* Berlin: Springer.

Funk, S.C. (1992). Hardiness: a review of theory and research. *Health Psychology, 11* (5), 335-345.

Gerhardt, U. (1985). Erzähldaten und Hypothesenkonstruktion. Überlegungen zum Gültigkeitsproblem in der biographischen Sozialforschung. *Kölner Zeitschrift für Soziologie und Sozialpsychologie, 37* (2), 230-256.

Gerhardt, U. (1986a). *Patientenkarrieren. Eine medizinsoziologische Studie.* Frankfurt/M.: Suhrkamp.

Gerhardt, U. (1986b). Verstehende Strukturanalyse: Die Konstruktion von Idealtypen als Analyseschritt bei der Auswertung qualitativer Forschungsmaterialien. In H.G. Soeffner (Hrsg.), *Sozialstruktur und soziale Typik* (S. 31-83). Frankfurt/M.: Campus.

Giegel, H.J., Frank, G. & Billerbeck, U. (1988). *Industrie und Selbstbehauptung.* Opladen: Leske & Budrich.

Glaeske, G. (1996). Psychotrope und andere Arzneimittel mit Mißbrauchs- und Abhängigkeitspotential. *Jahrbuch Sucht 97* (S. 32-54). Geesthacht: Neuland-Verlag.

Glaser, B.G. & Strauss, A. (1967). *The discovery of grounded theory: strategies for qualitative research.* Chicago: Aldine.

Gochman, D.S. (Ed.). (1988). *Health behavior. Emerging research perspectives.* New York: Plenum Press.

Göckenjan, G. (1985). *Kurieren und Staat machen. Gesundheit und Medizin in der bürgerlichen Welt.* Frankfurt/M.: Suhrkamp.

Graham, H. (1985). Providers, negotiators and mediators: women as the hidden carers. In E. Lewin & V. Oleson (Eds.), *Women, health and healing* (pp. 25-52). New York: Tavistock.

Grunow, D. (1987). Soziale Ressourcen in der alltäglichen Gesundheitshilfe. In H. Keupp & B. Röhrle (Hrsg.), *Soziale Netzwerke* (S. 245-267). Frankfurt/M.: Campus.

Grunow, D., Breitkopf, H., Dahme, H.J., Engfer, R., Grunow-Lutter, V. & Paulus, W. (1983). *Gesundheitsselbsthilfe im Alltag.* Stuttgart: Enke.

Harris, D.M. & Guten, S. (1979). Health protective behavior: an exploratory study. *Journal of Health and Social Behavior, 20* (1), 17-29.

Haußer, K. (1983). *Identitätsentwicklung.* NewYork: Harper & Row.

Heeg, P. (1996). Entwicklung von Lesarten einer Gesprächspassage aufgrund intensiver Lektüre. In F. Breuer (Hrsg.), *Qualitative Psychologie* (S. 174-193). Opladen: Westdeutscher Verlag.

Helfferich, C. (1993). Das unterschiedliche "Schweigen der Organe" bei Frauen und Männern - subjektive Gesundheitskonzepte und "objektive" Gesundheitsdefinitionen. In A. Franke & M. Broda (Hrsg.), *Psychosomatische Gesundheit* (S. 35-65). Tübingen: DGVT-Verlag.

Herschbach, P. (1995). Über den Unterschied zwischen Kranken und Patienten. *Psychotherapie, Psychosomatik und Medizinische Psychologie, 45*, 83-89.

Herzlich, C. (1973). *Health and illness: a social psychological analysis.* London: Academic Press.

Herzlich, C. & Pierret, J. (1991). *Kranke gestern, Kranke heute. Die Gesellschaft und das Leiden.* München: Beck.

Hildenbrand, B. (1983). *Alltag und Krankheit.* Stuttgart: Klett-Cotta.

Hildenbrand, B. (1991). *Alltag als Therapie. Ablöseprozesse Schizophrener in der psychiatrischen Übergangseinrichtung.* Bern: Huber.

Hobfoll, S.E. (1989). Conservation of resources. A new attempt at conceptualizing stress. *American Psychologist, 44* (3), 513-524.

Höfer, R. (1998). Jugend-Gesundheit und der "Sense of Coherence". *Zeitschrift für Gesundheitswissenschaften* (in Vorb.).

Hurrelmann, K. & Laaser, U. (Hrsg.)(1993). *Gesundheitswissenschaften. Handbuch für Lehre, Forschung und Praxis.* Weinheim: Beltz.

Jeffrey, R.W. (1989). Risk behaviors and health. Contrasting individual and population perspectives. *American Psychologist, 44* (9), 1194-1202.

Jungermann, H. & Slovic, P. (1993). Charakteristika individueller Risikowahrnehmung. In Bayerische Rück (Hrsg.), *Risiko ist ein Konstrukt.* München: Knesebeck.

Kade, J. (1989). *Erwachsenenbildung und Identität.* Weinheim: Deutscher Studien Verlag

Kasl, S.V. & Cobb, S. (1966). Health behavior, illness behavior and sick role behavior. I: Health and illness behavior. *Archives of Environmental Health, 12,* 246-266.

Kirschner, W., Radoschewski, M. & Kirschner, R. (1995). *Paragraph 20 SGB V. Gesundheitsförderung, Krankheitsverhütung. Untersuchung zur Umsetzung durch die Krankenkassen.* Sankt Augustin: Asgard-Verlag.

Kleese, R., Sonntag, U., Brinkmann, M. & Maschewsky-Schneider, U. (1992). *Gesundheitshandeln von Frauen. Leben zwischen Selbst-Losigkeit und Selbst-Bewußtsein.* Frankfurt/M.: Campus.

Kobasa, S.C. (1979). Stressful life events, personality and health: an inquiry into hardiness. *Journal of Personality and Social Psychology, 37,* 1-11.

Kobasa, S.C. (1982). The hardy personality: toward a social psychology of stress and health. In G.S. Sanders & J. Suls (Eds.), *Social psychology of health and illness* (pp. 3-32). Hillsdale, N.J.: Erlbaum.

Kühn, H. (1993). *Healthismus. Eine Analyse der Präventionspolitik und Gesundheitsförderung in den U.S.A.* Berlin: Edition Sigma.

Kühnlein, I. (1994). Muß die qualitative Psychotherapieforschung das Rad neu erfinden? *Psychotherapie, Psychosomatik, Medizinische Psychologie, 44,* 174-176.

Kühnlein, I. & Mutz, G. (1996). *Psychotherapie als Transformationsprozeß.* Opladen: Westdeutscher Verlag.

Kühnlein, I. & Mutz, G. (1997): Wirkt Psychotherapie wie ein Medikament? Thesen zu einer sozialwissenschaftlichen Fundierung der Psychotherapieforschung. *Journal für Psychologie 5* (1), S. 33-46.

Kuhlmann, E. (1996). *Subjektive Gesundheitskonzepte. Eine empirische Studie mit Professorinnen und Professoren.* Münster: LIT-Verlag.

Lamnek, S. (1988). *Lehrbuch zur qualitativen Sozialforschung. Band 1: Methodologie.* München: Psychologie Verlags Union.

Lamprecht, J. & Johnen, R. (Hrsg.)(1994). *Salutogenese. Ein neues Konzept in der Psychosomatik?* Frankfurt/M.: Verlag für Akademische Schriften.

Lazarus, R.S. & Folkman, S. (1984). *Stress, appraisal and coping.* New York: Springer.

Lenhardt, U., Elkeles, T. & Rosenbrock, R. (1997). *Betriebsproblem Rückenschmerz.* Weinheim: Juventa.

Levin, L.S. & Idler, E.L. (1981). *The hidden health care system: mediating structures and medicine.* Cambridge, Mass.: Ballinger.

Levine, S. (1987). The changing terrains in medical sociology: emergent concern with quality of life. *Journal of Health and Social Behavior, 28* (1), 1-6.

Levinson, D.J. (1979). *Das Leben des Mannes. Werdenskrisen, Wendepunkte, Entwicklungschancen.* Köln: Kiepenheuer & Witsch.

Lincoln, Y.S. (1992). Sympathetic connections between qualitative methods and health research. *Qualitative Health Research, 2* (4), 375-391.

Lohaus, A. (1992). Kontrollüberzeugungen über Gesundheit und Krankheit. *Zeitschrift für Klinische Psychologie, 21,* 76-87.

Lucius-Hoene, G. (1995). *Nicht krank und nicht gesund. Identitätskonstitution und Bewältigung in den autobiographischen Erzählungen Kriegshirnverletzter und ihrer Ehefrauen. Unveröffentlichte Habilitationsschrift.* Freiburg i.Br.: Albert-Ludwigs -Universität, Psychologisches Institut.

Lupton, D. (1993). Risk as a moral danger: the social and political functions of risk discourse in public health. *International Journal of Health Services, 23,* 425-435.

Maschewsky, W. (1984). Sozialwissenschaftliche Ansätze der Krankheitserklärung. *Argument-Sonderband, 119,* 21-42.

Mechanic, D. (1983). The experience and expression of distress: the study of illness behavior and medical utilization (pp. 591-607). In D. Mechanic (Ed.), *Handbook of health, health care and the health professions.* New York: Free Press.

Mechanic, D. (1989). Medical sociology: some tensions among theory, method and substance. *Journal of Health and Social Behavior, 30* (2), 147-160.

Moscovici, S. (1984). The phenomenon of social representations. In R.M. Farr & S. Moscovici (Eds.), *Social representations* (pp. 3-69). Cambridge: University Press.

Mullen, K. (1992). A question of balance: health behavior and work context among male Glaswegians. *Socioloy of Health and Illness, 14* (1), 73-97.

Mutz, G., Ludwig-Mayerhofer, W., Koenen, E.J., Eder, K. & Bon, W. (Hrsg.) (1995). *Diskontinuierliche Erwerbsverläufe. Analysen zur postindustriellen Arbeitslosigkeit.* Opladen: Leske & Budrich.

Noack, R.H. (1996). Salutogenese und Systemintervention als Schlüsselkonzepte von Gesundheitsförderung und Public Health. *Prävention, 19*, 37-39.

Noack, R.H. (1997). Salutogenese: Ein neues Paradigma in der Medizin? In H.H. Bartsch & J. Bengel (Hrsg.), *Salutogenese in der Onkologie* (S. 88-105). Basel: Karger.

Oevermann, U. (1986). Kontroversen über sinnverstehende Soziologie. Einige wiederkehrende Probleme und Mißverständnisse in der Rezeption der "objektiven Hermeneutik". In S. Aufenanger & M. Lensen (Hrsg.), *Handlung und Sinnstruktur. Bedeutung und Anwendung der objektiven Hermeneutik* (S. 19-83). München: Peter Kindt Verlag.

Oevermann, U. (1991). Genetischer Strukturalismus und das sozialwissenschaftliche Problem der Erklärung der Entstehung des Neuen. In S. Müller-Dohm (Hrsg.), *Jenseits der Utopie* (S. 267-336). Frankfurt/M.: Suhrkamp.

Oevermann, U. (1993). Die objektive Hermeneutik als unverzichtbare methodologische Grundlage für die Analyse von Subjektivität. In T. Jung & S. Müller-Doohm (Hrsg.), *"Wirklichkeit" im Deutungsprozeß. Verstehen und Methoden in den Kultur- und Sozialwissenschaften* (S. 106-189). Frankfurt/M.: Suhrkamp.

Olesen, V.L. (1989). Caregiving, ethical and informal: emergent challenges in the sociology of health and illness. *Journal of Health and Social Behavior, 30* (1), 1-10.

Olesen, V.L., Schatzman, L., Droes, N., Hatton, D. & Chico, N. (1990). The mundane ailment and the physical self: analysis of the social psychology of health and illness. *Social Science and Medicine, 30* (4), 449-455.

Parsons, T. (1958). Struktur und Funktion der modernen Medizin. In R. König & M. Tönnesmann (Hrsg.), *Probleme der Medizin-Soziologie* (S. 10-57). Opladen: Westdeutscher Verlag.

Pearlin, L.J. (1989). The sociological study of stress. *Journal of Health and Social Behavior, 22*, 337-356.

Pearlin, L.J. (1992). Structure and meaning in medical sociology. *Journal of Health and Social Behavior, 33*, 1-9.

Pelikan, J.M., Demmer, H. & Hurrelmann, K. (Hrsg.)(1993). *Gesundheitsförderung durch Organisationsentwicklung*. Weinheim: Juventa.

Perloff, L.S. (1987). Social comparison and illusions of invulnerability to negative life events. In C.R. Snyder & C.E. Ford (Eds.), *Coping with negative life events* (pp. 217-242). New York: Plenum Press.

Pierret, J. (1988). What social groups think they can do about health. In R. Anderson, J.K. Davies & J. Kickbusch et al. (Eds.), *Health behaviour research and health promotion* (pp. 45-52). Oxford: University Press.

Pill, R. (1988). Health beliefs and behaviour in the home. In R. Anderson, J.K. Davies & J. Kickbusch et al. (Eds.), *Health behaviour research and health promotion* (pp. 140-153). Oxford: University Press.

Pill, R., Peters, T.J. & Robling, M.R. (1995). Social class and preventive health behaviour: a British sample. *Journal of Epidemiology and Community Health, 49*, 28-32.

Pligt, J. van der (1994). Risk appraisal and health behaviour. In D.R. Rutter & L. Quine (Eds.), *Social psychology and health: European perspectives* (pp. 131-151). Aldershot: Avebury.

Radley, A. & Billig, M. (1996). Accounts of health and illness: dilemmas and representations. *Sociology of Health and Illness, 18* (2), 220-240.

Robinson, G., McCluskey, D. (1993). Health conceptions of women and men. In H. Schröder et al. (Eds.), *Health psychology: potential in diversity* (pp. 132-153). Regensburg: Roderer.

Rodenstein, M. (1987). Wandlungen des Gesundheitsverständnisses in der Moderne. *Medizin, Mensch, Gesellschaft, 12,* 292-298.

Rosenbrock, R. (1990). *Zur Kritik der Präventionspolitik.* Vortrag auf dem Kongreß für Klinische Psychologie und Psychotherapie. Berlin.

Rosenbrock, R. (1996). *Arbeit und Gesundheit. Elemente und Perspektiven betrieblicher Gesundheitsförderung.* Berlin: Wissenschaftszentrum Berlin für Sozialforschung (P96 - 206).

Saltonstall, R. (1993). Healthy bodies, social bodies: Men's and women's concepts and practices of health in everyday life. *Social Science & Medicine, 36,* 7-14.

Sanders, G.S. (1982). Social comparison and perceptions of health and illness. In G.S. Sanders & J. Suls (Eds.), *Social psychology of health and illness* (pp. 129-157). Hillsdale, N.J.: Erlbaum.

Schmidt, L.R. (1994). Public Health. In: P. Schwenkmezger & L.R. Schmidt (Hrsg.), *Lehrbuch der Gesundheitspsychologie* (S. 207-221). Stuttgart: Enke.

Schnabel, P.-E., Vehrs, J. & Bokel, C. (1996). Allergie im Handwerk. Gesundheitsförderung an der Schnittstelle zwischen Betrieb und Kommune. *Die Krankenversicherung, 48* (5), 139-142.

Schulze, C. & Welters, L. (1991). Geschlechts- und altersspezifisches Gesundheitsverständnis. In U. Flick (Hrsg.), *Alltagswissen über Gesundheit und Krankheit* (S. 70-86). Heidelberg: Asanger.

Schwartz, F.W., Badura, B., Brecht, J.G., Hofmann, W., Joeckel, K.H. & Trojan, A. (Hrsg.)(1991). *Public Health. Texte zu Stand und Perspektiven der Forschung.* Berlin: Springer.

Schwarzer, R. (Hrsg.)(1990). *Gesundheitspsychologie. Ein Lehrbuch.* Göttingen: Hogrefe.

Schwarzer, R. (1993). Defensiver und funktionaler Optimismus als Bedingungen für Gesundheitsverhalten. *Zeitschrift für Gesundheitspsychologie, 1*(1), 7-31.

Schwarzer, R. (1996). *Psychologie des Gesundheitsverhaltens (2. überarbeitete und erweiterte Auflage).* Göttingen: Hogrefe.

Schwarzer, R. (Hrsg.)(1997). *Gesundheitspsychologie* (2. überarbeitete und erweiterte Auflage). Göttingen: Hogrefe.

Schwenkmezger, P. & Schmidt, L.R. (Hrsg.)(1994). *Lehrbuch der Gesundheitspsychologie.* Stuttgart: Enke.

Skelton, J.A. & Pennebaker, J.W. (1982). The psychology of physical symptoms and sensations. In G.S. Sanders & J. Suls (Eds.), *Social psychology of health and illness* (pp. 99-128). Hillsdale, N.J.: Erlbaum.

Slovic, P., Fischhoff, B. & Lichtenstein, S. (1987). Behavioral decision theory perspectives on protective behavior. In N.D. Weinstein (Ed.), *Taking care. Understanding and encouraging self-protective behavior* (pp. 14-41). Cambridge: University Press.

Soeffner, H.G. (1989). *Auslegung des Alltags - Der Alltag der Auslegung. Zur wissenssoziologischen Konzeption einer sozialwissenschaftlichen Hermeneutik.* Frankfurt/M.: Suhrkamp.

Soeffner, H.G. (1992). *Die Ordnung der Rituale. Die Auslegung des Alltags 2.* Frankfurt/M.: Suhrkamp.

Straub, J. (1989). *Historisch-psychologische Biographieforschung.* Heidelberg: Asanger.

Stone, G.C., Cohen, F. & Adler, N.E. (1979). *Health psychology - a handbook.* San Francisco: Jossey-Bass.

Strauss, A. (1994). Grundlagen qualitativer Sozialforschung. München: Wilhelm Fink Verlag.

Strittmatter, R. (1995). *Alltagswissen von Gesundheit und gesundheitliche Perspektivfaktoren.* Frankfurt/M.: Lang.

Trojan, A. (Hrsg.)(1986). *Wissen ist Macht. Eigenständig durch Selbsthilfe in Gruppen.* Frankfurt/M.: Fischer.

Trojan, A. & Stumm, B. (Hrsg.)(1992). *Gesundheit fördern statt kontrollieren. Eine Absage an den Mustermenschen.* Frankfurt/M.: Fischer.

Troschke, J. von (1993). Gesundheits- und Krankheitsverhalten. In K. Hurrelmann & U. Laaser (Hrsg.), *Gesundheitswissenschaften* (S. 155-175). Weinheim: Beltz.

Vaughan, E. (1993). Chronic exposure to an environmental hazard: risk perceptions and self-protective behavior. *Health Psychology, 12* (1), 74-85.

Versteegen, U. (1992). Risikowahrnehmung und Gesundheit. *Zeitschrift für Klinische Psychologie, 21,* 28-35.

Wallston, K.A. & Wallston, B.S. (1982). Who is responsible for your health? The construct of health locus of control. In G.S. Sanders & J. Suls (Eds.), *Social psychology of health and illness* (pp. 65-95). Hillsdale, N.J.: Erlbaum.

Watzlawick, P., Beavin, J.H. & Jackson, D.D. (1969). *Menschliche Kommunikation. Formen, Störungen, Paradoxien.* Bern: Huber.

Weinstein, N.D. (1984). Why it won't happen to me: perceptions of risk factors and illness susceptibility. *Health Psychology, 3,* 431-457.

Weinstein, N.D. (Ed.). (1987). *Taking care: understanding and encouraging self- protective behavior.* New York: University Press.

Weinstein, N.D. (1988). The precaution adoption process. *Health Psychology, 7* (4), 355-386.

Wenzel, E. (1983). Die Auswirkungen von Lebensbedingungen und Lebensweisen auf die Gesundheit. In Bundeszentrale für gesundheitliche Aufklärung (Hrsg.), *Europäische Monographien zur Forschung in Gesundheitserziehung 5.* Köln: Bundeszentrale für gesundheitliche Aufklärung.

Westermayer, G. & Bähr, B. (Hrsg.)(1994). *Betriebliche Gesundheitszirkel.* Göttingen: Verlag für Angewandte Psychologie.

Weitkunat, R., Haisch, J. & Kessler, M. (Hrsg.)(1997). *Public Health und Gesundheitspsychologie.* Bern: Huber.

Wiedemann, P.M. (1986). *Erzählte Wirklichkeit. Zur Theorie und Auswertung narrativer Interviews.* München: Psychologie Verlags Union.

Williams, G. (1983). Concepts of health: An analysis of lay logic. *Sociology, 17* (2), 185-205.

Winett, R.A., King, A.C. & Altman, D.G. (1989). *Health psychology and public health: an integrative approach.* New York: Pergamon.

World Health Organisation. (1987). *An international conference on health promotion. Ottawa charter for health promotion.* Copenhagen: WHO Office for Europe.